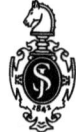

Hartmann Hinterhuber

Die Seele

Natur- und Kulturgeschichte
von Psyche, Geist und Bewusstsein

Springer-Verlag Wien GmbH

Univ.-Prof. Dr. Hartmann Hinterhuber
Universitätsklinik für Psychiatrie, Innsbruck, Österreich

Das Werk ist urheberrechtlich geschützt.
Die dadurch begründeten Rechte, insbesondere die der Übersetzung, des Nachdruckes, der Entnahme von Abbildungen, der Funksendung, der Wiedergabe auf photomechanischem oder ähnlichem Wege und der Speicherung in Datenverarbeitungsanlagen, bleiben, auch bei nur auszugsweiser Verwertung, vorbehalten.
Produkthaftung: Sämtliche Angaben in diesem Fachbuch (wissenschaftlichen Werk) erfolgen trotz sorgfältiger Bearbeitung und Kontrolle ohne Gewähr. Insbesondere Angaben über Dosierungsanweisungen und Applikationsformen müssen vom jeweiligen Anwender im Einzelfall anhand anderer Literaturstellen auf ihre Richtigkeit überprüft werden. Eine Haftung des Autors oder des Verlages aus dem Inhalt dieses Werkes ist ausgeschlossen.
Die Wiedergabe von Gebrauchsnamen, Handelsnamen, Warenbezeichnungen usw. in diesem Buch berechtigt auch ohne besondere Kennzeichnung nicht zu der Annahme, dass solche Namen im Sinne der Warenzeichen- und Markenschutz-Gesetzgebung als frei zu betrachten wären und daher von jedermann benutzt werden dürfen.
© 2001 Springer-Verlag Wien
Ursprünglich erschienen bei Springer-Verlag Wien New York 2001
Softcover reprint of the hardcover 1st edition 2001
Textkonvertierung und Umbruch: Grafik Rödl, A-2486 Pottendorf

Gedruckt auf säurefreiem, chlorfrei gebleichtem Papier – TCF
SPIN 10884723

Mit 37 Abbildungen

Die Deutsche Bibliothek – CIP-Einheitsaufnahme
Ein Titeldatensatz für diese Publikation ist bei Der Deutschen Bibliothek erhältlich.

ISBN 978-3-7091-3703-1   ISBN 978-3-7091-3702-4 (eBook)
DOI 10.1007/978-3-7091-3702-4

Für
Sieglind, Christoph,
Eva-Maria, Veronica

Vorwort

> „Es gibt sie nicht, die Seele schlechthin. Es gibt
> sehr viele und unendlich verschiedene Seelen."
> *O. Bumke, 1942*

> „Unser Wortschatz ist zu ungenau, um Seelenzustände beschreiben zu können."
> *Luciano De Crescenzo*
> in: Zio Cardellino

„Oswald Bumke formulierte ‚Gedanken über die Seele' und Manfred Bleuler beschrieb die ‚Naturgeschichte der Seele und ihres Bewusstwerdens' – wie würde wohl heute ein Psychiater dieses Thema behandeln? Was ist im Letzten die Seele des Menschen?" Diese Frage – auf die er sich keine Antwort erwartete – richtete im Sommer 1968 Prof. Dr. Hans Ganner, Vorstand der Psychiatrisch-Neurologischen Universitätsklinik Innsbruck, im Rahmen des Bewerbungsgespräches an mich. Seit dieser Zeit beschäftigte mich – wie jeden Psychiater – dieser Fragenkomplex, bald mit geringerer, bald mit größerer Intensität.

Die vorliegende Arbeit versucht, der facettenreichen Geschichte des Seelenbegriffes in seiner Vielschichtigkeit und Komplexität nachzugehen. Da sich neben der Theologie verschiedene Wissensgebiete, allem voran die Neurowissenschaften, die Psychiatrie und die Neurologie sowie die Psychologie, die Philosophie, die Anthropologie und die psychosomatische Medizin auf den unterschiedlichsten Ebenen mit dem faszinierenden Gebiet der Seele beschäftigen, kann der vorliegende Versuch nur einige wenige Schlaglichter auf die Kultur-, Natur- und Ideengeschichte dieses Themenbereiches werfen. Die Darstellung der Geschichte der Seele, wie sie hier versucht wird, ist somit nicht mehr als ein Stenogramm: Manche Namen und Begriffe hätten durch andere ersetzt werden können. Aber wie immer auch die Auswahl getroffen wird, überraschend und faszinierend ist der schöpferische Reichtum, mit dem sich die Menschen durch die Jahrtausende dieser existentiellen Frage genähert haben. Die Ausführungen werden zeigen, dass bestimmte geistige Urphänomene im Laufe der Geschichte immer wieder abgewandelt wurden. Der wissenschaftliche Fortschritt im Bereich der Neurowissenschaften engte aber das weite Gebiet der Seele zunehmend ein: Trotzdem steht dieser Begriff immer noch für das Wissen des Menschen um sich selbst.

Verlor der Begriff „Seele" in der Psychologie und der Psychiatrie auch an Bedeutung, vollzieht sich in den letzten Jahrzehnten aber im Zuge ganzheitlicher Besinnung eine – wenngleich oberflächliche – Rehabilitierung des Seelenbegriffes. Im Gefolge von nachidealistisch-romantischen Tendenzen wird der Begriff „Seele" in der Regel den gefühls- und leibnäheren, bildhaften Funktionen vorbehalten und oft im Gegensatz zur abstrakten, rationalen Denktätigkeit gebraucht. Dem Seelenbegriff liegt heute somit keine Einheitlichkeit mehr zugrunde. Die Seele ist in der Gegenwart eine Metapher des tätigen, suchenden und forschenden menschlichen Geistes. Dieser Metapher liegt eine bestimmte Selbstauffassung und ein definiertes Selbstbewusstsein des Menschen zugrunde. Die metaphysische Dimension wird von der modernen Psychologie und Psychiatrie kaum noch in den Ausdruck „Psyche" hineingenommen.

Ein weiteres Ziel dieses kleinen Buches ist auch die Vergegenwärtigung der Wurzeln des psychiatrisch-psychotherapeutischen Handelns, es geht somit um die Darstellung jenes Entwicklungsprozesses, in dessen Verlauf der menschliche Geist, Stufe für Stufe, sich seiner selbst bewusst geworden ist.

Die Vorbereitungen, besonders die Materialiensammlung für diese Studie erstreckten sich – wie erwähnt – über viele Jahre. Nach entsprechender Überarbeitung wurden auch vorausgegangene Vorträge und kleinere Veröffentlichungen eingebunden. Die Anregung, meine verstreuten Blätter zu ordnen und meine Gedanken niederzuschreiben, kam im Rahmen der Oberlecher biologisch-psychiatrischen Winterseminare 1997 am Muggengrat am Arlberg: Ich danke meinem Freund, Herrn Univ.-Prof. Dr. Manfred Heuser/München, sehr dafür. Seit dieser Zeit nahm er regen Anteil am Wagnis dieses Buches!

Großer Dank gebührt Herrn Univ.-Prof. Dr. Dr. h.c. Wolfgang Röd, Professor emeritus für Philosophie und Vorstand des philosophischen Institutes der Universität Innsbruck, der bereits am humanistischen Gymnasium „Walther von der Vogelweide" in Bozen die Basis meines philosophischen und historischen Denkens legte. Mit ihm bindet mich – und meine Gattin – eine langjährige Freundschaft. Professor Röd hat – wie auch Univ.-Prof. Dr. Edmund Runggaldier SJ, Vorstand des Institutes für Philosophie an der Katholisch-Theologischen Fakultät Innsbruck – das Manuskript kritisch gelesen und mit wertvollen Anregungen bereichert. Univ.-Prof. Dr. Georg Fischer hat meine Vorstellungen von der „Seele" in der Hebräischen Bibel erweitert und vertieft: Dafür danke ich allen sehr herzlich.

Bischof Dr. Dr. h.c. Reinhold Stecher hat viel zur Klärung unklarer theologischer Vorstellungen beigetragen: Ihm danke ich genauso wie Herrn Universitätspfarrer Prof. MMag. Bernhard Hippler für Anregungen und Hinweise.

Tiefere Einsicht in den Seelenbegriff des Korans und der islamischen Mystik verdanke ich Herrn DDr. M. Vaziri. Mein Schwager Prim. Dr. Eckart von Troyer eröffnete mir den Zugang zur geheimnisvollen Welt der Gnosis.

Chefarzt Dr. W. Oehl unterstützte meine Bemühungen durch viele wertvolle Hinweise.

Meine Gattin brachte Licht in das Dunkel der Seelenvorstellungen der Frühzeit; meine Tochter Veronica führte mich in die Geheimnisse des ägyptischen Jenseitsglaubens ein, Christoph und Eva Maria steuerten in vielen Gesprächen durch die Jahre hindurch wertvolle Gedanken bei. Ebenso konnte ich über dieses Thema lange und fruchtbare Gespräche mit meinem Bruder Hans führen.

Mein Denken beeinflussten auch – mehr als sie es vermuten – mein Bruder Heinz und Dr. Walter Lüfter, ein wahrer Freund aus frühesten Kindheitstagen.

Frl. Sabine Schmid ordnete mit großem Engagement und noch viel größerer Geduld meine Manuskripte und meine oft sehr unsystematischen Aufzeichnungen. Herrn Walter Rakob danke ich für die Ausarbeitung der ansprechenden fotografischen Abbildungen.

Ihnen allen gebührt mein besonderer Dank.

Ohne den kulturellen Hintergrund meiner Familie wäre diese Schrift nicht entstanden: In großer Dankbarkeit gedenke ich meiner Eltern.

Niedergeschrieben wurden diese Gedanken in den Urlaubswochen der Jahre 1998–2001 in meinem Feriensitz, dem „Marienhof" in Bruneck sowie im Ansitz „Larchegg" in Klobenstein am „göttlich schönen Ritten".[1]

Hartmann Hinterhuber

---

[1] Sigmund Freud, am 1. 9. 1911: „Hier auf dem Ritten ist es göttlich schön und behaglich. Ich habe eine unerschöpfliche Lust zum Nichtstun."
Non nihil sed aliud.

Inhaltsverzeichnis

Seele, Psyche und seelischer Apparat: Eine Einleitung 1

Die Seelenvorstellung in der Vorzeit und in schriftfreien Kulturen . . 18

Die Seelenbegriffe der Ägypter 19

Die Seele in der griechischen Philosophie und Literatur 31

„Im Gehirn liegt die Führung": Die Entdeckung der Großhirnrinde und die Entwicklung der Pneumalehre 47

Animus, Anima, Mens und Spiritus 55
    Die Seelenbegriffe in der lateinischen Sprache 55
    Die Seele in der römischen Literatur 56

Der Panpsychismus – ein Exkurs 63

Die Seelenwanderung – ein Exkurs 67
    Die Seelenwanderung in der Vorstellung der Kulturen des Ostens und der klassischen Antike 67
    Die Seelenwanderung in den westlichen Vorstellungen 73

Der Seelenbegriff der hebräischen Bibel und des Judentums 77

Die Seele in der gnostischen Lehre 83

Der Seelenbegriff des Neuen Testamentes und der christlichen Lehre 89

Die Seele im Koran und in der islamischen Mystik 111

Die Seele bei Hildegard von Bingen, Meister Eckhart und Nicolaus Cusanus 115

Der Begriff der Seele bei Descartes, Spinoza und Leibniz 121

Die Seele in der deutschen Philosophie 129

Die Seele in der romantischen Medizin 135

Freud und sein Seelenapparat 141

C. G. Jung und seine „Psychologie mit Seele" 147

Der selbstbewusste Geist bei John C. Eccles: Ein Beitrag zum Verständnis der Seele 149

Die natur- und geisteswissenschaftliche Sicht der Seele 155

Die Notwendigkeit einer Neurophilosophie 161

Gedanken zur Evolution des Gehirns und des Selbstbewusstseins – mit einem Blick auf Teilhard de Chardin 165

Neue Namen für die „Seele" 169
   Das Selbst, das Ich und die Identität 169
   Person und Persönlichkeit 175
   Das Bewusstsein 179

Neurobiologie des Bewusstseins 187
   Einführung in die Neuroanatomie des Bewusstseins 193
   Ein Gedanke zur Elektrophysiologie des Bewusstseins 198
   „Seele" und Informationsverarbeitung 199

Der Seelenbegriff und das Menschenbild in der Psychiatrie:
Einige Vorstellungen über die Ursachen psychischer Erkrankungen . 207
   Die Psychiatrie und das Bild des psychisch Kranken im Wandel
   der Zeit 207
   Bilder des Menschen in Medizin und Psychiatrie 211
   Der biopsychosoziale Ansatz und die kulturelle Dimension in
   der Psychiatrie 214

Die Seele als Metapher: Eine Schlussbemerkung 219

Literatur 229

Namenverzeichnis 239

Seele, Psyche und seelischer Apparat: Eine Einleitung

> „Seele: Grund der Lebenserscheinungen; Princip, vermöge dessen bei Thieren und Menschen die Lebens- und Geistesthätigkeiten vonstatten gehen und bis zum Tod unterhalten werden."
> *Meyers Hand-Lexikon, Leipzig, 1878*

Die Seele wird definiert als das Prinzip der Einheit der psychischen und geistigen Vorgänge, die empirisch jedoch nur in einzelnen Aspekten erfassbar sind, sie wird als Wesenheit gedacht, die die bewussten Erfahrungen des Ichs zusammenfasst.

Eng im Zusammenhang mit dem Erstarken der Naturwissenschaften und mit dem Schwinden der haltverleihenden Strukturen von Metaphysik und Religion schwindet der Seelenbegriff. Die Vorstellungen der Seele sind widersprüchlicher denn je, sie reichen von den Begriffen der Lebenskraft hin zur Summe der kognitiven Prozesse und zur Anima immortalis, der nach dem Tode weiterlebenden Seele.

„Seele" ist heute eine Metapher von verwirrender Vielfalt. Für die meisten von uns fasst sie alle Äußerungen und Regungen des Menschen zusammen, sein planendes Denken, seinen Antrieb, sein Bewusstsein, seine Gemütslage und seine Gestimmtheit. Die „Seele" kennzeichnet somit nicht nur das Wesen eines Menschen und dessen Beziehungen zum Nächsten, sondern auch die Summe aller kognitiven Funktionen. Die „Seele" war und ist für viele immer noch das Lebensprinzip, der Lebensodem und die Lebenskraft. In der immortalen Seele liegt die Hoffnung auf ein Leben nach dem Tod, sie umschließt das Göttliche im Menschen.

Nach D. von Uslar ist die Seele „die Wirklichkeit des Existierens", sie kann als Innerlichkeit und Subjektivität interpretiert werden: „Wir fassen Seele hier auf als die Wirklichkeit unseres leiblichen, zeitlichen und gemeinsamen Auf-der-Welt-Seins. Das Psychische ist die Lebendigkeit des Daseins, die Augenblicklichkeit seiner Präsenz, die von den Erinnerungen der Vergangenheit und den Ahnungen der Zukunft durchzogen ist. Seelisches Sein ist Gegenwärtigsein, Gewesensein und Zukünftigsein. Es ist vor allem nicht nur Innerlichkeit, sondern einmalige Wirklichkeit unseres Existierens im Raum. Es ist nicht körperlos, sondern die Gegenwärtigkeit unseres leiblichen Daseins selbst." C. G. Jung schreibt über die Seelenvorstellungen, die durch die Jahrtausende Bestand hatten: „Die alte Anschauung war, dass die Seele essentiell das Leben des Körpers sei, der Lebenshauch, eine Art Lebenskraft, die während der Schwangerschaft oder Geburt oder Zeugung in die Physis, in die Räumlichkeit, eintrete und mit dem letzten Atemzug den sterbenden Körper wieder verlasse. Die Seele ist an und für sich ein unräumliches Wesen, und weil sie vor dem körperlichen Dasein und nach ihm ist, so ist sie auch zeitlos und das heißt, praktisch unsterblich".

Den Fragen nach der Seele, dem Selbst-Bewusstsein und der letzten Wahrheit sind die Menschen zu allen Zeiten mit großer Beharrlichkeit nachgegangen. Die Antworten fielen – je nach dem Zeitpunkt und den kulturellen Traditionen – unterschiedlich aus. Was die hebräische Bibel und das Neue Testament in tiefsinnige Gleichnisse kleidet und die Upanischaden in weitschweifenden Sprachgirlanden erzählen, formulieren die griechischen Philosophen in klaren Begriffen: deren Seelenvorstellung wird dann die christliche Lehre bereichern und ergänzen. Meister Eckhart beschreibt die Seele in mystischer Ergriffenheit, C. G. Jung spricht von Animus und Anima, Sigmund Freud kreiert den seelischen Apparat, der radikale Materialismus leugnet die Existenz und Eigenständigkeit mentaler und psychischer Prozesse, bei J. Eccles feiert die Seele als „selbstbewusster Geist" ihre Auferstehung.

Die gegenwärtige Situation schildert Andres Furger in seinem großartigen Werk „Das Bild der Seele – im Spiegel der Jahrtausende": „Heute kann nicht von einem kohärenten Seelenbild gesprochen werden, es ist von weit auseinanderliegenden Vorstellungen auszugehen. Innerhalb der breiten Vielfalt mit einem traditionellen christlichen Kern zeichnen sich zwei entgegengesetzte Pole ab. Um den einen gruppieren sich eher die Menschen, in deren Bewusstsein kein Seelenbild fassbar ist; bei diesem Kreis liegt die Betonung auf der Vorstellung, dass das Leben zwischen erstem und letztem Herzschlag als „A und O" gesehen und die äußere Welt als Maß aller Dinge gewertet wird. Um den anderen Pol sammeln sich jüngere Bewegungen, die wieder mehr auf dem Streifzug nach inneren Welten sind."

Auch wenn es heute keine kohärenten Seelenvorstellungen gibt, ja der Begriff „Seele" schon als obsolet bezeichnet worden ist, boomen die Seelenheils-Bewegungen und die Psycho-Berufe: Unbeschadet der Vielschichtigkeit und Widersprüchlichkeit des Seelenbegriffes sprechen Psychologen, Psychotherapeuten und Psychiater von Seelenkunde sowie von seelischen Störungen und bemühen sich um seelische Gesundheit. Die pharmazeutische Industrie und – ganz besonders – die Alternativmedizin, die Esoterik sowie viele Psychobewegungen und Jugendsekten versprechen uneingeschränktes seelisches Wohlbefinden und seelische Harmonie: Kaum jemand stellt jedoch die Frage, was dieser Begriff schlussendlich bedeutet, welche Inhalte er in seiner Vielschichtigkeit besitzt oder welches Seelenbild jeweils angesprochen wird.

Obgleich der Begriff „Seele" weder in den Lehrbüchern der Psychiatrie noch in jenen der Psychologie und Psychotherapie aufscheint, ist er aber immer noch im Denken der Vertreter der genannten Disziplinen präsent, die sich dieses Bildes weiterhin gerne bedienen.

Die Loslösung der Psychologie von der Philosophie in der Mitte des 19. Jahrhunderts führte zur endgültigen Aufgabe des substanzhaft gedachten Seelenbegriffes. Die metaphysische Ausrichtung wurde durch empirisch-experimentelle Methoden ersetzt. Vor 100 Jahren schrieb Ernst Haeckel voller Ironie: „Wenn nun die Seelensubstanz wirklich, wie viele ‚Gebildete' noch heute glauben, gasförmig wäre, so müsste man auch imstande sein, sie durch Anwendung von hohem Druck und sehr niederer Temperatur in den flüssigen Zustand überzuführen. Man könnte dann die Seele, welche im Moment des Todes ‚ausgehaucht' wird, auffangen, unter sehr hohem Druck bei niederer Temperatur kondensieren und in einer Gasflasche ‚unsterbliche Flüssigkeit' aufbewahren." Die Vertreter der aufstrebenden Naturwissenschaften waren überzeugt, dass der Geist nichts anderes als eine körperliche Funktion sei. Carl Vogt, ein prononcierter Verfechter des Materialismus, überraschte seine Zeitgenossen mit der Aussage, der Geist verhalte sich zum Gehirn wie der Urin zu den Nieren.

Die Ganzheits- und Strukturpsychologie sowie der Personalismus nahmen die Entwicklungsweise und die Struktur des Seelenlebens insgesamt wieder in den Blickpunkt. Die neuere psychologische Forschung lässt aber nicht nur den Begriff der Seele zurücktreten, sie bezeichnet ihn darüber hinaus als entbehrlich. Die im Begriff der Seele enthaltenen Aspekte der Kontinuität, Konstanz und Identität in den psychischen Abläufen werden auf die Begriffe „Person" und „Persönlichkeit", auf das „Ich" oder das „Selbst" übertragen, die die Aspekte des Körperlichen und der Umwelt miteinbeziehen: Die Neurowissenschaften haben den Begriff „Seele" weitgehend durch „Geist" oder durch „Hirn" und durch andere Konstrukte ersetzt. Ähnlich dem Angelsächsischen, wo „Soul" eine fast ausschließliche religiöse Konnotation besitzt, wird auch in der deutschen Sprache der Terminus „Seele" im engeren Sinne heute weitgehend mit der Anima immortalis gleichgesetzt.

Während Sigmund Freud die Seele als vorwissenschaftliches Konstrukt bezeichnete, beschäftigt sich J.C. Eccles wieder mit dem „selbstbewussten Geist", dessen Fortleben nach dem Tod zur „großen Frage" erklärt wird. Heute vermittelt die „Neurophilosophie" zwischen all jenen Wissenschaften, die sich um tieferes Verständnis der Hirnfunktionen bemühen und schlägt eine Brücke von den Neurosciences zur Philosophie.

Die gesicherten Kenntnisse im Bereich der Geist-Gehirn-Problematik gleichen – trotz sehr vieler Detailinformationen – auch heute einer Insel im Ozean des Unwissens. Die Frage nach dem Bewusstsein und den geistigen Prozessen ist ein zentrales Thema nicht nur der Neurowissenschaften, sondern auch der Neurophilosophie. „Seele" ist heute ein belasteter und verwundbarer Begriff, der aber nach wie vor eine große faszinierende Ausstrahlung besitzt. Wenn in unserer Zeit von der Beseeltheit des Menschen und der lebenden Wesen gesprochen wird, ist damit auch ein Akt der Anerkennung des je eigenen Sinn-Raumes verbunden. Zur Auslotung und

Vertiefung dieses Sinn-Raumes leistet auch in der Gegenwart Philosophie, Religion und Theologie wertvolle Orientierungshilfen.

Immer noch ist der Begriff „Seele" gleichbedeutend mit der reflexiven Mitte des Menschen, er kennzeichnet seine geistige Innenausstattung.

Die Seelenvorstellung in der Vorzeit und in schriftfreien Kulturen

> „Die größten Errungenschaften der Menschheit liegen in der Vergangenheit. Zu ihnen gehören die Erfindung der Sprache und der Gebrauch künstlicher Werkzeuge zur Herstellung anderer Kunstprodukte; die Verwendung des Feuers als Werkzeug; die Entdeckung des eigenen Selbst-Bewusstseins und des Selbst-Bewusstseins der anderen Menschen und das Wissen, dass wir alle sterben müssen."
>
> *Karl R. Popper*

Anthropologen, Archäologen und Kulturphilosophen bringen den Beginn der menschlichen Kultur und auch der Entstehung der Vorstellung von Seele und Bewusstsein mit der Entwicklung von Bestattungszeremonien in Zusammenhang. So legen die Beerdigungsrituale der Neandertaler nahe, dass diese sich des Todes bewusst waren und an ein Fortleben nach dem Tod glaubten. Dies kann durch die den Toten in das Grab gelegten Beigaben vermutet werden, die als Ausstattung für eine Reise in eine andere Welt und für ein Weiterleben gedeutet werden müssen. Daraus dürfen wir ableiten, dass die Seele als ausgedehnt, als ein Geist oder ein Schatten mit einem dem jeweiligen Körper ähnlichen Umriss empfunden wurde. Diese Vorstellungen finden sich in den allermeisten Kulturen und auch in den Sagen und Märchen verschiedenster Völker, unabhängig von ihren zivilisatorischen Errungenschaften. Dies deutet – nach Popper – auf einen gewissen Materialismus und ein dualistisches Prinzip hin: „Die geistartige Seele ist vom Körper verschieden, sie ist weniger materiell als der Körper, feiner, mehr wie Luft, Dampf oder Atem". Die Hauch-Seele leitet sich leicht von der Gleichstellung „Leben" und „Atem" ab. Da ein weiteres Kennzeichen des Lebens die Wärme ist, wird die Seele oft auch als Feuer oder Flamme interpretiert.

Aus charakteristischen Verhaltensweisen der Altsteinzeitmenschen leiten manche Ethnologen Rückschlüsse auf das Menschenbild und die religiösen Überzeugungen jener Epochen ab. Da Schädel und Röhrenknochen oft auf Anhöhen deponiert worden sind, wird vermutet, dass die Altsteinzeitmenschen in bestimmten Skelettteilen den Sitz der Seele oder des Lebens sahen: Aus den beseelten Knochen ließ der „Herr der Tiere" wieder neues Fleisch und neues Leben wachsen.

In den verschiedensten Kulturen galt – und gilt – der Schatten des Menschen als Ausdruck seiner Seele. Im „Aberglauben" vieler moderner

Menschen wirkt diese Überzeugung noch nach: Es wird als beleidigend und bedrohlich empfunden, auf den Schatten eines anderen zu treten. In den mediterranen Ländern wird häufig die Mittagszeit als Geisterstunde bezeichnet, da die Schatten dann klein sind: Dies gilt in der Überzeugung vieler als unheimlich.

Archaische Traditionen identifizierten die Seele auch mit dem Namen des Menschen: In seinem Namen lebt das Individuum noch nach seinem Tod weiter. Durch die Übergabe des Namens eines Ahnen an einen Neugeborenen wird ihm auch die Ahnenseele übergeben. Spuren dieser Überzeugung finden sich auch heute noch besonders bei traditionsverbundenen Familien, in denen durch die Generationen nur wenige Vornamen weitergereicht werden.

Sehr alte Vorstellungen der Seele scheinen von einem Seelenpluralismus auszugehen: Animistische Kulturen, beispielsweise der Schamanismus nehmen verschieden mächtige Seelen (Polypsychismus) an: Trotzdem ist die Einheitlichkeit der Person, des Subjektes gegeben.

Die sublimste Form der Seelenvorstellung ist die **Ego-Seele**, diese bestimmt in Verbindung mit Kopf und Herz alle kognitiven Prozesse, das Denken, Handeln, Wollen und Fühlen. Sie ist die Basis und der Bezugspunkt der **Freiseele**, die wohl mit dem Körper vereinigt, diesen aber im Schlaf und im Traum, bei Bewusstlosigkeit und im Tod verlässt. Auch die Ego-Seele entfernt sich nach dem Tod von ihrem Körper. Sehr früh wird die Freiseele als Vogel dargestellt. So begegnet uns in prähistorischen Felsmalereien bei einer Darstellung eines sterbenden Jägers und Kriegers das Bild eines Vogels: Urgeschichtsforscher deuten dies als Bild der den Körper verlassenden Seele (Abb. 1). A. Furger wies auf diese unerhört spannende Malerei in der Höhle von Lascaux hin, die aus der Endphase des Eiszeitalters (15.000 v. Chr.) stammt. Ein schwer begehbarer Schacht führt in das Reich des Todes. Dort befindet sich ein Ensemble, das aus vier Einzelbildern zusammengesetzt ist. Ein Wisent beherrscht das Bild, Jäger haben ihm tödliche Verwundungen zugefügt, aus dem geöffneten Bauchraum treten Darmschlingen aus. Vor dem Wisent liegt ein toter Mann. Kunsthistoriker sehen im erigierten Penis das Zeichen eines gewaltsamen Todes eines in der Lebensmitte stehenden Mannes. Der vor dem Toten auf einem Stab sitzende Vogel wird als Freiseele des Jägers gesehen. Es ist bekannt, dass in späteren Zeiten Pfosten aufgestellt wurden, um den Seelenvögeln einen für sie bestimmten Sitz zuzuweisen. Die Malerei von Lascaux kann somit als die älteste uns bekannte Seelendarstellung bezeichnet werden.

Auch die Menhire, die fast in allen Kulturen der Welt angetroffen werden können, scheinen die Funktion eines Seelenthrones besessen zu haben: Die Seelenvögel können sich auf den Steinpfeilern ausruhen. Diese Deutung wird einmal durch die häufige Nähe der Menhire zu Dolmengräbern nahegelegt, zum anderen weisen nicht wenige dieser Steindenkmäler ein Spiralenornament auf, das Werden und Sterben symbolisiert und auf eine Vorstellung von Tod und Wiedergeburt hinweist. Der (Frei-)Seele wird

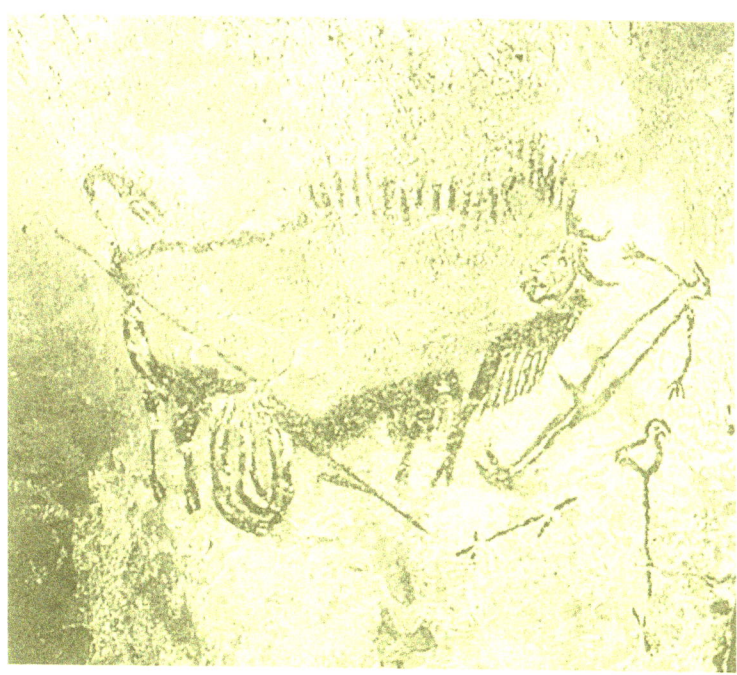

Abb. 1. Vermutlich älteste Darstellung eines Seelenvogels. Malerei aus dem „Brunnen" genannten Teil der Höhle Lascaux in der Dordogne aus der Zeit um 15.000 v. Chr. (Colorphoto Hans Hinz, Allschwil) aus A. Furger: Das Bild der Seele. Im Spiegel der Jahrtausende. Verlag Neue Zürcher Zeitung. Zürich 1997

so auch ein beständiger Aufenthaltsort zugewiesen, sie verfügt infolgedessen über einen irdischen Bezugsraum. Die gleichzeitig mit den Menhiren geschaffenen „Schalensteine", die sich in großer Zahl nicht nur in Europa finden, werden vielfach auch als Fürsorgemittel für die Seelenvögel interpretiert (Haavio).

Auch im Spätpaläolithikum (um 9000 v. Chr.) hatten die Menschen konkrete Vorstellungen von einer individuellen Seele. Den Seelen der Verstorbenen wurden definierte Objekte zugeteilt, die ganz persönliche Kennzeichen trugen: In der Höhle von Mas d'Azil im Vorland der Pyrenäen fand Eduard Piette 1887 eine große Zahl bemalter runder und länglicher Bachkiesel, zwischen 9 und 10 cm groß. Zur Bemalung war mit dem Finger oder mit einem Stäbchen eine Paste aus Eisenoxid und Fett oder Harz aufgetragen worden. Die aus der Mittelsteinzeit stammenden Azilien-Zeichen konnte H. Obermayer durch einen völkerkundlichen Vergleich als Seelensteine identifizieren: Bei den Eingeborenen Zentralaustraliens besitzt jede Stammesgruppe eine Höhle, wo bemalte Holz- oder Steinstücke („Tschuringas") als Verkörperung der Vorfahren gehütet werden. Auch in der Höhle von Bierseck bei Basel wurden ähnlich bemalte Kiesel aus der Mittelsteinzeit gefunden, die alle gewaltsam zerstört worden sind. H. Obermayer vermutet einen Racheakt, der den Zweck hatte, dem feindlichen Stamm den heiligsten Besitz, die „Seelensteine" und somit den Schutz der Ahnen zu rauben: Als „Seelensteine" bezeugen die Kiesel von Mas d'Azil einen mittelsteinzeitlichen, animistischen Ahnenkult (Abb. 2).

Die bildhafte Vorstellung des Aufliegens der Seele führte bei den Ägyptern zur Abbildung der Ba-Seele als Vogel mit Menschengesicht und der Ach-Seele als Schopfibis. Aus Syrien stammt eine in das 3. Jahrtausend v. Chr. zu datierende Darstellung eines Vogels, der als Seelenvogel gesehen werden kann (Abb. 3).

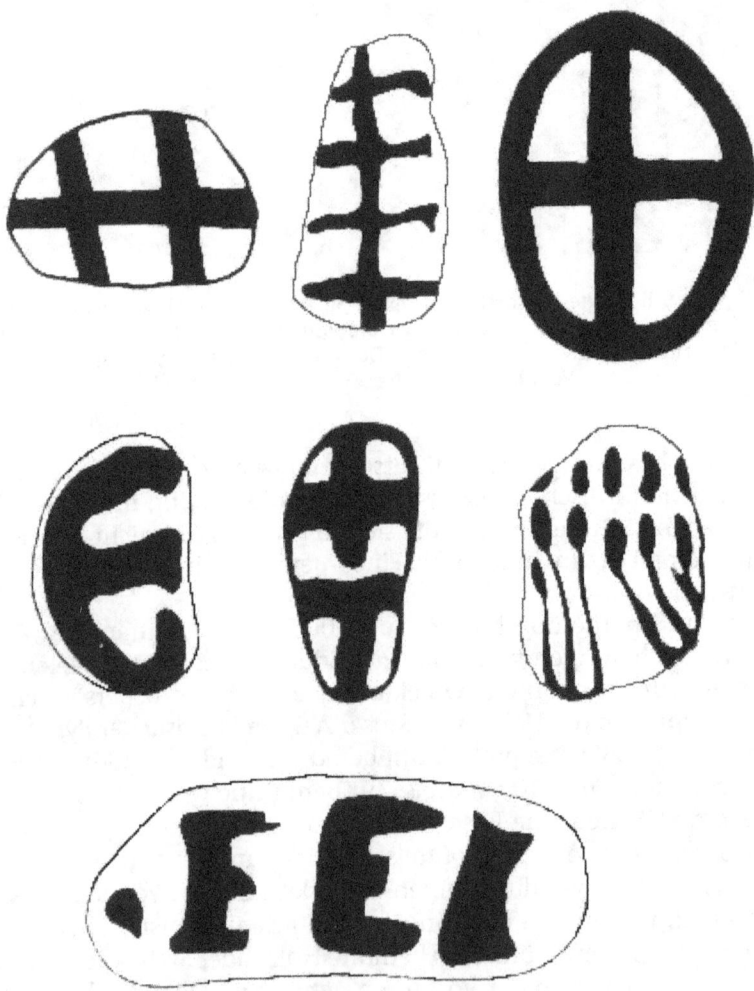

Abb. 2. „Seelensteine". Bemalte Kiesel von Mas d'Azil (Südfrankreich), Mittelsteinzeit. Aus: K. Foldes-Papp, 1975

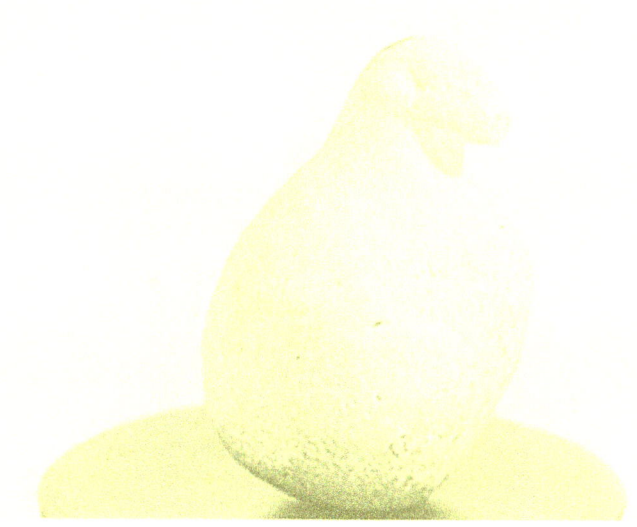

Abb. 3. Seelenvogel. Syrien, 3. Jahrtausend v. Chr. Privatbesitz. Photo: W. Rakob

Darstellungen von Seelenvögeln finden wir ebenfalls in den Steinbildern der Val Camonica in Oberitalien (Abb. 4). Diesbezügliche Beispiele begegnen uns auch in den Felsmalereien der unterschiedlichsten Kulturen, in Zentralafrika genauso wie bei den Indianern Mittelamerikas (Abb. 5, 6).

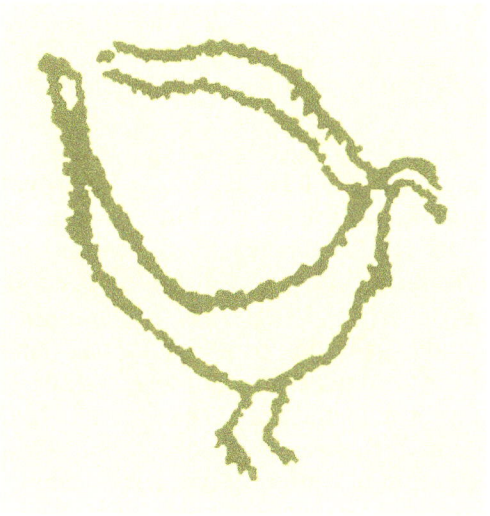

Abb. 4. Seelenvogel oder Himmelsbote. Foppe di Nadro – Valcamonica, 700–550 v. Chr.
Aus: E. Anati: Il museo immaginario della preistoria

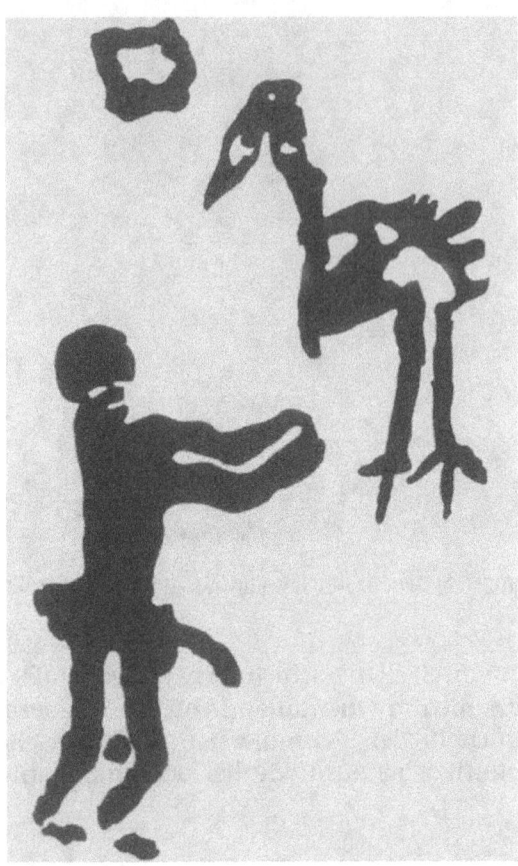

Abb. 5. „Dialog eines betenden Mannes mit einem Seelenvogel". Malerei in Nyau-Stil Namzeze-Malawi. Aus: E. Anati: Il museo immaginario della preistoria

Die ältesten Zeugnisse eines Jenseitsglaubens in Ägypten stammen aus dem Neolithikum im 4. vorchristlichen Jahrtausend: Der archäologische Befund erlaubt deutliche Rückschlüsse. Die besonders in Oberägypten ausgegrabenen Bestattungsanlagen bestehen aus oval geformten Gruben im Wüstensand, in denen die Verstorbenen ausnahmslos in Hockerlage beigesetzt worden sind: Alle hatten den Kopf nach Süden gewandt und den Blick nach Westen zur untergehenden Sonne gerichtet. Die Grabbeigaben umfassten nicht nur Vorratsgefäße mit Lebensmittel, sondern auch all jene Gegenstände, die dem Verstorbenen in gleicher Weise wie zu Lebzeiten zur Erfüllung seiner gewohnten Verrichtungen zur Verfügung stehen sollten. Alle Gebrauchsgegenstände und Gefäße waren vor dem Gesicht des Toten und um ihn herum aufgestellt, um ihm zu ermöglichen, sich selbst zu versorgen, sobald er aus dem Todesschlaf erwacht wäre: Der Tod scheint als zeitweiliger Schlafzustand interpretiert worden zu sein.

Im Gebiet zwischen der oberen Saône und dem Basler Rheinknie sowie am Unterlauf der Birs und in Südtirol sind besondere Steindenkmäler in monumentaler Ausführung bekannt, die in die Zeit um 2300 bis 2000 v. Chr. zurückgehen: Diese Megalithgräber weisen ein „Seelenloch" auf, das als Einstiegspforte der in das Grab zurückkehrenden Seele gedacht werden kann (Abb. 7).

Auch bei Steinkistengräbern aus der frühen Urnenfelderzeit (um das 1300 v. Chr.) finden sich ebenfalls Seelenlöcher: Ein schönes Beispiel dafür sehen wir im österreichischen Sommerein. Die Schauflächen weisen als Verzierung je drei aus mehreren konzentrischen Kreisen bestehende Muster auf. Das Mittlere stellt als Seelenloch die Verbindung mit dem Inneren der Grabkammer dar. Neben der Steinkiste lag ein Schalenstein mit künstlich angebrachten schälchenartigen Vertiefungen: Es ist naheliegend, in diesen eine Labstelle für die zum Grab zurückkehrende Seele zu sehen (Abb. 8).

Auch in den Gigantengräbern auf Sardinien finden sich „Seelenlöcher", die entweder als Ein- und Ausgang der Seelen der dort Begrabenen gedient

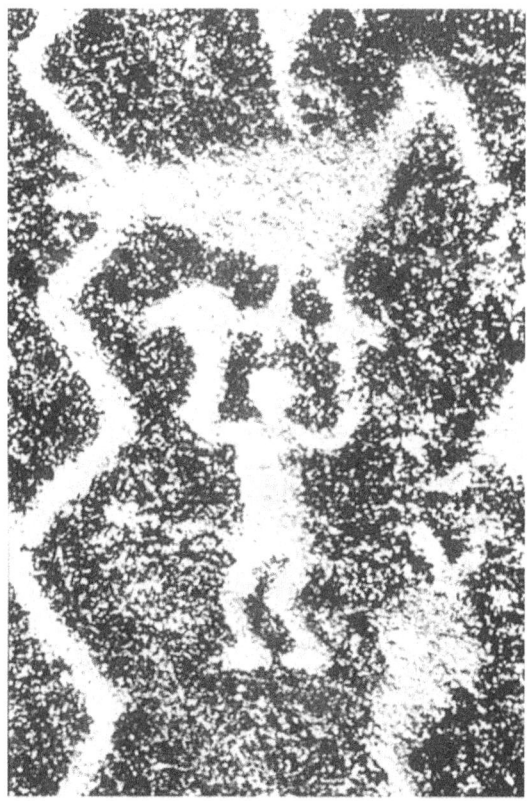

Abb. 6. Orant mit Seelenvogel. Indianische Felsgravierung. Aus: P. M. Grand-Chastell: Die Kunst der Vorzeit

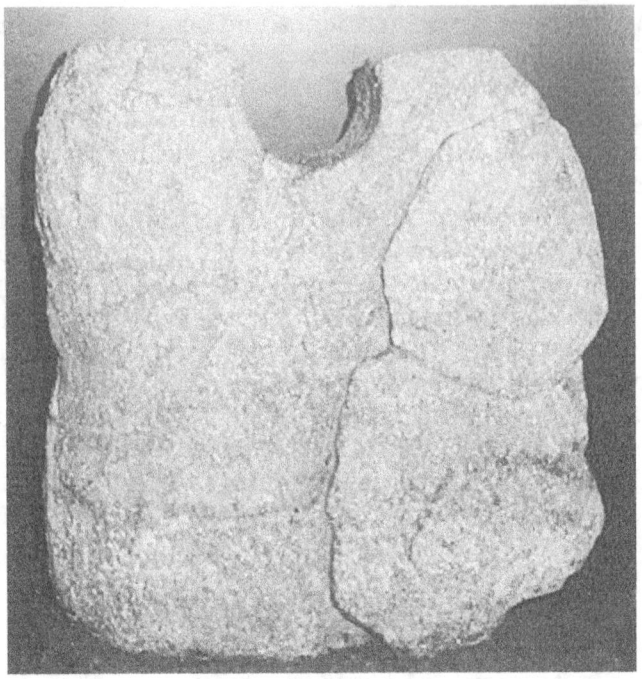

Abb. 7. Megalithgrab mit „Seelenloch". Archäologisches Museum, Bozen, Südtirol

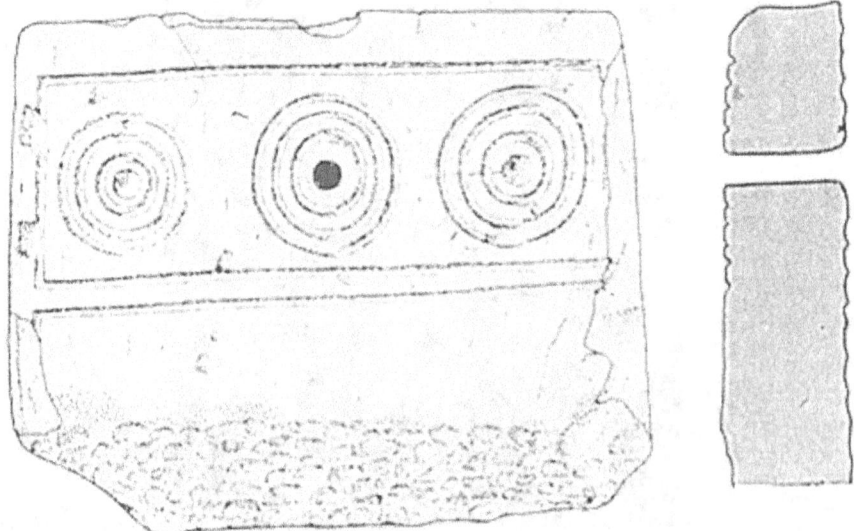

Abb. 8. Das Steinkistengrab von Sommerein: Das Seelenloch in der südlichen Platte (M 1:20)

haben dürften oder den Totenkult bei geschlossenem Grab ermöglichten. Aber nicht nur monumentale Großsteingräber weisen Seelenlöcher auf, diese wurden auch an Urnen angebracht, in die die Knochenreste der Toten nach deren Verbrennung gesammelt wurden.

In dieser Tradition steht noch ein frühchristlicher Sarkophag aus der Umgebung von Sirmione am Gardasee, auf dessen Deckel ein Seelenloch angebracht ist (Abb. 9).

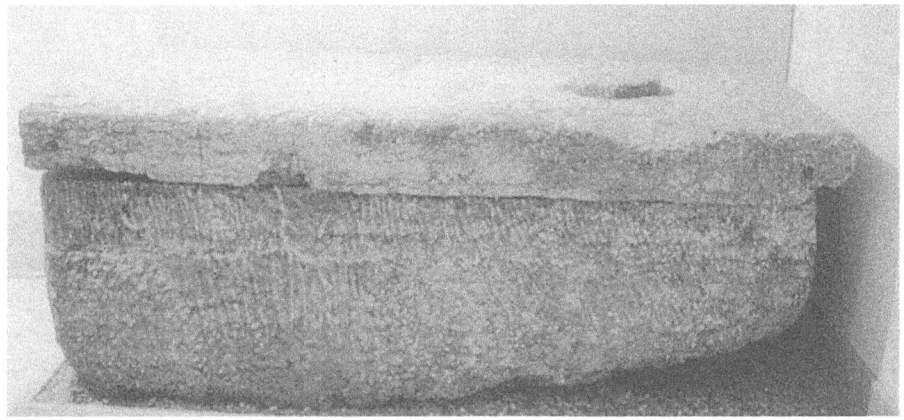

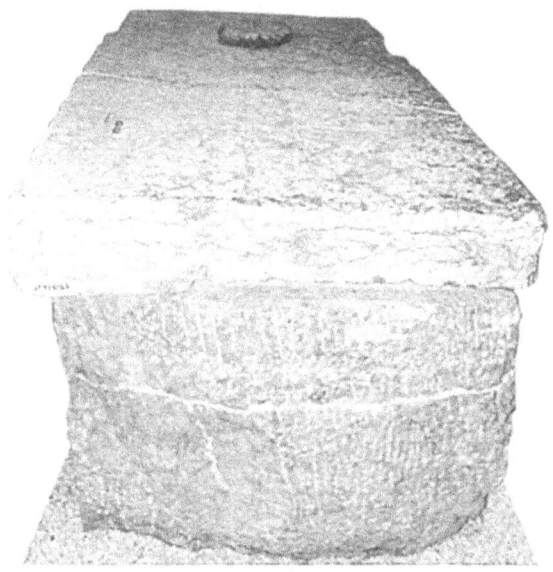

Abb. 9. Frühchristlicher Sarkophag aus Kalkstein, 6. oder 7. Jh., am Sarkophagdeckel ein lateinisches Kreuz mit Inschrift CRVS XR (IST) I Alere Peccator (em) (Kreuz Christi steh dem Sünder bei). Am Sargdeckel ein typisches Seelenloch. Museum „Grotte di Catullo", Sirmione/Gardasee. Photo: Gesellschaft für Psychische Gesundheit Tirol

Eine dunkle Erinnerung an diese archaischen Überzeugungen scheint in einigen Tälern der Ostschweiz noch wach zu sein. Dort wird in den Wohnstuben der Bauernhäuser ein „Seelenstein" gezeigt, der – in Tücher eingehüllt – einen markanten Platz in der Hauswand einnimmt. Das Sterben eines Menschen vollzieht sich dort noch heute im Kreise der Familie, zwischen arbeitenden Söhnen und Töchtern und spielenden Enkel-

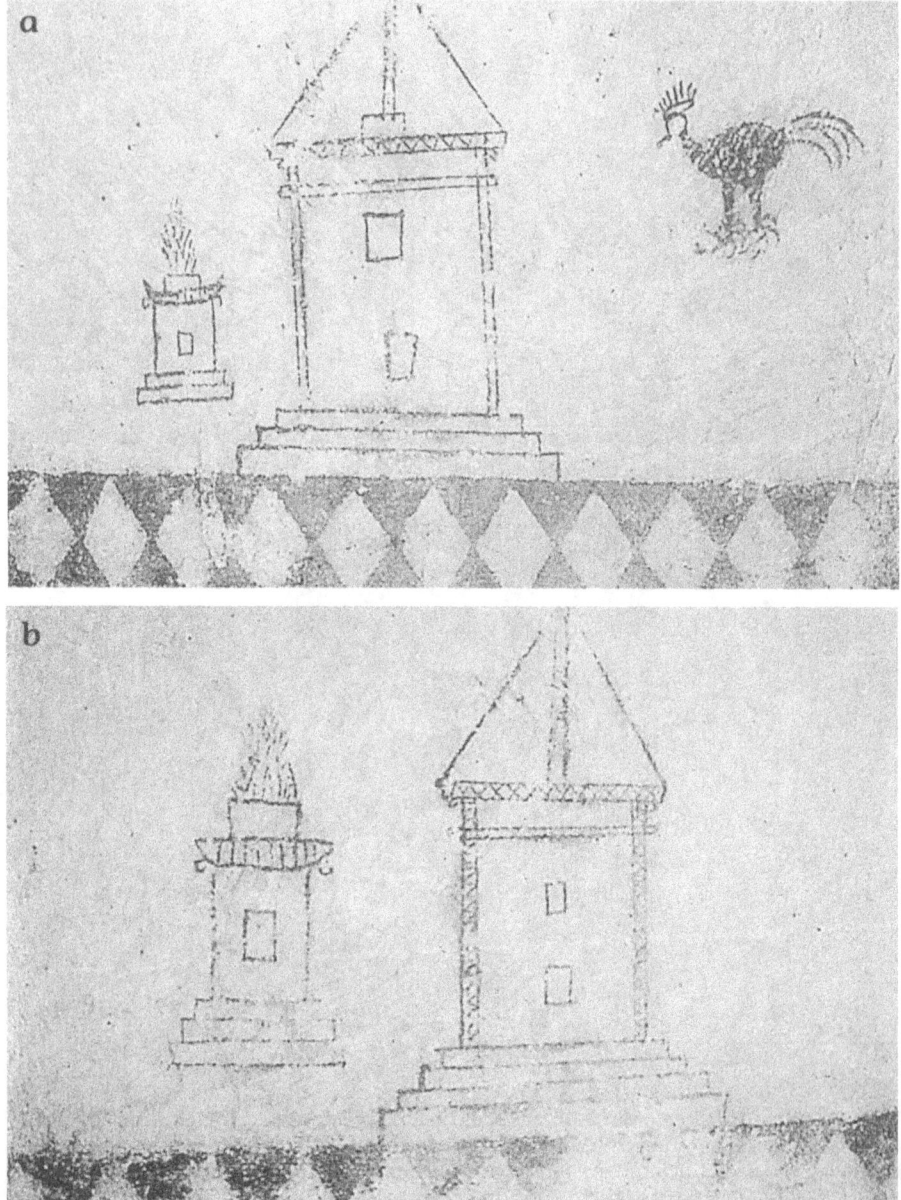

kindern. Nähert sich die Stunde des Todes, wird dieser „Seelenstein" aus der Wand gezogen, damit die Seele des Sterbenden das Haus verlassen und zum Himmel steigen könne (Pöldinger).

Archäologische Grabungen, die kürzlich in Kerkouane, dem „punischen Pompeji" in der Nähe des Cap Bon in Tunesien durchgeführt worden sind, erhellen die Seelenvorstellungen der Karthager des 4. und 3. Jahrhunderts vor Christi Geburt. In der Grabkammer VII der Nekropole von Gebel Mlezza findet sich eine Darstellung des Schicksals des Seelenvogels: Die Bilder lesen sich wie eine phönizische Inschrift, sie sind infolgedessen von rechts nach links angeordnet.

Im ersten Bild wird das Bestattungsritual wiedergegeben, der Seelenvogel nähert sich der Grabkammer. Am Altar lodern die Flammen (Abb. 10 a). Im 2. Bild fehlt der Seelenvogel, die Trauerfeierlichkeit geht jedoch unverändert weiter, am Altar brennt immer noch das Feuer. Der Seelenvogel scheint bereits Wohnung im Mausoleum genommen zu haben (Abb. 10 b). Im 3. Bild nähert sich der Seelenvogel der Stadt der Toten in der Unterwelt. Auffällig ist, dass der Seelenvogel dort den Kamm und den Sporn sowie alle anderen schmückenden Attribute abgelegt hat (Abb. 10 c).

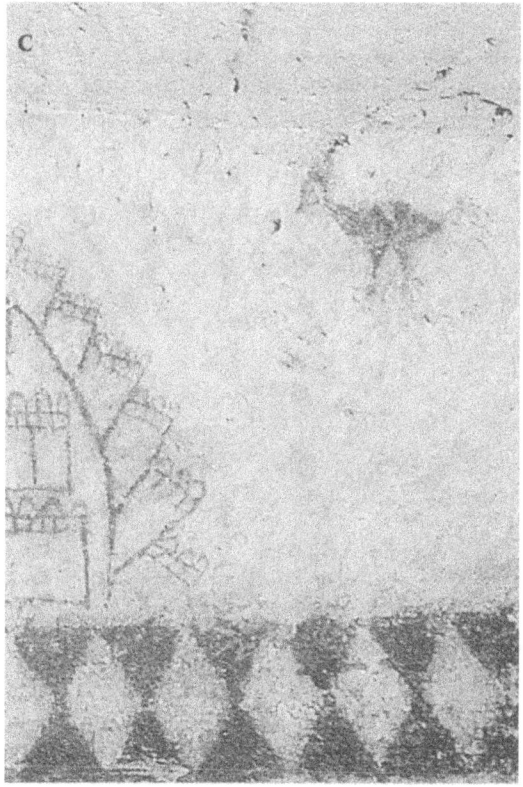

Abb. 10 (a) Grabkammer VII der Nekropole von Gebel Mlezza, Tunesien (4.–3. Jhd. v. Chr.). Der Seelenvogel nähert sich der Grabkammer. Am Altar lodern die Flammen. (b) Grabkammer VII der Nekropole von Gebel Mlezza, Tunesien (4.–3. Jhd. v. Chr.). Der Seelenvogel bezieht das Mausoleum. (c) Grabkammer VII der Nekropole von Gebel Mlezza, Tunesien (4.–3. Jhd. v. Chr.). Der Seelenvogel nähert sich der Stadt der Toten. Aus: M'Hammed Hassine Fantar, Archeo 1998

Seelenvögel scheinen uns auch in der immer noch rätselhaften Kultur der Shona-Zivilisation zu begegnen, die in die afrikanische Eisenzeit (zwischen 1000 und 1200 n. Chr.) zurückreicht. Mittelpunkt dieser Kulturregion war Groß-Simbabwe, wo einzigartige Skulpturenfunde getätigt worden sind. Beeindruckend sind Gruppen von Vögeln aus Speckstein, von denen viele 35 cm hoch sind. Jeder Vogel, der auf einer 1 m hohen Säule hockt, ist individuell gestaltet, keiner ähnelt einem lebenden Vorbild aus dieser Region. Archäologen vermuten, dass die Vogelbildnisse eine Versammlung der Seelen darstellen und der ganze Raum rituellen Zwecken diente (Abb. 11). Eine Replik eines dieser Specksteinvögel zeigt Abb. 12.

In vielen Kulturen sowohl der Vergangenheit als auch der Gegenwart findet sich die Vorstellung, dass die menschliche Seele in Gestalt eines Tieres den Körper verlässt und in dieser nach dem Tod des Betroffenen weiterlebt. Als Seelentiere genossen – und genießen immer noch – Schlange, Eidechse und Fledermaus sowie Maus und Grille ambivalente Beachtung. Diese schwankt zwischen diffuser Angst und stiller Verehrung. In vielen Mythologien sind darüber hinaus noch Rabe, Uhu und Taube als Seelenvögel bekannt. Die Azteken des alten Mexiko erkannten in Schmetterlingen die Seelen der gefallenen Krieger. Der Schmetterling spielt aufgrund seiner Metamorphose auch in der griechisch-römischen Seelenvorstellung eine große Rolle.

In den unterschiedlichsten Kulturen wird die Seele auch in enger Verbindung mit ihrem Körper gedacht: Die **Körper-Seele** wird in einzelnen Organen lokalisiert. Sitz dieser Organ-Seele können die Haare, das Herz,

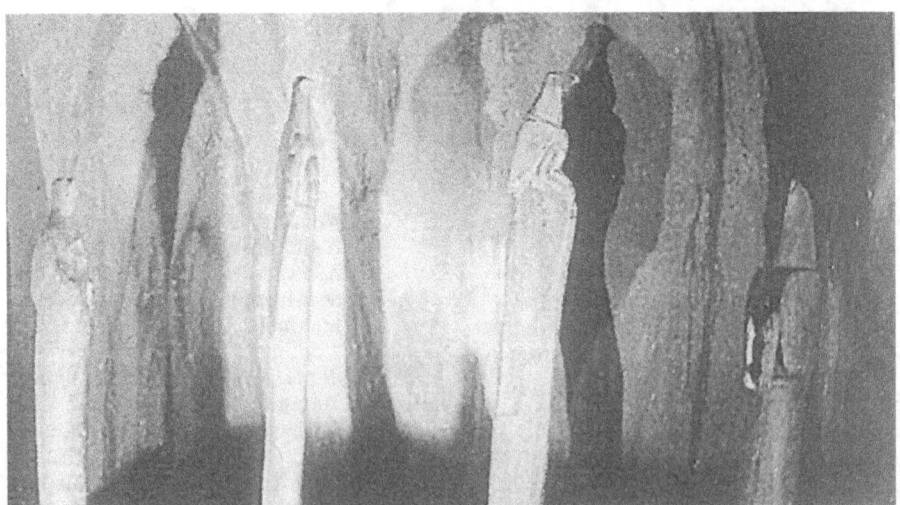

Abb. 11. Seelenvögel (?) in kultischer Höhle. Shona-Kultur (1000–1200 n. Chr.), Groß-Simbabwe. Photo: Archiv des Verfassers

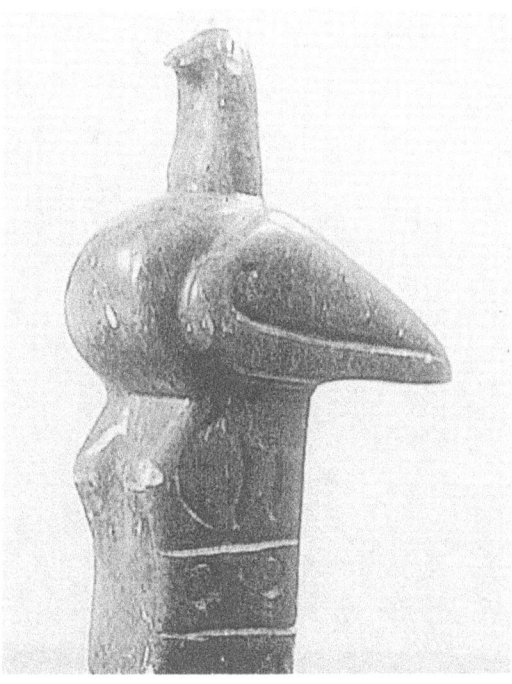

Abb. 12. Seelenvogel (?). Replik einer Plastik der Shona-Kultur, Groß-Simbabwe. Photo: W. Rakob

die Leber, die Nieren oder das Blut sein. Besonders häufig gilt der Atem als Seelenträger. In vielen Sprachen leitet sich der Name der Seele von der Hauchseele ab (Pneuma, Psyche, Animus, Spiritus).

In der Vorstellungswelt der Schamanen verlässt die Seele den Körper, um auf die Reise zu gehen, bei den Eskimos geht sie hin zum Mond. Während dieser Zeit bleibt der Körper in einem Tiefschlaf-ähnlichen, komatösen Zustand zurück und benötigt keine Nahrung. Nicht ein fremder Geist nimmt Besitz von ihnen, ihre Seele verlässt in einer dualistischen Konzeption den Körper. In die Ideengeschichte dieser Vorstellung gehören auch Theorien der Seelenwanderung oder der Reinkarnation.

Die Seelenbegriffe der Ägypter

„Die Ägypter haben als erste behauptet, dass die menschliche Seele unsterblich sei, und dass sie nach dem Tode des Körpers in andere Gestalten von Lebewesen schlüpfe."

Herodot

Die Bewahrung des Körpers gehörte in Verbindung mit dem Grab und einer entsprechenden Grabausstattung seit der ägyptischen Urzeit zur Grundbedingung des Fortlebens nach dem Tode. Im Alten Reich traten als weitere Forderungen die Befolgung ethischer Normen hinzu: Der Tote musste im Rahmen des Totengerichtes vor Osiris, dem Totengott und Totenrichter darauf hinweisen können, dass er diesen nachgekommen sei. Beim günstigen Ausgang des Gerichtes wurde dem Toten der Zugang in das Jenseits gestattet. Dort war er sicher, jene Stellung einzunehmen, die er im diesseitigen Leben innehatte. Sollte der Tote in der jenseitigen Welt zu Arbeiten herangezogen werden, die er – wie Feldarbeiten – als unerfreulich einschätzte, wurde die Magie angerufen: Eine große Zahl von Miniaturabbildungen des Toten wurden in sein Grab gelegt, die ihn mit entsprechenden Arbeitsgeräten ausgestattet darstellten. Sobald der Verstorbene zu Arbeiten gerufen wurde, traten die durch Zaubertexte beseelten Abbildungen an seine Stelle: Die Uschebti (übersetzt: „die Antworter") erledigten die unbeliebten Verrichtungen. Da die kleinen Figuren den Verstorbenen selbst darstellen, sind sie auch eine Entsprechung der Grabstatue. Die Uschebti hatten darüber hinaus eine kosmische Funktion: Die ideale Anzahl der Figuren, die einem Toten mitgegeben wurden, war 365. Die Uschebti besitzen somit einen klaren Bezug zu den Tagen des Jahres (Abb. 13).

Dem Verstorbenen wurden nicht nur Uschebti beigegeben, sondern eine Vielzahl von Amuletten: Besonders häufig findet man den Skarabäus, das Symbol der Urentstehung und der Lebenskontinuität. Oft wird der Skarabäus noch mit den Flügeln des Falkengottes Horus ausgestattet: Dadurch erinnert er nicht nur an seine himmlischen Funktionen, sondern auch an die Tatsache, dass er das Abbild des morgendlichen Sonnengottes ist.

An der Grabstelle hielt eine Scheintüre, auf der der Name und die berufliche Stellung des Toten eingeschrieben war, einerseits die Erinnerung an den Verstorbenen wach, andererseits war diese der Ort des Totengedenkens, dort wurde der Verstorbene mit allem Nötigen versorgt. Im Alten Reich herrschte die Überzeugung, die Seele könne diese nicht begehbare Tür aus Stein durchdringen.

An die Stelle der Scheintüre wurde im Mittleren und im Neuen Reich die Statue des Toten zum Ort des Kultes, sie kennzeichnete die Opferstelle, wo

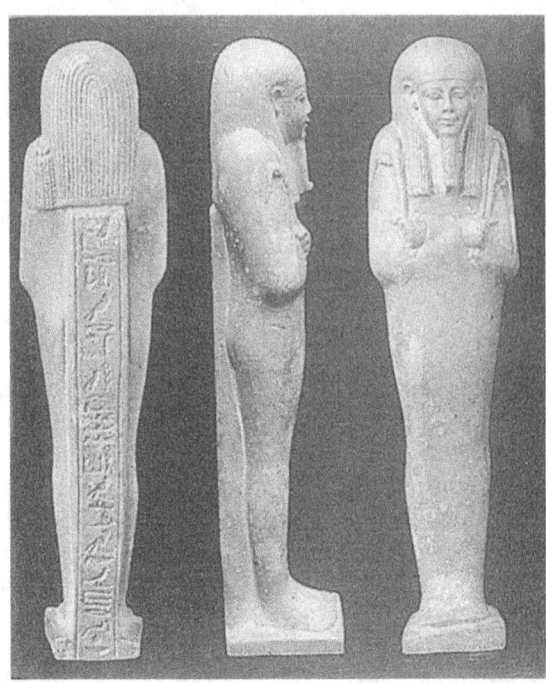

Abb. 13. Uschebti des Hekamsaph. 26. Dynastie, um 550 v. Chr. Saqqara, Grab des Hekamsaph. Aus: Suche nach Unsterblichkeit. Roemer- und Pelizaeus-Museum Hildesheim, 1990

die Familienmitglieder jene Opfergaben niederlegten, die die Seele des Toten, die in eben dieser Statue wohnte, entgegennehmen konnte.

Der Tote hatte jederzeit die Möglichkeit, in sein Grab zurückzukehren, um sich im Diesseits aufzuhalten: Außer in Statuen konnte die Seele auch in Wandbildern einen Ersatzleib finden.

Die materielle Versorgung des Verstorbenen im Totenkult garantierte auch eine Verbindung zwischen Lebenden und Verstorbenen. Diese Kontakte waren üblicherweise heiter und gelöst: Das Erscheinen des Grabherren erfolgte bei Tanz und Musik, die Vereinigung des Toten mit seinen Angehörigen wurde mit Liedern gefeiert. Es kam aber auch oft vor, dass die Angehörigen Angst vor ihren übermächtigen Toten verspürten. Sie glaubten, dass diese sie in Gestalt von Gespenstern verfolgen könnten. Auf Opfergefäßen wurden Inschriften in Briefform gefunden, in denen sich die Hinterbliebenen an die Toten wandten und um Milde baten oder diesen sogar mit Liebesentzug oder drakonischen Strafen drohten: Die zurückkehrende Seele musste bei der Entgegennahme der Opfergaben unweigerlich diese Botschaft zur Kenntnis nehmen.

In der Jenseits-Vorstellung der Ägypter finden sich zwei unterschiedliche Bilder: Im unterirdischen Raum des Totenreiches residierte Osiris mit einer eigenen Beamtenschaft, andererseits wird in den Pyramidentexten auch ein Jenseits am Himmel erwähnt, das auf den Sonnengott ausgerichtet war. Am Ende des Alten Reiches überwog die Vorstellung des unterweltlichen Totenreiches des mächtigen Osiris. Aus Hymnen aus der 18. Dynastie um 1500 v. Chr. wissen wir, dass die Mythen um Tod, Begräbnis und Auferstehung des Osiris diesen zum Totenherrscher prädestiniert hatten.

War ursprünglich nur der König in der Lage, den Tod zu überwinden und wie Osiris aufzuerstehen, setzte später ein Demokratisierungsprozess ein, sodass jeder hoffen konnte, in die jenseitige Welt einzutreten. Auch Nichtangehörige der Oberschicht nahmen nun als Verstorbene den Namen Osiris an: Ethisches Verhalten war das neue Kriterium für die Aufnahme und den Eintritt in das Jenseits. Im oben erwähnten Totengericht wird entschieden, wer zwingend ins Jenseits gelangt: Es ist der Gerechte, der sein Leben nach den Forderungen der ägyptischen Weltordnung, der Maat, ausgerichtet hatte. In ägyptischen Schriftwerken begegnen uns Schilderungen von Totengerichten bereits um das Jahr 2000 v. Chr. In den bildnerischen Darstellungen symbolisiert eine Waage das Totengericht. Das menschliche Herz, der Ausgangspunkt aller guten und schlechten Gedanken und Handlungen, wurde gegen eine Feder, das Symbol der Maat, aufgewogen.

Der Tote legte nach altägyptischer Vorstellung beim Übertritt in das Jenseits nicht seine bisherige Identität ab. Er behielt seinen Namen weiter, da seine jenseitige Existenz immer noch an seinen Körper gebunden war, der im Grab seine letzte Ruhe gefunden hatte.

Auch wenn der Tote ein Leben wie im Paradies führte, war dieses ganz nach dem Vorbild des irdischen Lebens ausgerichtet. Die Seele, über die der Körper des Verstorbenen verfügte, erlaubte aber eine freie Bewegungsmöglichkeit, sie konnte sich von Ort zu Ort verändern.

Die metaphysischen Vorstellungen der Ägypter beinhalten – wie wir sehen werden – die Repräsentation des Menschen in verschiedenen Wesensbildern, wie das sichtbare Erscheinungsbild, die Lebenskraft (die Ka-Seele), die eigentliche Seele (die Ba-Seele), den Lichtgeist (die Ach-Seele), der vor allem im jenseitigen Bereich den Toten verkörpert, und den Namen. Im alten Ägypten waren somit 4 verschiedene Bilder bekannt, die all das wiedergeben, was mit dem Begriff „Seele" in Verbindung gebracht werden kann. Die hochwertigste Seelenkraft war die **Ka-Seele**, man dachte sich diese als eine Art Doppelgänger des Menschen. Der Ka ist das wichtigste Element der Persönlichkeit, er ist die abstrakte Lebenskraft des handelnden Individuums. Diese Vorstellung wurzelt in der Überzeugung, dass das bewusste Leben des tätigen Menschen nicht eine Funktion des Körpers ist, der eigentliche Träger des Lebens ist eine im Leib wirkende höhere Kraft. Nach dem Tod bleibt der Ka mit dem Diesseits in Verbindung und wohnt in den Bildern des Toten, vorwiegend in einer ihn wiedergebenden Statue. Der Ägypter benötigt der Ka, um ein vollständiges Wesen zu sein, er ist ein Ausdruck für die zeugenden und bewahrenden Lebenskräfte. Bezeichnet Ka bei der Gottheit deren schöpferische und erhaltende Macht, wird Ka beim Menschen häufig im Zusammenhang mit seinem Tod verwendet. „Zu seinem Ka gehen" bedeutet soviel wie sterben; die Statuen des Toten am Grab werden infolgedessen als „Ka-Figuren" benannt. Während seines Lebens kann der Ägypter seinen „Ka" vermehren: Der Ka ist somit gewissermaßen auch ein Reservoir an Lebenskräften, aus denen das Leben hervorgeht und dem es verdankt wird. Der Ka wird aufgrund der unterschiedlichen Begriffsinhalte auch als „Selbst", als „Persönlichkeit", als „Lebenskraft" und als „Schutzgeist" gedeutet. Er ist jedenfalls eine belebende Kraft, in der sich jedoch sein Wesen nicht erschöpft.

In der ägyptischen Kunst der 5. und 6. Dynastie finden wir ein seltenes Phänomen: Die in den Grabkammern aufgestellten Statuen der Grabher-

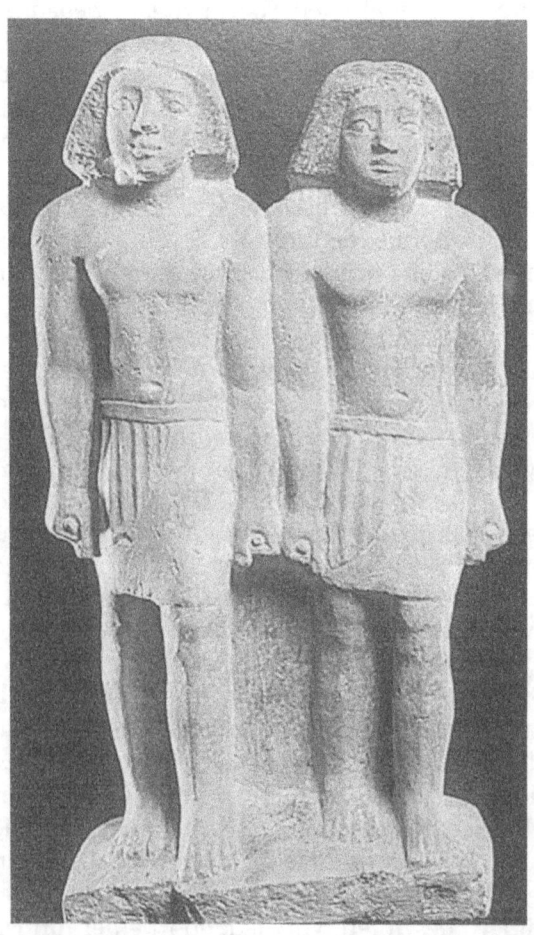

Abb. 14. Doppelstatue des Schepsesptah: Der Grabherr mit seiner „Ka-Seele". 6. Dynastie, 2250 v. Chr. Roemer- und Pelizaeus-Museum Hildesheim

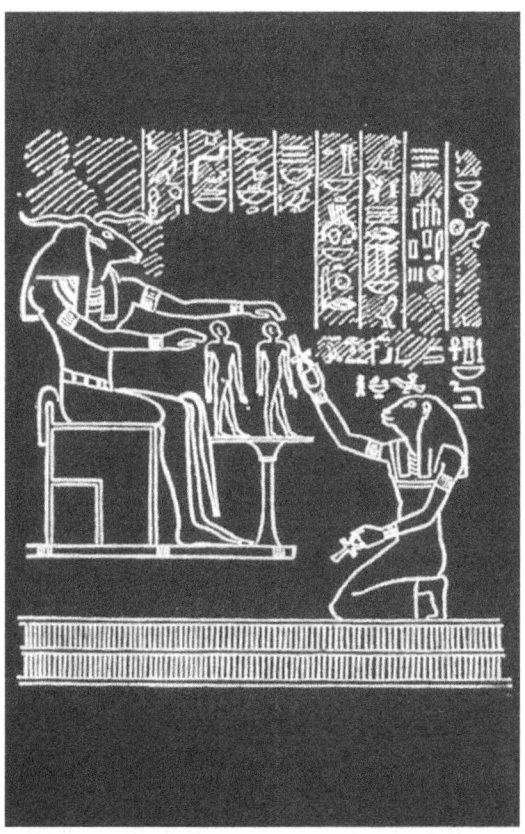

Abb. 15. Der widderköpfige Gott Chnum formt auf der Töpferscheibe. Amenophis III. und in gleicher Gestalt seine „Ka-Seele", sein unsterbliches zweites Ich. Die Göttin Heqet reicht das Anch, das Lebenszeichen. Luxor, 18. Dynastie. Aus: I. Woldering: Götter und Pharaonen. Pawlak-Verlag, Herrsching 1975

ren zeigen eine zweite, der ersten gleiche Gestalt, dem Verstorbenen wird eine bis in das kleinste Detail gleiche Abbildung zur Seite gestellt (Abb. 14). Die Doppelstatuen verkörpern somit die zwei Seinsweisen des Menschen, seine irdische Existenz und die Ka-Seele, der er sein Leben verdankt. Diese Interpretation wird durch eine weitere Darstellung nahegelegt, in der der Schöpfergott Chnum auf der Töpferscheibe nicht nur den Körper des Menschen modelliert, sondern gleichzeitig auch dessen Ka-Seele (Abb. 15). In seiner Grabkammer wird Tutanchamun und sein Ka in Umarmung mit Osiris abgebildet (Abb. 16).

Der Ka überträgt sich vom Vater auf den Sohn: In ihm vereinigen sich Elemente der individuellen Persönlichkeit und der Weitergabe von Fähigkeiten und Veranlagungen. Das Ideogramm für „Lebenskraft" besteht in vorgestreckten Händen und besitzt den Lautwert *Kz*. Der Ka ist somit eng mit Potenz (*Kz*) und Speise als Energie- und Lebensquelle (*Kzw*) verknüpft.

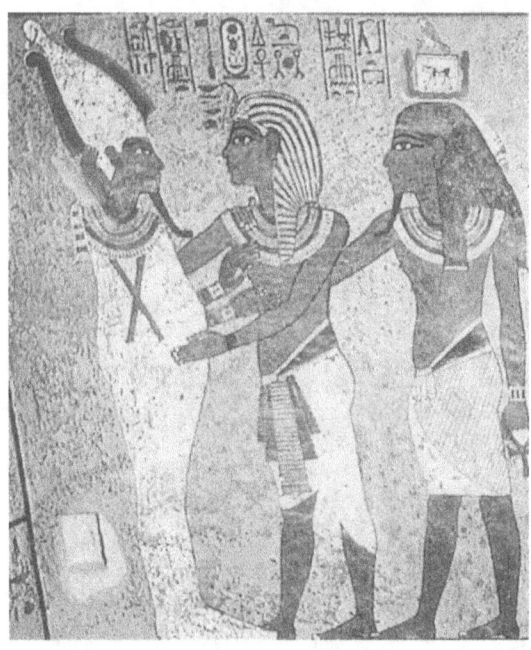

Abb. 16. Tutanchamun und sein Ka in Umarmung mit Osiris, dem Gott des Totenreiches (Ausschnitt). Grabkammer des Tutanchamun, Ostwand, Tal der Könige. Photo: Archiv des Verfassers

Das Zeichen der ausgestreckten Arme könnte auf das Speiseopfer anspielen. Eine andere plausiblere Interpretation sieht in diesem Zeichen den Übergang des Lebensgeistes vom Vater auf den Sohn: Die Geste des Ka wäre somit die durch das Bild der Umarmung symbolisierte Übertragung der Lebenskraft von einer Generation auf die andere.

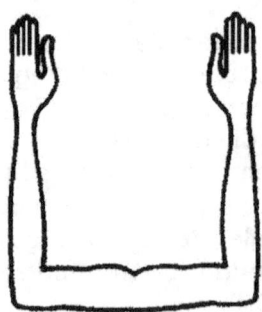

Stärker auf den jenseitigen Bereich orientiert war die **Ach-Seele**, die ihre Macht besonders im Jenseits ausübte, von dort bezog sie auch ihre Lebensfähigkeit. Ach symbolisiert jene unsichtbare Kraft, die ihre Wirksamkeit sowohl dem Menschen als auch den Göttern leihen kann. Der Ach ist das

Unsterbliche im Menschen: Texte berichten: „So wie der Körper auf Erden lebt, so lebt der Ach am Himmel." „Ach" wird heute nach den neuesten Forschungen als „wirksames Wesen mit verborgener Ursache" interpretiert – auch als „unsichtbares Wesen, das Einfluss nehmen kann" oder als „handlungsfähiger Totengeist" (Schulz und Seidel). Der Name „Ach" erinnert an ähnlich lautende Worte, die „glänzen", „nützlich" und „angenehm sein" bedeuten. Hieroglyphisch wird Ach durch das Bild des Schopf-Ibis dargestellt. In einer Bedeutungsverschlechterung kann Ach auch eine Bezeichnung für böse Geister sein: Als Gespenst konnte er auf den irdischen Bereich einwirken. Bei den Kopten bezeichnet der Name „Achu" nicht mehr die „Verklärten", sondern die Dämonen.

Während die auf das Diesseits ausgerichtet Ka-Seele, die Lebenskraft des Menschen, nach Ansicht der Ägypter mit seinem irdischen Körper bzw. mit dessen Statue in Verbindung bleibt, trennt sich beim Tod die **Ba-Seele** vom Leib des Menschen und nimmt in der Gestalt eines Vogels wieder eine neue Körperlichkeit an. Die Ba-Seele bewegt sich als Vogel vollkommen frei in allen Bereichen der Welt. Nach den Ausflügen, die sie nach Belieben in den diesseitigen Bereich unternimmt, vereinigt sie sich aber immer wieder mit dem Körper des Toten, an den sie stets gebunden bleibt. Mit Ba bezeichnen die Ägypter den geistigen Teil des Individuums, der nach seinem Tod seine Individualität wiederfindet und nach seinem Willen umherschweifen kann.

Der Ba hat wohl die Gestalt eines Vogels, der Seelenvogel trägt aber einen Menschenkopf (Abb. 17 bis 19). Auch wenn sich der Ba beim Grab des Verstorbenen aufhalten kann, besucht er lieber jene Plätze, die ihm als Lebenden von Bedeutung waren. Ba ist also das geistige Prinzip, das seinen Herren vertritt, aber nach eigenem Willen handeln kann. Ba ist die herumschweifende Seele eines Menschen, die imstande ist, konkrete Handlungen auszuführen. Die Ba-Seele wird als eine Substanz göttlichen Ursprungs verstanden, als ihr Schöpfer wird oft sogar der Sonnengott selbst genannt. Nachdem sich die Ba-Seele vom Toten getrennt hatte, konnte dieser eine Verklärung erfahren, die es ihm erlaubte, nach bestandenem Totengericht im Jenseits wiederzuerstehen. Die Ba-Seele verbindet den Menschen mit den Göttern, sie ist bei den Himmlischen wie auch auf der Erde wirksam. Der Ba des Menschen kann somit am ehesten als Verkörperung der physischen und psychischen Kräfte gedacht werden, er beginnt seine Existenz nach dem Tode, wenn alle vorgeschriebenen Riten vollzogen worden sind. Im Neuen Reich kann der Ba das irdische Leben fortsetzen, während der Leichnam im Grab gebunden ist.

„Ba" wird aufgrund dieser schwer fassbaren transzendenten Funktion auch unterschiedlich übersetzt: Neben „Seele" finden wir auch Begriffe wie „Ruhm und Ansehen", „Macht und Tatkraft", „Wille und Wesen".

In der Ramessidenzeit differenziert sich das Gottesbild: Das „Ba" kennzeichnet die himmlische, das „Bild" die irdische Ebene und der „Leich-

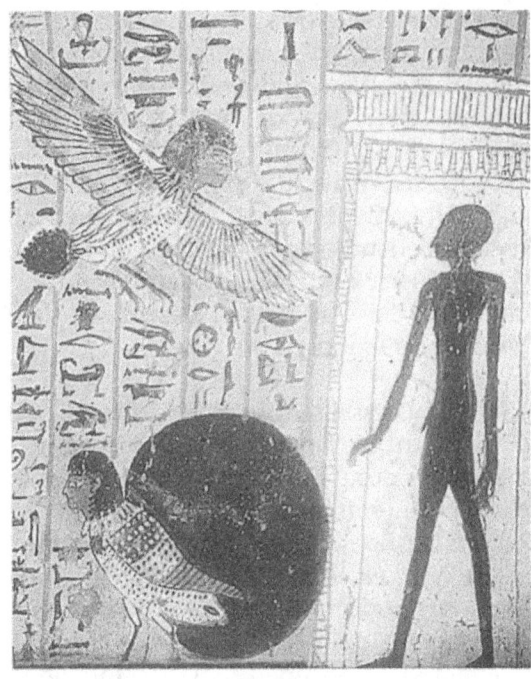

Abb. 17. Die Ba-Seele als Vogel mit Menschenkopf und der Schatten des Verstorbenen vor der Tür des Grabes. Grab des Amun-nacht in Theben-West, 1250 v. Chr. Aus: Suche nach Unsterblichkeit. Roemer- und Pelizaeus-Museum Hildesheim, 1990

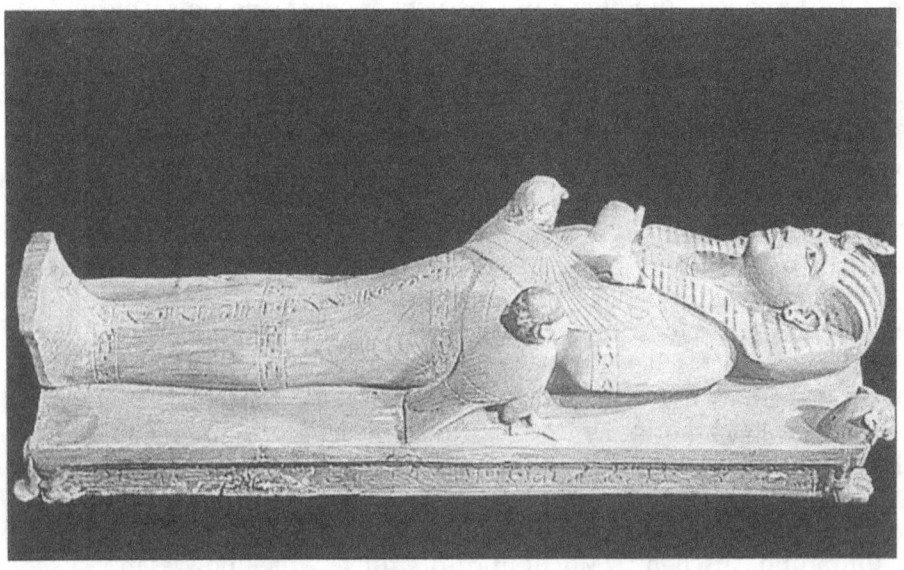

Abb. 18. Modell der Grablegung des Königs Tutanchamun mit Falke und Ba-Vogel. 42,4 cm mal 12 cm. Kairo, Ägyptisches Museum

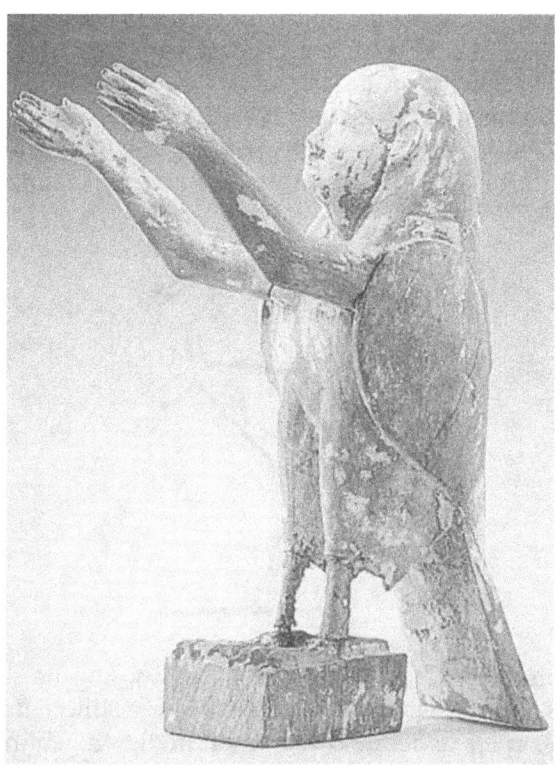

Abb. 19. Ba-Vogel. Mittelägypten, 6.–4. Jhd. v. Chr. Aus: Suche nach Unsterblichkeit. Roemer- und Pelizaeus-Museum Hildesheim, 1990

nam" die Unterwelt. Göttliche Substanz wohnt mit dem „Ba" in jedem Menschen, sodass dieser von der genannten göttlichen Gliederung abhängig ist.

Im Tod vom Körper getrennt, kann sich somit „Ba" – obgleich der himmlischen Ebene zugehörig – auch auf der Erde und in der Unterwelt frei bewegen (Regine Schulz). „Ba" sind somit Wesen, die nach außen hin für ihre Besitzer handeln, sie sind infolgedessen Manifestationen eines Lebewesens oder eines Gottes. Als ungebundene und freie Teile des Betreffenden sind sie somit seine „Fernwirkung". Als „Ba" werden auch die Tiere bezeichnet, die als körperliche Erscheinungsform eines Gottes gelten.

Ein Ba-Vogel ist am Modell der Grablegung des König Tutanchamun in dessen Grabkammer zu sehen. Der Verstorbene ruht auf einem Bett, das die löwengestaltige Himmelsgöttin symbolisiert, aus der heraus er zum ewigen Leben wiedergeboren wird (Abb. 18). An seiner linken Seite sitzt der menschenköpfige Seelenvogel, der Garant der ungestörten Bewegungsmöglichkeiten der menschlichen Seele über den Tod hinaus: Durch den Ba-Vogel bleibt der König mit der Nachwelt in Verbindung.

Herodot hat um 450 v. Chr. das Land am Nil bereist und die irrige Meinung vertreten, die Ägypter würden an eine Seelenwanderung glauben. Die Ba-Seele durchläuft jedoch keine Folge von Verkörperungen, sie bleibt fest dem einbalsamierten Körper im Grabe zugehörig und kann sich nur begrenzte Zeit auf der Erde aufhalten, um Ausflüge zu unternehmen.

Das Ideogramm für Ba ist der Japiru, der große afrikanische Storch.

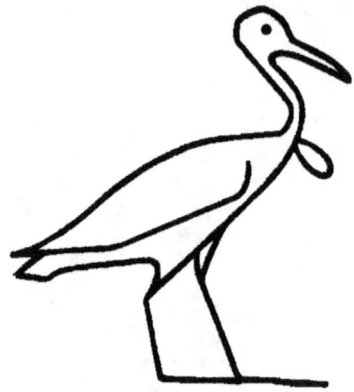

Auch der **Schatten** des Menschen, sein **Schut**, konnte sich wie das Ba vom Körper des Toten lösen und sich als schwarze Silhouette frei bewegen. Als Abbild des Körpers ist Schut aber immer an diesen gebunden (Abb. 17).

Neben den genannten Lebenskräften, Kraftzentren und Seelenstrukturen ist dem Ägypter besonders noch sein **Name** wichtig: Name und Schatten sind Träger seines inneren Wesens, deren Verlust den unwiederbringlichen Tod zur Folge hat. Der Name besitzt in der ägyptischen Vorstellungswelt eine materielle Komponente, er konstituiert die Persönlichkeit: Durch die Nennung des Namens wird Sein geschaffen, die Bewahrung des Namens über den Tod hinaus verleiht dem Träger Ewigkeit.

Als Ort des Willens, des Denkens und aller seelisch-geistigen Funktionen besitzt das **Herz** eine zentrale Bedeutung, es bleibt jedoch in der gesamten ägyptischen Geschichte ein einfaches Organ: In der religiösen Anthropologie spielt es eine untergeordnete Rolle. Im Herzen sahen die Ägypter den Sitz aller psychischen Funktionen. Das Herz der Verstorbenen wurde einbalsamiert, während man dem Gehirn keine Bedeutung zuschrieb: als „Schädelmark" wurde es mit speziellen Haken durch die Nase entfernt.

Ausführliche Informationen über die Jenseitsvorstellungen verdanken wir den Totentexten. Diese Schriften werden auch als „**Totenbücher**" bezeichnet: Im Ägyptischen lautet deren Titel: „Anfang der Sprüche vom Herausgehen am Tage, von den Erhebungen und Verklärungen, vom Ein- und Ausgehen im Totenreich, die zu sprechen sind am Tag der Bestattung."

Im Spruch 136a ist zu lesen:

> „Der Totengeist, für den man dieses tut, wird nicht untergehen unendlich.
> Er wird in der Herrlichkeit eines Gottes existieren.
> Es kann ihn keine böse Sache treffen.
> Er wird als handlungsfähiger Totengeist im Westen existieren.
> Er wird nicht noch einmal sterben.
> Er wird essen und trinken zusammen mit Osiris, jeden Tag.
> Er wird Wasser trinken aus der Trinkstelle des Flusses.
> Er wird sich geschlechtlich betätigen können,
> Er wird herausgehen und hinabsteigen am Tage wie Horus.
> Er wird lebend sein und existieren wie ein Gott.
> Er wird verehrt werden von den Lebenden wie Re."

Die „Totenbücher" beinhalten auch sehr konkrete Anweisungen:

> „Du gehst ein und aus, frohen Herzens, mit den Belohnungen des Herrn der Götter. Du wirst zu einer lebenden Seele. Du verfügst über Brot, Wasser und Luft. Du verwandelst dich nach deinem Wunsch in einen Phoenix oder eine Schwalbe ... Du setzt in einer Fähre über und wirst nicht gehindert ... Du lebst von neuem und deine Seele trennt sich nicht von deinem Körper. Deine Seele ist ein Gott in Gesellschaft der Verklärten, und die trefflichen Seelen sprechen mit dir. Du weilst unter ihnen und erhältst, was auf Erden gegeben wird ... Du steigst zum Himmel auf, und man ruft dich alle Tage zum Tranktisch ... Du isst das Brot neben dem großen Gott ... Du wirst nicht am Tor der Wohnungen der Seeligen zurückgewiesen, die Türflügel des Lichtlandes öffnen sich dir von selbst. Du betrittst die Halle der beiden Wahrheiten, und der Gott, der dort ist, begrüßt dich. Du durchwandelst die Ewigkeit in Freude und mit dem Lobe des Gottes, der in dir ist."

Der sehr aufwendige **Totenkult** wurde nur zweimal in Frage gestellt: Einmal in der ersten Zwischenzeit um 2100 v. Chr. aufgrund von schwerwiegenden wirtschaftlichen Erschütterungen, das zweite Mal während der Amarnazeit um 1350 v. Chr., in der alle Totenklagen verneint wurden: Am Ende des Neuen Reiches priesen Harfnerlieder den uneingeschränkten Lebensgenuss und forderten die Hinterbliebenen auf, nicht nur um den Toten zu klagen, sondern vor allem das Leben in dieser Welt zu genießen. In der Ramessidenzeit lebte der traditionelle Totenkult wieder auf, die Gräber zeigen wieder das Totengericht und die Begegnung der Toten mit den Göttern des Jenseits.

Die Seele in der griechischen Philosophie und Literatur

> „Der Seele Grenzen dürftest du nicht finden, auch wenn du jeden Weg der Erde gingest, so tiefen Sinn birgt sie in sich."
>
> *Heraklit*

> „... und für Deine Seele, dass sie sich aufs Beste befinde, sorgst du nicht?"
>
> *Platon* (Apologie, 29 d/e)

In der klassischen Philosophie und Literatur der Griechen findet sich erstmals die Vorstellung der Seele als eine Wesenheit, die die bewusste Erfahrung des Ichs zusammenfasst.

Homer beschreibt mit vielen Begriffen seelische Zustände, er nennt das Denken, das Fühlen und Wahrnehmen, das Verachten und den Zorn. Homer gebraucht jedoch noch eine Sprache, deren Abstraktionsvermögen wenig entwickelt ist und die im Konkret-Sinnlichen einen großen Reichtum aufweist. Dies tritt uns schon bei der Frage entgegen, wie in Odyssee und in Ilias Körper und Seele benannt werden: Soma dient Homer nie als Bezeichnung für den lebenden Menschen, Soma ist für ihn das Wort für eine Leiche. Entsprechendes gilt – wie Bruno Snell treffend schreibt – auch für den Bereich von Geist und Seele, denn Geist-Körper oder Leib-Seele sind Gegensatz-Begriffe. Wo es keine Vorstellung vom Leib gibt, kann es auch keine von der Seele geben und umgekehrt (Snell). So kennt Homer auch effektiv kein eigenes Wort für „Seele" oder „Geist". „**Psyche**", für die späteren Griechen die denkende und fühlende Seele, jene Kraft, die den Menschen „beseelt" und am Leben hält, ist bei Homer der Rest, der übrig bleibt, wenn er stirbt: Der armselige, verstandlose Schatten, das Geisterhafte, das, was den Körper überlebt und im Hades fortdauert, die sichtbare, doch ungreifbare Erscheinung des einst lebenden Körpers. Psyche hat in diesem Kontext nichts mit Bewusstsein zu tun. Sobald Odysseus im XI. Gesang das dunkle und traurige Haus des Hades in der Unterwelt betritt, stellt er fest, dass die Schatten der Toten fast völlig leblos sind. Erst als er beginnt, sie mit Blut zu nähren, erhält der Schatten, die Psyche, einen Schein von Leben zurück. Nur der mit Leben erfüllte Körper ist ein bewusstes Ich. Bei Homer verlässt also die Psyche den Menschen bei Tod oder Ohnmacht: Immer denkt er an die Seele, die den Menschen im Tod verlässt. Das Fortgehen der Seele aus dem Menschen beschreibt er folgendermaßen: Sie wird ausgehaucht und verlässt den Menschen durch den Mund, aber auch durch Wunden und fliegt zum Hades, wo sie als Totengespenst, als Abbild (Eidolon) des Verstorbenen ein Schattendasein führt. „Psyche" ist für Homer somit prinzipiell nur die „Totenseele".

Homer kennt noch die Worte „**Thymós**" und „**Nous**": Auf diese zwei verschiedenen geistig-seelischen „Organe", ist – wie Snell es formuliert – schemenhaft all das verteilt, was wir heute mit dem Begriff „Psyche" oder „Seele" bezeichnen. **Thymós** bewirkt beim Menschen die Regungen und verursacht jede Bewegung. Wenn Homer „Thymós" als Bezeichnung der Totenseele verwendet, handelt es sich immer um ein Tier: Einem Tier wollte Homer offensichtlich keine Psyche zuordnen.

Thymós ist auch der Lebenswille, die gas- und dampfförmige Atemseele, der mit dem Blut verbundene, aktive, lebenserhaltende, fühlende und denkende Stoff. Die Homerische luftartige Atemseele steht in einer unklaren Beziehung zum Verstand, zum Verstehen, zum Geist oder zum Bewusstsein des Menschen. Auch der Thymós verlässt den Menschen, wenn er ohnmächtig wird oder stirbt. Der Begriff „Thymós" erfährt später eine Wandlung: Er wird Mut und Leidenschaft, Energie und Kraft bedeuten. Thymós ist bei Homer auch der Sitz des Schmerzes: In seiner Vorstellungswelt ist der Schmerz in der Lage, den Thymós zu zerfressen oder zu zerreißen. Der Thymós kann aber auch, wie jeder andere Körperteil, von einer scharfen Waffe getroffen werden. Dieser Begriff ist eng an das Leibliche gebunden.

Der „**Nous**" bringt bei Homer die Vorstellungen hervor: Während Thymós mehr das Emotionale meint, umfasst Nous primär das Intellektuelle. Nous ist der Geist, der klare Vorstellungen hat, ist also das „Organ der Ein-Sicht" (Snell). So konnte der Eindruck entstehen, Thymós und Nous seien mit den Seelenteilen identisch, von denen wir bei Platon lesen. Homer aber kennt ein Ganzes der Seele noch nicht. Thymós, Nous und Psyche sind getrennte „Organe", die ganz bestimmte Funktionen haben. In der Ideenwelt Homers unterscheiden sich die Seelenorgane nicht einschneidend von den Körperorganen. Die Schwierigkeit, die Seelenvorstellungen Homers mit den Begriffen „Organ" und „Funktion" beschreiben zu wollen, löst Snell folgendermaßen: „Das, was wir als Seele interpretieren, interpretiert der homerische Mensch so, dass drei Wesenheiten dort sind, die er nach Analogie von körperlichen Organen deutet. Die Umschreibung für Psyche, Nous und Thymós als ‚Organe' des Lebens, des Vorstellens und der geistigen Regung sind also Abbreviaturen, Ungenauigkeiten, Unzulänglichkeiten, die sich daraus ergeben, dass die Vorstellung von ‚Seele', aber auch von ‚Körper', (wie wir gesehen haben) nur in der Interpretation durch die Sprache gegeben ist; verschiedene Sprachen können in der Interpretation weit voneinander abweichen."

Thymós und Nous sind für Homer also nur einfache Organe: Die aristotelische Vorstellung der Seele als „erstes Bewegendes" ist für Homer undenkbar. Für ihn ist auch eine Zwiesprache der Seele mit sich selbst unmöglich, es gibt somit keine echte Reflexion. „Die homerischen Menschen sind noch nicht zu dem Bewusstsein erwacht, in der eigenen Seele den Ursprungsort eigener Kräfte zu besitzen, sie ziehen die Kräfte aber nicht durch irgendwelche Zauberpraktiken an sich, sondern erhalten sie als sehr natürliche Geschenke der Götter" (Snell). Nous und Thymós können infolgedessen nicht aus sich denken oder sich regen. Es sind die Götter, die in den Körper und in die Seele eingreifen und das Verhalten der Menschen verändern: Die blinde Wut und der Starrsinn des Agamemnon und die Verblendung der Helena wurden durch eine Einwirken der Götter erklärt.

Im Gegensatz zu den Theorien von Snell übersetzt Popper den Begriff „Nous" in Odyssee X 240 mit „bewusste Einsicht" oder „verständiges Bewusstsein seiner selbst". Die Selbstidentität und das Bewusstsein bleiben nach seiner Interpretation durch alle Veränderungen konstant, sie ändern sich auch nicht durch den Zauber der Circe: Odysseus' Begleiter weinen verzweifelt, als sie sich der Verwandlung in Schweine bewusst wurden. Ein Leib-Seele-Dualismus bahnt sich somit schon bei Homer an.

In der Odyssee IV, 796 wird dann noch ein **Eidolon** erwähnt, ein Traumbild, der Psyche ähnlich, das von der Gottheit in den als „Demas" genannten Körper gelegt wird. Diesen Begriff finden wir auch bei Hesiod, der für Geist oder Seele die Worte Phren und Eidolon verwendet. Im Fragment 116 schreibt Pindar:

„Der Körper eines jeden Menschen folgt dem Ruf des mächtigen Todes; doch es wird ein Traumbild oder Bildnis (Eidolon) von seiner Lebenszeit übriggelassen, das allein von den Göttern stammt. Es schläft, solange seine Glieder tätig sind; doch während er schläft, kündet es oft in Träumen die Entscheidung der Götter über kommende Freuden oder Schmerzen."

Die bildende Kunst stellt das Eidolon als kleines Abbild des Toten dar, das in das Jenseits aufgenommen wird (Abb. 20).

Die Namen **Phren** und **Phrenes** werden auch bei Homer ursprünglich für Lungen und Herz, später aber auch für „Geist" gebraucht. Herz und Lunge werden als Prinzip des Lebens betrachtet, manchmal auch als Beweger des lebenden Körpers.

Alle genannten Begriffe können bei Homer durchaus als gleichbedeutend für „meine Person" gebraucht werden, sie sind jedoch kaum je Synonyme füreinander.

In der Zeit nach Homer wurde die Bezeichnung für die Totenseele zur Bezeichnung der gesamten Seele, genauso wie der Name „Soma" für eine Leiche zur Bezeichnung des lebendigen Körpers wurde. Bei Heraklit bricht eine neue Interpretation der Seele durch. Nach ihm besteht der Mensch aus Leib und Seele. Die Seele ist gänzlich von den körperlichen Organen sowie deren Qualitäten und Funktionen unterschieden. Die Worte, mit denen Heraklit die Seele und deren Qualitäten beschreibt, sind Homer noch unbekannt. Diese Gedanken wurden im Zeitraum zwischen Homer und

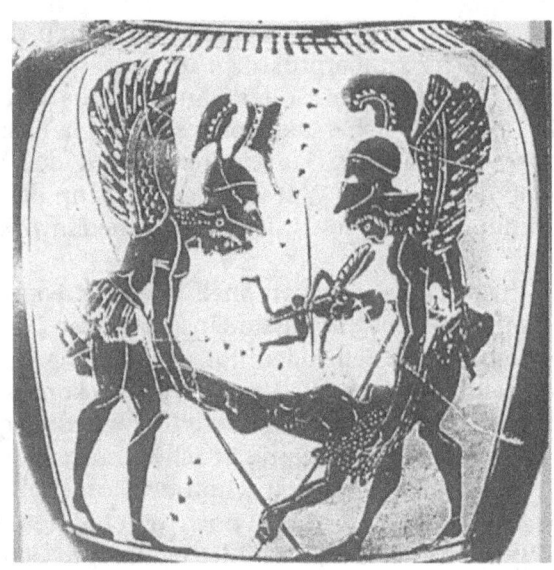

Abb. 20. Schlaf und Tod tragen den Körper des Sarpedon vom Schlachtfeld. Ein Eidolon in voller Rüstung fliegt vom Leichnam auf. Halsamphore. Attisch, frühes 5. Jahrhundert v. Chr. Louvre, Paris

Heraklit von den frühgriechischen Lyrikern ausgeformt. Diese entdeckten neue Bereiche der Seele. Für die Lyriker äußert sich die Zwiespältigkeit der Seele im persönlichen Empfinden: Auch die seelische Not wird als etwas Eigenes gedeutet. Die Empfindungen sind nicht mehr Eingriffe der Gottheiten, sondern stellen etwas ganz Persönliches dar, sie entspringen aus dem Menschen selbst. Gefühle, Erinnerungen und Meinungen verbinden die verschiedensten Menschen miteinander. Auch wird den Lyrikern bewusst, dass Empfindungen widersprüchlich und in der Intensität schwankend sein können: Dies führt sie zum Begriff der „Tiefe des Seelischen".

Heraklit deutet die Seele als Feuer. Im Bild des Feuers konkretisiert er eine großartige Idee: Alle Dinge sind im Fluss, die Seelen ein materieller Prozess. Alles, auch das Universum, wird durch den Logos, das Gesetz regiert: „Der Seele Grenzen kannst Du nicht abschreiten, nicht ausfindig machen, auch wenn Du jeden Weg begehst: zu tief ist der Sinn (Logos), der sie erklärt."

Bei Heraklit bedeutet „Logos" nicht das Weltgesetz oder die Weltvernunft im Sinne der Stoa, sondern eine Aussage über die Struktur der Welt. Die menschliche Weisheit vermag die Struktur eben dieser Welt zu erfassen und das göttliche Denken abzubilden: Dadurch kann der Mensch in unendlicher Annäherung ein gottähnliches Wissen erlangen. Die göttliche Weisheit bleibt aber stets unerreichbar. Durch die Vermehrung des „Logos" kann sich der Mensch aus eigener Kraft dem göttlichen Wissen annähern. Nach Roloff bedeutet das Sich-Selbst-Erforschen und die darin enthaltene

Erhellung des „Logos" ein Gott-ähnlich-Werden. Alle, die sich Zeit ihres Lebens um Weisheit bemüht haben, werden nach ihrem Tod zu gottartigen Wesen, sie werden zu göttlichem Rang erhoben.

Heraklits Seele besteht aus Feuer, Gott und Feuer sind aber identisch. Roloff folgert daraus eine ursprüngliche Göttlichkeit der Seele, diese ist wiederum die Voraussetzung für die spätere Vergöttlichung (S. 185).

„Der Seele ist der ‚Logos' zu eigen, sich selbst zu vermehren." In diesem Satz spricht Heraklit erstmalig von einer der Seele bzw. dem Geistigen möglichen Steigerungsfähigkeit. Bei Homer bewirkte allein die Gottheit eine Vermehrung der geistigen oder körperlichen Qualitäten. Der homerische Mensch konnte von sich aus sich nicht über seine Befindlichkeit und seine ihm eigenen Möglichkeiten erheben: Alles wurde auf ein Eingreifen einer Gottheit zurückgeführt. Bei Homer war das Befinden der Seelen im Hades für alle Menschen – unabhängig des ethischen Wertes ihres Handelns – bedrückend. Sie leiden, weil sie tot sind. Der Mysterienkult von Eleusis und die orphische Religion versprachen jenen aber eine bessere künftige Welt, die im richtigen Glauben gelebt haben.

Im 5. Jahrhundert vor Christus stellen sich griechische Denker dann unter „Psyche" nicht eine Seele vor, sondern eine Lebenskraft oder eine Art Seelenstoff: Die Seele ist ein Teil der Luft, weil Luft die feinste und leichteste bekannte Form von Materie darstellt. So schreibt Anaxagoras (500–428): „‚Geist' (Nous) ist das Flüchtigste der Dinge und das Reinste; er besitzt alles Wissen von allem und er hat die größte Macht über alles was Leben (Psyche) besitzt. Sowohl die größten Organismen als auch die kleinsten, alle regiert der Geist." Für Anaxagoras ist Seele oder Geist das Prinzip der Bewegung und Ordnung und daher das Prinzip des Lebens (Popper). Auch die ionischen Philosophen von Anaximenes bis zu Diogenes von Apollonia betrachten die Seele als luftartig. Andererseits wird auch die Luft als Seele bezeichnet: Es ist die Luft, die dem Gehirn Verstand verleiht. Noch Aristoteles schreibt, dass „die Seele, von den Winden geboren, aus dem All in Lebewesen eintritt, wenn diese atmen".

Pythagoras († 497) und die Pythagoreer entwickelten zwei Theorien über die Seele: Die erste und ursprünglichere, die vielleicht von Pythagoras selbst stammt, besagt, dass die unsterbliche Seele des Menschen eine Harmonie oder eine harmonische Abstimmung abstrakter Zahlen darstelle. Diese Zahlen und ihre harmonischen Beziehungen gehen dem Körper voraus und überleben ihn. Die zweite Theorie, die dem Simmias, einem Schüler des Pythagoreers Philolaos zugeschrieben wird, lässt die Seele eine Harmonie oder Abstimmung des Körpers sein, gleich der Harmonie oder Gestimmtheit einer Leier. Die Seele vergeht mit dem Körper ähnlich wie die Harmonie der Leier mit der Leier zugrunde geht. Diese zwei Theorien beschreiben zwei Arten von Seelen: eine unsterbliche und höhere und eine vergängliche und niedrigere, beide sind aber Harmonien. Nach Popper beinhaltet die Theorie des Pythagoras die Intuition, dass der Körper durch eine präexistente Zahlenharmonie organisiert wird, die daher auch den Körper überdauern könnte. Bei den Pythagoreern finden wir somit die Lehre der Unkörperlichkeit der Seele: Die Begriffe „Nous" und „Psyche" kommen der heutigen Definition des Bewusstseins bereits ziemlich nahe. Die Sicht der Seele als unkörperliches Wesen eigneten sich Platon und Aristoteles an, vielleicht auch Sokrates. Diese Vorstellungen übernahmen dann die Neuplatoniker, viele christliche Denker, allen voran Augustinus und später auch Descartes.

Alkmaion von Kroton (siehe S. 47), ein Pythagoreer und Begründer einer medizinischen Schule, war der Erste, der Empfinden und Denken unterschied und beides als Funktion des Gehirns erkannte. Laut Theophrast hätte er „von Kanälen (Poroi) gesprochen, die von den Sinnesorganen zum Gehirn führen." Dieser Lehrmeinung schloß sich dann auch Hippokrates und Platon an, während Aristoteles immer noch das Herz als das zentrale Empfindungsorgan und damit auch als den Sitz des Bewusstseins bezeichnete.

Hippokrates (460 bis 375 v. Chr.), Gründer der Ärzteschule von Kos, leitete die wissenschaftliche Betrachtungsweise in der Heilkunde ein. Hippokrates gilt als Verfasser oder geistiger Vater zahlreicher Schriften, die im *Corpus Hippocraticum* zusammengefasst sind. Darin wird versucht, seelische Regungen auf Hirnfunktionen zurückzuführen. In seiner Abhandlung „Über die heilige Krankheit" schrieb er, dass das Gehirn „der Bote zum Bewusstsein" (Synesis) sei und ihm erzähle, was geschehe. Das Gehirn sei auch der „Hermeneus" des Bewusstseins, es übersetze und interpretiere. Schon für Hippokrates war somit das Hirn das zentrale Organ für alle psychischen und kognitiven Prozesse. Bei ihm lesen wir:

> „Durch das Gehirn denken wir, sehen wir, hören wir, können wir das Häßliche und das Schöne, das Böse und das Gute, das Angenehme und das Unangenehme erkennen. Durch das Gehirn sind wir verrückt und verlieren uns in Trugbilder, nehmen sowohl nachts wie auch nach Tagesanbruch Ängste und Schrecken von uns Besitz, Tagträume, grundlose Sorge, das Verkennen der Gegenwart, das Fremde und der Verlust der Erfahrung. All dem sind wir durch das Gehirn ausgesetzt, wenn es krank ist, d. h., wenn es zu warm oder zu kalt, zu feucht oder zu trocken ist, oder wenn es irgendeine widernatürliche Schädigung erfahren hat, die es nicht verkraften kann."

Nicht nur die Sinneswahrnehmungen, sondern auch die Freude und der Kummer, die Wutanfälle, die Traumbilder und die Delirien werden durch das Gehirn erfahren: „Aus diesem Grunde betrachte ich das Gehirn als das Organ, das die größte Macht im Menschen hat, (...) Die Augen, die Ohren, die Zunge, die Hände, die Füße arbeiten so, wie es das Gehirn für richtig erkannt hat. In der Tat, der ganze Körper nimmt in demselben Maße am

Verstand teil wie an der Luft; aber für den Verstand ist das Gehirn der Vermittler. Wenn der Mensch das Pneuma einzieht, so kommt dies zuerst in das Gehirn; dann verbreitet sich die Luft im übrigen Körper, indem sie ihren tätigsten Anteil, nämlich den verstehenden und wahrnehmenden, zurücklässt. Wenn die Luft zuerst in den Körper gelangt wäre, um sich dann zum Gehirn zu begeben, so würde sie den Verstand im Fleische und in den Venen zurücklassen, sie würde erhitzt zum Gehirn gelangen, nicht rein, sondern vermischt mit den Säften des Fleisches und des Blutes, so dass sie ihre vollkommenen Eigenschaften nicht mehr hätte."

Bei Sophokles (496–406) tritt die Einzelpersönlichkeit stärker als früher in den Vordergrund. So lässt er Ödipus sagen: „Meine Seele (Psyche) trägt die Last meiner und deiner Sorgen." „Psyche" könnte somit auch durch „Ich" ersetzt werden, es bezeichnet hier den mit Bewusstsein ausgestatteten Menschen.

Demokrit (geb. 460?) deutete alle psychologischen Prozesse rein mechanisch, es sind die Atome in ihren Bewegungen und in ihrem Zusammentreffen, in ihren Verbindungen und Trennungen, die das Seelenleben bestimmen. Er empfiehlt, „dass die Menschen eher eine erklärende Theorie (Logos) über die Seele als über den Körper machen sollten, denn die Heilung der Seele hilft auch den Fehlern des Körpers. Aber körperliche Kraft ohne Denken hilft der Seele nicht". Die Seele ist der verantwortlich Handelnde, die Seele bewegt den Körper. Dies vermag die Seele, da sie aus kleinsten Atomen besteht, die rund sind und dadurch „am besten geeignet, durch alles zu schlüpfen und die anderen Dinge durch ihre eigenen Bewegungen zu bewegen." Die Seelenatome, die mit jenen des Feuers identisch sind, sind im ganzen Körper verteilt, die Atome der Seele und jene des Körpers kommen abwechselnd vor. Demokrit spezifiziert dann noch deutlicher: „Die Seele besitzt zwei Teile, der eine, der rational ist, ist im Herzen lokalisiert, während der nichtdenkende Teil sich über den ganzen Körper ausbreitet." Demokrit leitet aus der Dominanz der Seele auch ethische Normen ab: „Wer die Güter der Seele wählt, wählt das Göttlichere; wer diejenigen des Körpers wählt, wählt das Menschlichere." Wie Lukrez im IV. Buch „De rerum natura" schreibt, war Demokrit überzeugt, dass Träume nicht von den Göttern geschenkt würden, sondern Erinnerungen an die eigenen Wahrnehmungen seien.

Als Materialist glaubte Demokrit nicht an ein Fortleben nach dem Tode. Ihm verwandt ist Epikur, der dessen Seelenlehre dahingehend weiterentwickelte, dass er erklärte, man brauche keine Angst vor dem Tode zu haben: Die Seele des Menschen bestehe ja aus Atomen, die beim Sterben in Nichts zerfallen, vor dem Nichts müsse man keine Angst haben.

Bei Sokrates (470–399) wird erstmals das Leib-Seele-Problem mit großer Klarheit formuliert: Im Phaidon fragt er: „Bringt vielleicht das Gehirn alle Sinnesempfindungen hervor – Hören, Sehen und Riechen? Und entsteht das Gedächtnis und die Meinungsbildung aus diesen? Und entsteht beweisbares Wissen aus fest gegründetem Gedächtnis und Meinung?" Platon lässt ihn – immer im Phaidon – folgende Sätze sprechen:

> „Wenn die Seele unsterblich ist, so bedarf sie der Fürsorge nicht nur für diese Zeit allein, die wir Leben nennen, sondern für die gesamte Zeit und so erscheint es sehr schlimm, wenn jemand sie vernachlässigen wollte. Denn wenn der Tod eine Trennung von allem wäre, so wäre es ein Gewinn für die Schlechten, wenn sie sterben, ihren Leib loszuwerden, aber auch ihre Schlechtigkeit zugleich mit der Seele. So aber, da sich diese als unsterblich erweist, kann es ja für sie keinen anderen Schutz vor dem Übel und keine andere Rettung geben als das Streben, so gut und vernünftig wie möglich zu werden. Denn nichts anderes kann sie doch bei sich haben, wenn sie in den Hades kommt, als ihre Bildung und Zucht, die ja auch, wie man sagt, dem Verstorbenen den größten Nutzen oder Schaden bringt, gleich zu Beginn der Wanderung dorthin. Denn man sagt ja, dass einen jeden Gestorbenen sein Dämon, der ihn schon bei Lebzeiten in seinem Schutz hatte, an einen Ort zu führen sucht, von wo die dort Versammelten, nachdem sie sich haben richten lassen, in den Hades wandern mit jenem Führer, der den Auftrag hat … Nachdem sie dann dort erhalten haben, was ihnen gebührt, und die gehörige Zeit dort geblieben sind, bringt sie ein anderer Führer wieder von dort hierher zurück in vielen und langen Zeitabschnitten … Die gesittete und vernünftige Seele folgt willig, und nicht fremd ist ihr, was ihr widerfährt. Die Seele aber, die begehrlich am Körper haftet, flattert noch lange um ihn und den unsichtbaren Ort herum, und erst nach vielem Sträuben und vielerlei Leiden wird sie endlich nur mit Mühe und gewaltsam von dem damit beauftragten Dämon weggeführt."

Im Leib-Seele-Problem hat somit die ethische Idee eines verantwortlichen moralischen Ich eine herausragende Bedeutung. Der Geist oder die Vernunft verfolgen immer ein Ziel, nämlich das Beste zu tun. Wie Demokrit lehrte auch Sokrates, dass ein Unrecht begehen die Seele verderben, ja das Ich bestrafen würde.

Für Platon (427–347) ist der lebende Körper – der orphisch-pythagoreischen Überlieferung entsprechend – das Gefängnis der Seele. Immer wieder weist aber Platon auf Wechselwirkungen von Geist und Körper hin: Den Geist bezeichnet er als den Steuermann der Seele.

Der Geist setzt sich aus drei Teilen zusammen:

- die Vernunft,
- die Aktivität, die Belebtheit oder die Energie,
- die Triebe.

Sigmund Freud wird später nicht nur eine ähnliche Einteilung beschreiben, sondern auch die ebenfalls von Platon erwähnten Konflikte zwischen niederen und höheren Teilen der Seele. Die niederen Anteile können im Schlaf außer Kontrolle geraten: Am Anfang von Buch IX des „Staates" schreibt Platon, die Begierden könnten einen Menschen träumen lassen, dass er seine Mutter heirate oder „eine schmutzige Bluttat" begehe (Politeia IX 571–572). Solche Träume entstünden durch Einwirkungen des Körpers auf „die tierhaften und wilden Teile" der Seele. Um diese Trauminhalte zu unterdrücken ist eine Vorbereitung notwendig: Der vernünftige Teil der Seele ist durch innere Reden wach zu halten; auch würde es durch Meditation gelingen, Triebe und Begierden zu besänftigen. Diese Teile zu zähmen und somit den Körper zu beherrschen, ist Aufgabe der Vernunft. Wie der Geist ist die menschliche Seele nach Platon dreigeteilt: Im „Menon" differenziert er genauer zwischen Denken, Wille und Begierde. Das Denken lokalisiert er in den Kopf, den Willen und die Gefühle in die Brust, die Begierde in den Unterleib. Das Denken und die damit verbundene Vernunft sind die unsterblichen Bestandteile des Menschen. Die immortale Seele ist in ihrem Wesen der Weltseele gleichartig, sie hat weder Anfang noch Ende.

Die Erkenntnisse des Menschen sind Wiedererinnerungen an die vor der Verkörperung geschauten Ideen. Im „Menon" begründet Platon dies folgendermaßen: „Denn da die ganze Natur unter sich verwandt ist und die Seele alles innegehabt hat, so hindert nichts, dass, wer nur an ein einziges erinnert wird (was bei den Menschen lernen heißt), alles Übrige selbst auffindet, wenn er nur tapfer ist und nicht ermüdet im Suchen. Denn das Suchen und Lernen ist demnach ganz und gar Erinnerung."

Im Phaidros (245 c 2 ff.) schreibt Platon: „Jede Seele ist unsterblich ... Nachdem sich nun das sich von selbst Bewegende als unsterblich gezeigt hat, so darf man sich auch nicht schämen, eben dieses für das Wesen und den Begriff der Seele zu erklären. Denn jeder Körper, dem nur von außen das Bewegt-Werden zukommt, heißt *unbeseelt*, der es aber in sich hat, aus sich selbst, *beseelt*, als sei dieses die Natur der Seele. Verhält sich aber dieses so, dass nichts anderes das sich selbst Bewegende ist als die Seele, so ist notwendig auch die Seele unentstanden und unsterblich."

Mit seiner unsterblichen Seele hat der Mensch Anteil an der Welt der Ideen. Ideen oder Formen sind für Platon keine mit Bewusstsein ausgestatteten psychischen Gegebenheiten, sondern Gegenstände, die existieren, auch wenn niemand sie begreift. Ziel und Bestimmung des Menschen ist es, durch Erhebung in die übersinnliche Welt in den Besitz des höchsten Gutes zu gelangen. Die Tugend ist jener Zustand der Seele, in dem sie dieses Ziel zu erreichen in der Lage ist. Ähnlich wie Sokrates es formulierte, ist Tugend nur dann wirklich Tugend, wenn sie auf Einsicht aufbauen kann: Tugend ist somit auch lehr- und lernbar. Platon kennt vier Kardinaltugenden: Die Weisheit, die Tapferkeit, die Besonnenheit und die Gerechtigkeit. Die ersten der drei genannten Tugenden entsprechen den Bestandteilen der Seele: Weisheit ist die Tugend des Verstandes, Tapferkeit ist die Tugend des Willens, Besonnenheit ist die Tugend des richtigen Begehrens. „Sophrosyne" kann mit „Besonnenheit" nur mangelhaft übersetzt werden, sie meint das Gleichgewicht und die Fähigkeit, im Leben die rechte Mitte zu halten, die Mitte zwischen Strenge und Nachgiebigkeit, zwischen Genuss und Askese, zwischen Vertraulichkeit und abweisender Kühle. Die Gerechtigkeit schlussendlich ist die Funktion aller anderen Tugenden, sie besteht in einem ausgewogenen Verhältnis der drei Teile der Seele und der damit verbundenen tugendhaften Eigenschaften.

„Der edelste Teil der Seele, der Intellekt, ist so zu bilden und zu entwikkeln, dass er sich dem Göttlichen angleichen und mit dem Universum harmonieren kann" (Platon, Thimaios 89 d–90 a).

Platon definierte den Menschen durch die Vernunftsbegabung. Die Entfaltung der Vernunft ist für ihn eine theoretische, gleichzeitig aber auch eine praktische Aufgabe: Sie ist auf die Gewinnung des richtigen Lebens ausgerichtet und bewirkt – wie er in der Politeia schreibt – „eine Umwendung der ganzen Seele und der Existenz." Platon war aber überzeugt, dass die Menschen, auch wenn sie Vernunft besitzen, deswegen noch lange nicht im Besitz der Gehalte dieser Vernunft sind (Welsch). „Ein Leben ohne Selbsterforschung verdient aber gar nicht gelebt zu werden" (Platon, Apologie 38 a). Hadot unterstreicht, dass für Platon die Wissenschaft oder das Wissen niemals eine reine abstrakte Theorie sind, die man der Seele „bereits fertig" übermitteln könnte. Ziel von Erziehung und Bildung ist das Wohl der Seele.

Im *Symposion* bezeichnet Platon die Liebe als ein Streben nach Fruchtbarkeit, ein Begehren, durch sein Schaffen unsterblich zu werden (Hadot). Die Liebe ist somit schöpferisch und fruchtbar: „Es gibt zwei Arten von Fruchtbarkeit", sagt Diotima, „die des Leibes und die der Seele" (Platon, Symposium 208 e). Auch im Phaidros ermahnt Platon, „die Seele zu befruchten": „Reden zu säen, die wiederum in sich einen Samen tragen, durch die in anderen Seelen weitere Reden gedeihen (…), die fähig sind, den, der sie besitzt, so glückselig zu machen, als einem Menschen nur möglich ist" (Platon, Phaidros 277 a). Es sind viele Gespräche und Dialoge notwendig, um in der Seele des anderen ein Wissen zu formen, das vollkommen im Einklang mit der Tugend steht. Der Denkprozess wird von Platon als ein Dialog verstanden: „Denken und Rede sind das selbe, nur dass das innere Gespräch der Seele mit sich selbst, was ohne Stimme vor sich geht, denken genannt worden ist" (Platon, Sophistes 263 e 4).

Die Begriffe, die dem Denken und Handeln der Psychiater und Psychologen zugrunde liegen, verdanken wir Aristoteles (384–322). Er vermachte uns die Ausdrücke „Psychologie" und „psychisch" sowie die davon ableitbaren Zusammensetzungen, er scheint aber über keinen Begriff verfügt zu haben, der unserem „Bewusstsein" oder „Ich" entsprechen würde. Aristoteles war überzeugt, dass Leib und Seele in einer Wechselbeziehung stehen.

Im Buch 2 seiner Abhandlung „peri psyches" – „über die Seele" bemüht sich Aristoteles, der lange Zeit eine Definition der Seele abgelehnt hatte, doch noch um eine allgemeine Formulierung: „Die Seele ist die erste Aktualität eines natürlichen Körpers, der potentiell Leben hat und mit Organen ausgestattet ist."

Aristoteles nähert sich der Seele als Naturforscher und untersucht diese als ein biologisches Phänomen in ihren vegetativen Funktionen. Im Buch 3 behandelt er das Denkvermögen in seinem Verhältnis zu Willen und Wahrnehmung. In Übereinstimmung mit der traditionellen Denkrichtung fasst er die Seele als „Organ" der Wahrnehmung und der Bewegung auf. Entschieden lehnt er die räumliche Bewegung der Seele, die sich mechanisch dem Körper mitteilt, ab. Den Körper bestimmt er als Instrument der Seele. Damit rückt die Frage nach der Verbindung von Seele und Körper in den Mittelpunkt. Die Befreiung der Seele aus dem Kerker des Leibes ist für ihn kein vorherrschendes Thema mehr.

Aristoteles fasst die Lehrmeinung seiner Vorgänger vereinfachend zusammen: „Fast alle von ihnen charakterisieren die Seele durch drei ihrer Attribute: Durch Bewegung, durch Empfindung und durch Unkörperlichkeit." Aristoteles beschreibt die Seele als die „erste Entelechie" des lebenden Körpers. Unter „erste Entelechie" versteht er die einem Organismus innewohnende Form oder dessen Wesen. Die Entelechie ist zukunftsorientiert, sie strebt einem Zweck und einem Ziel zu: Alles, die Seele, die Welt, der Kosmos bewegt sich auf Vollendung hin. Damit unterscheidet sich Aristoteles von Platon, dessen Welt von Gott bereits als die beste aller Welten geschaffen worden ist. So könne sich diese – wie auch die Seele – nicht auf etwas Besseres hin bewegen.

Im genannten Buch („peri psyches" 431 b 26/432 a 1) schreibt Aristoteles: „Die Inhalte des Sensoriums und des wissenschaftlichen Prozesses, durch den die Seele etwas erfasst oder begreift ... müssen entweder identisch sein mit den Objekten selbst oder mit ihren Formen oder mit ihrem Wesen. ... Der Stein existiert nicht in der Seele, sondern nur seine Form oder sein Wesen oder seine Idee." Dadurch wurden die Ideen zu den vorherrschenden Elementen des Geistes. Den Geist teilt Aristoteles in einen schaffenden und einen erleidenden Nous ein (Nous poietikos, Nous pathetikos). Die sinnliche Wahrnehmung liefert mit ihren Vorstellungsbildern (Phantasmata), die im Gedächtnis aufbewahrt werden, die Voraussetzungen für die theoretische oder praktische Tätigkeit des Nous.

Aristoteles unterscheidet drei Formen der Seele:
- die nährende Seele,
- die sensorische Seele,
- die rationale Seele.

Die **nährende** Seele findet sich bei allen Organismen, auch bei den Pflanzen. Die **sensorische** Seele ist nur den Tieren eigen, sie ist der Urgrund der Bewegung. Als „Nous" bezeichnet Aristoteles die **rationale** Seele, die unsterblich ist und nur beim Menschen vorkommt, sie ist sich ihrer selbst bewusst. Diese verschiedenen Seelen sind „Formen" oder „Wesen", die den Organismen inhärent und deren Lebensprinzipien sind. Nach Karl Popper könne man die „Wesen" als Vorläufer der Gentheorien bezeichnen: Wie die DNS planen sie die Tätigkeiten des Organismus und steuern ihn zu seinem Telos, zu seiner Vollendung. Auch könne man sie als Verhaltensdispositionen betrachten.

Für Aristoteles sind die Seelenkräfte genauso wichtig wie das vegetative Lebensprinzip (Psyche threptike), das Wahrnehmungsvermögen (Psyche aisthetike) und die „Vernunft-Seele" (Psyche noetike), die nacheinander bei Pflanze, Tier und Mensch auftreten, wobei die jeweils vorhergehenden Stufen in der folgenden inkludiert sind.

Aristoteles unternahm als Erster den Versuch, die Ganzheit des Menschen aus dem Begriff „Seele" abzuleiten. Die Seele ist für ihn das belebende Prinzip. Dieses stellt die Unterlage der animalen Seele dar, womit er auch die Vorstellungen, Begierden und Gefühle bezeichnet, die ihrerseits wiederum von der Vernunftsseele überformt werden. In dieser wird der Trieb zum Willen, die Wahrnehmung oder die Vorstellung zur Erkenntnis.

Die Seele ist die Form des Körpers, sie ist aber mit dem Körper nicht identisch. Bezüglich der Leib-Seele-Beziehung ging die aristotelische Schule von der Annahme aus, dass der Geist körperlos sei und die psychophysischen Interaktionen auf einer Wechselbeziehung beruhen, die nicht mechanisch sein müsse: Dies unterschied sie von den Atomisten, die eine mechanistische Beziehung annahmen. So können wir bei Aristoteles lesen: „Seele und Körper, so meine ich, reagieren sympathetisch aufeinander: Eine Veränderung im Zustand der Seele erzeugt eine Veränderung in der Gestalt des Körpers und umgekehrt, eine Veränderung in der Gestalt des Körpers erzeugt eine Veränderung im Zustand der Seele". Aristoteles war auch überzeugt, dass die organische Grundlage des Lebens von der Frau stammt, die Seele aber vom Manne.

Die Frage, „wie die Seele den Körper bewegt und welches der Ursprung der Bewegung des Lebewesens ist", beantwortet er mit folgender Aussage: „Alle Lebewesen führen nämlich die aktiven und passiven Bewegungen um eines Zweckes willen aus. Wir sehen aber, dass das, was das Lebewesen bewegt, eine Überlegung, eine Vorstellung, eine Entscheidung, ein Wunsch und eine Begierde ist. Sie alle lassen sich aber auf Vernunft und Streben zurückführen."

Nach Aristoteles ist der Körper als Werkzeug auf die Seele hin angelegt. Wenn die Seele nichts Eigentümliches besitzt und sie somit vom Körper nicht abtrennbar ist, dann wird ihre Erforschung über die Erforschung des Körpers möglich, sie wird somit „Sache des Naturforschers": Da die Seele sich also nur über den Körper äußern kann, sich seiner bedient und nur über ihn erkennbar ist, liegt der Schluss nahe, dass sie auch in der Ordnung des Körperlichen erkennbar ist. Sie ist also ein Gegenstand der

Physik und der Physiologie. (Diesen Forschungsgegenstand wird man im 19. Jahrhundert – wie W. Pircher treffend bemerkt – zunächst „Psychophysik" und später „Physiologische Psychologie" nennen.) Viele Aspekte der Seelenlehre des Aristoteles muten im Lichte der neurophysiologischen Interpretation des Psychischen sehr modern an: In seiner naturwissenschaftlichen Grundhaltung trennt er zwischen der Seele als Ort der Wahrnehmung und der Seele als Ort der Bewegung. Die Seele ist zu einer äußeren und inneren geistigen Wahrnehmung befähigt. Zur äußeren Wahrnehmung gehören die Sinne, das Gesicht, das Gehör, der Geruch, der Geschmack und der Tastsinn. Darüber hinaus unterscheidet er ein irrationales und ein rationales Streben. Große Aufmerksamkeit widmete Aristoteles auch dem Phänomen des Lernens: „Das belehrende Wort aber hat wohl kaum bei allen entscheidenden Einfluss, sondern die Seele des Hörers muss erst durch vorherige Gewöhnung dazu bereit gemacht werden, sich in Zuneigung und Hass vom Edlen leiten zu lassen, bearbeitet wie ein Stück Land, das den Samen nähren soll" (Aristoteles, nikomachische Ethik X, 10, 1179 b).

Nach der aristotelischen Tradition gibt es keine prinzipiell unsterbliche Seele, sie ist in ihrer Existenz an den Körper gebunden. Nur der rationale aktive Nous währt länger als das irdische Leben (De Anima, 430 a): Aristoteles vertrat die Meinung, dass zwar nichts vom individuellen Bewusstsein den physischen Tod überdauere, wohl aber die allgemeine geistige Kraft, die von außen her in den Menschen komme. Für Aristoteles scheint diese überindividuell zu sein (De Anima III und V).

Epikur (306 v. Chr.) sah im „Fleisch" das Individuum schlechthin, das Subjekt des Schmerzes und der Lust. Das „Fleisch" ist nicht von der „Seele" getrennt, da sowohl die Lust, wie auch der Schmerz bewusst sind und der Bewusstseinszustand wiederum auf das „Fleisch" zurückwirkt. Die Aufgabe der Philosophie – und somit auch der Botschaft Epikurs – ist therapeutischer Natur: Die kranke Seele ist zu pflegen und der Mensch in die Lage zu versetzen, die Lust auszuleben. So schrieb auch Cicero, dass das Leiden der Menschen vorwiegend von ihren „leeren Meinungen" stammt, also ihre Wurzeln in der Seele hat (Cicero, De finibus bonorum ed malorum I, 18, 57).

Zenon von Ketion gründete um 300 v. Chr. die Schule der Stoa, die bis zur Mitte des 3. Jh. n. Chr. bestand. Im 1. Jh. n. Chr. wird die Philosophie der Stoa in der Prägung von Poseidonios zur Modephilosophie der Römer und Griechen. Anstelle eines Seelenglaubens tritt strikter Rationalismus, kosmoslogischer Monismus, ethischer Rigorismus und erkenntnistheoretischer Materialismus. Die Ethik steht im Mittelpunkt der Philosophie der Stoa, ihre oberste Maxime ist die Forderung in Übereinstimmung mit sich selbst und mit der Natur zu leben und Neigungen und Affekte als der Vernunft zuwiderlaufend und die Einsicht behindernd zu bekämpfen. Frei ist nur der affektlose Weise, der sich vollkommen unter das Gesetz der Vernunft stellt, das eigene Leben und die äußeren Güter als gleichgültig ansieht und sich durch nichts erschüttern lässt.

Plotin (um 205 bis 270 n. Chr.) erneuerte selbständig die platonische Philosophie, in die er aristotelische, stoistische und gnostische Gedanken einbaute, er rückte erstmals die „Psychologie" in den Mittelpunkt des Interesses: Unter „Psychologie" verstand man zu seiner Zeit die Stellung der Seele im Kosmos und ihre Verbindung zu Geist und Materie. Nach Plotin stammt aus dem Einen der Geist (Nous), aus dem wieder die Weltseele hervorgeht. Durch die Emanation entsteht ein Kontinuum, das sich vom Einen über den Geist und die (Welt-)Seele bis hin zur körperlichen Welt erstreckt. Verbindet sich die Weltseele mit dem wahrnehmbaren Kosmos, entstehen die Einzelseelen. Durch die Lehre von den Emanationen hat Plotin eine dualistische Position adaptiert und eine Kontinuität im Weltgebäude betont. Durch Inkarnation geht die Einzelseele eine Verbindung mit dem Körper ein. Die Einzelseele tritt aus dem Ganzen heraus und bindet sich an das Eidolon, das Schattenbild des Körpers, von dem sie sich wieder lösen und in die Weltseele zurückkehren kann. Dem Menschen ist als einziges Lebewesen die Möglichkeit gegeben, sich sowohl nach unten, zur Welt der Körper, als auch nach oben, zur Welt des Geistes zu wenden. Die menschliche Seele besitzt auch den Eros, der die ethischen Aufgaben festschreibt, die den Aufstieg der menschlichen Seele in die geistige Welt ermöglichen: Reinigung der Seele von allem Leiblichen, Besinnung auf die intelligible Substanz und schließlich als Überhöhung und Vollendung der mystische Akt, die Loslösung der Seele vom Leib (Clemens Zintzen). Plotin selbst beschreibt dies mit folgenden Worten: „Immer wieder, wenn ich aus dem Leib aufwache zu mir selbst, lasse ich das andere hinter mir und trete ein in mein Selbst, dann sehe ich eine wunderbar gewaltige Schönheit und vertraue in einem solchen Augenblick ganz eigentlich zum höheren Bereich zu gehören; dann verwirkliche ich höchstes Leben, bin eins mit dem Göttlichen und auf seinem Fundament gegründet."

Plotin unterscheidet sich von Platon insofern, als nach ihm alles Einzelne in stufenweiser Abfolge aus einem einzigen letzten Urgrund abgeleitet wird, in den es auch zurückkehrt (Störig). „Was war es doch, was die Seelen veranlasste, Gottes, ihres Vaters zu vergessen und ihn, an dem sie Anteil haben und dem sie ganz angehören – und mit ihm sich selbst nicht mehr zu kennen? Der Anfang des Unheils für sie war die Überheblichkeit und der Wille, sich selber anzugehören. Und indem sie ihre Lust hatten an dieser Eigenmächtigkeit und sich immer mehr dem selbstischen Triebe hingaben, liefen sie den entgegengesetzten Weg, machten den Abfall immer größer und vergaßen, dass sie selbst von dort her stammen, Kindern vergleichbar, welche, früh ihrer Väter beraubt und lange entfernt von ihnen aufgezogen, sich selbst und ihre Väter nicht mehr kennen" (Plotin, Enneaden V, 2, 1; zitiert nach Deussen).

Plotin lehrte die Notwendigkeit der Belehrung der Seele: Dadurch kann sie sich auf den Weg der Selbsterkenntnis begeben: nachdem sie alles Äußerliche abgeworfen hat, kann sie zum Göttlichen aufsteigen. Er war überzeugt, dass alle Seelen im Kontakt mit dem Göttlichen stünden.

Die Nachfolger Plotins entwickelten die „Psychologie" zur „Psychagogie": In bewussten Willensakten wendet sich der Mensch entweder dem Höheren oder dem Niederen zu. Das Denken und das Wahrnehmen ereignet sich in der Seele. Die Schüler Plotins sehen im „Denken" ein Zurückkehren der Seele in sich selbst, in der „Wahrnehmung" eine Anregung von außen, die über die Affektion von Sinnesorganen geschieht. Der Affektion der Sinnesorgane entspricht beim Denken die Leistung der Phantasie. Diesbezüglich bedient sich Porphyrios, ein Schüler Plotins, der aus der Gnosis stammenden Vorstellung des „Pneuma": Steigt die Seele durch die Planetensphären herab, wird sie vom Pneuma wie von einem Mantel umhüllt. Darin reichert sich die Phantasie und auch die Leidenschaft an. Beim Wiederaufsteigen legt sie das „Pneuma" wieder ab.

Die Psychagogie ist in diesem Verständnis somit keine Psychotherapie, sondern vielmehr eine Anleitung zu heilsorientiertem Denken, in das sich ethische Normen einbinden. Diese Vorstellung entwickelte später Proklos weiter, indem er den Glauben, die Wahrheit und die Liebe als jene psychischen Grundhaltungen festschrieb, die der Mensch aufweisen muss, wenn er seine Seele mit dem Göttlichen vereinigen will.

Plotin beeinflusste – auch mittelbar über den von ihm geformten Neuplatonismus – spätere Denker, besonders Augustinus und andere Kirchenväter. In der christlichen Philosophie entspricht der Aufstieg der Seele zum höchsten Einen dem Bemühen, Gott ähnlicher zu werden. Das Christentum verließ somit den elitären Anspruch des Platonismus, formte diesen aber im Sinne eines Demokratisierungsprozesses für das Volk um. Deutlich ist Plotins Einfluss auch bei G. Bruno, Goethe, Novalis und Schelling. Hegel sah in ihm die griechische Philosophie vollendet. Auf Plotin wird ebenfalls Marsilio Ficino (1433 bis 1499) aufbauen, der – auf dem Boden des mittelalterlichen Christentums stehend – das Erkennen und das Wollen als die beiden Flügel der Seele beschrieb. Die Vereinigung mit Gott geschieht im denkenden Erkennen: Ficino übersetzt das „Eine" Plotins mit „Gott" und „Nous" mit Ideen. In der Seelenlehre schloß sich Ficino aber auch an Augustinus an: Die menschliche Seele sei aus Gott und strebe nach Wiedervereinigung mit ihrem Urgrund. Im Erkennen schaffe sie die Dinge geistig nach und nehme so am göttlichen Licht teil. Nach Marsilius Ficinus – wie er in latinisierter Form genannt wird – ist die Seele des Menschen das wahre Bindeglied der Welt: Auf der einen Seite wendet sie sich dem Göttlichen zu, auf der anderen tritt sie in den Körper ein. Durch die Liebe erfüllt die Seele ihre Vermittlungsfunktion. In den Seelen – und auch in den Engeln – befindet sich das Bild der gesamten Schöpfung, Bilder der Sphären, der Sonne, des Mondes, der Gestirne, der Elemente, der Steine, Bäume und Lebewesen. Bei den Engeln heißen diese Bilder Urbilder oder Ideen, in den Seelen Verstandesbegriffe und Vorstellungen, in der Materie Abbilder und Formen.

„Im Gehirn liegt die Führung":
Die Entdeckung der Großhirnrinde und die Entwicklung der Pneumalehre

> „Cerebrum pars hominis est, cuius obscura adhuc structura, obscuriores morbi, obscurissimae functiones perpetim philosophorum atque medicorum torquebunt ingenia".

> „Das Menschenhirn mit seinem bisher so rätselhaften Bau, seinen noch rätselhafteren Krankheiten und seinen völlig dunklen Funktionen wird dem Geist der Philosophen und Ärzte in alle Ewigkeit keine Ruhe lassen."
> *Giovanni Fontani (1675–1758)*

Von Alkmaion (um 500 v. Chr.) aus Kroton in Unteritalien, einem jüngeren Zeitgenossen des Pythagoras, scheint der Satz zu stammen: *„Im Gehirn liegt die Führung."* Alkmaion soll nach Meinung des Verfassers der Schrift über die heilige Krankheit des Hippokrates infolge empirischer Untersuchungen zu dieser bahnbrechenden Überzeugung gekommen sein: Die bis zu diesem Zeitpunkt vorherrschende Meinung sah im Herzen den Sitz der Seele. Im Sammelwerk von Hippokrates finden sich sehr widersprüchliche Ansichten über die Bedeutung des Gehirns. Einmal lesen wir, dass das Gehirn als Drüse nur für die Produktion des Nasenschleims verantwortlich sei, dann wiederum, dass es das hervorragendste Organ und somit der Sitz der Seele sei. Diesbezüglich ist seine Aussage von großer Wichtigkeit: „Ich sage deshalb, dass das Gehirn der Kundgeber des Verstandes ist. Das Zwerchfell (der Name Phren = Zwerchfell hängt mit Denken zusammen. Man glaubte, dass das Zwerchfell die Gedanken hervorbrächte) aber hat einen Namen, den es dem Zufall und dem Sprachgebrauch, nicht aber der Wirklichkeit und der Natur verdankt. Ich sehe tatsächlich nicht, welchen Einfluss es auf Denken und Verstand hätte. In Wahrheit, wenn jemand unvermutet ein Übermaß von Freude oder Kummer erfährt, dann zuckt es und macht Sprünge; aber das kommt von seiner geringen Dicke und großen Breite. Es hat keine Höhle, in der es das Gute und das Böse, welches zustößt, aufnehmen könnte; aber es wird in Aufruhr gebracht durch einen oder den anderen dieser Affekte wegen seiner natürlichen Schwäche. Es nimmt nichts wahr von den anderen Teilen des Körpers, und es ist unberechtigt, dass es einen solchen Namen und ein solches Vorrecht hat, ebenso wie der Anhang des Herzens, den man Ohr nennt, der aber nichts zum Hören beiträgt. Einige sagen, dass wir mit dem Herzen denken, und dass dieses Organ Kummer und Sorge empfindet. Das stimmt nicht. Das Herz zieht sich ebenso zusammen wie das Zwerchfell und noch mehr, vor allem aus folgenden Gründen: Venen begeben sich vom ganzen Körper zum Herzen. Diese schließt es so ab, dass es jede Mühsal, jede Spannung, die dem Menschen widerfährt, bemerkt. Wirklich, im Kummer muss der Körper zittern und sich zusammenziehen, ebenso durch übermäßige Freude. Deshalb empfinden Herz und Zwerchfell am meisten. Aber weder das eine noch das andere hat teil am Verstande; das *Gehirn* ist die Ursache von all dem Angeführten."

Platon, der Alkmaion gekannt haben muss, schreibt im Timaios: „Das Haupt ist nicht nur der Gipfel, sondern auch die Wurzel des Menschen, da Gott es dahin gerichtet sein ließ, wo die Seele ihren eigenen Ursprung hat. In sich birgt es das Organ, das seiner Gestalt nach allein dem vollkommendsten körperlichen Wesen, dem Universum, entspricht und das darum über alle übrigen Organe dominiert." Da das Gehirn der Idealgestalt der Kugel nahekomme, throne in ihm die höchste, die unsterbliche, dem Menschen eigene Seele, der Nous.

Für Aristoteles aber war wieder das Herz, das den Sitz in der Mitte des Körpers hat, das edelste Organ, das Zentralorgan, in dem alle Empfindungen lokalisiert sind und das auch der Ursprungsort der Bewegungen ist. Aristoteles teilte dem Gehirn nur die Aufgabe zu, das Blut zu kühlen. Es wurde als kaltes Organ empfunden: schon deshalb muss es dem warmen Herzen unterstehen. Da er es darüber hinaus auch noch als empfindungslos dachte, konnte es nicht Sitz der Empfindungen sein. Diese Meinung scheint Aristoteles von den Stoikern übernommen zu haben, die den allgemein verbreiteten Glauben von der Hegemonie des Herzens im Organismus und einer geringen Bedeutung des Gehirns geteilt haben.

Erasistratos aus Julis auf Keos (etwa 330–250 v. Chr.) versuchte in der Auseinandersetzung zwischen den Ansichten von Platon und Aristoteles bezüglich des Seelensitzes – entweder im Gehirn oder im Herzen – zu vermitteln und lokalisierte das höhere *Pneuma psychikon* in das Gehirn, das *Pneuma zootikon* aber in das Herz. Nach Galenus soll Erasistratos erstmals das menschliche Hirn obduziert haben: Dabei stellte er fest, dass die Nerven ihren Ursprung im Gehirn haben; diese vermitteln Empfindungen und Bewegungen. Galenus aus Pergamon (130–201 n. Chr.) und spätere Autoren hielten aber autoritätsgläubig an den entsprechenden Stellen bei Aristoteles fest und tradierten, dass dieser den Ursprung der Nerven nicht im Gehirn, sondern im Herzen gesehen hätte.

Erasistratos erkannte auch als erster die Bedeutung der Großhirnrinde: Er verglich die Großhirnrinde des Menschen mit jener tierischer Gehirne, bemerkte die deutlichen Unterschiede und sah darin die Erklärung der menschlichen Intelligenz. Für Erasistratos war somit das Gehirn der Sitz der Wahrnehmungen und des Denkens. Galenus jedoch definierte das

Gehirn wohl als das edelste Organ, lehnte aber die Erkenntnisse des Erasistratos bezüglich der Großhirnrinde ab, ja er zog sie in das Lächerliche und verhinderte dadurch für 1800 Jahre eine gezielte neurowissenschaftliche Forschung.

Die Schriften des Galen wurden nach dem 15. Jh. wiederentdeckt und bestimmten das Denken auch der christlichen Ärzte. Der humanistisch weiterentwickelte Galenismus war biologisch ausgerichtet, da er sich weitgehend an die Richtlinien der aristotelischen Naturkunde hielt. Dabei wurde die Existenz einer unkörperlichen und unsterblichen Geist-Seele, der „Anima rationalis" anerkannt: In diese wurde auch das Gewissen, die Entscheidung zu tugendhaften Leben und die höchsten Geistgaben lokalisiert. Beschränkten die ärztlichen Anhänger des humanistisch geläuterten Galenismus ihre Tätigkeit primär auf die körperlichen Erkrankungen und übertrugen den Seelsorgern die Zuständigkeit für alle die „Seele" berührenden Störungen und Verirrungen, so war ihr Denken doch von einer engen Verflechtung des Seelischen mit dem Körperlichen geprägt. Die Säftemischungen des von Seelenkräften durchfluteten Leibes bestimmten den Geist, das Gemüt und den Charakter des Menschen. Die körperlichen Voraussetzungen definierten die seelischen Funktionen, die Seele wirkte wiederum auf den Körper ein. Unter „Anima sensitiva" fasste die Medizin des 16. Jh. die äußeren wie auch die inneren Sinne zur „Körper-Seele" zusammen (Abb. 21). Die „Geist-Seele", die „Anima rationalis", war dieser übergeordnet. Letztere blieb selbst bei einer psychischen Erkrankung unverändert, sodass der Betroffene nicht der Sündhaftigkeit und der Strafwürdigkeit bezichtigt wurde (Kutzer). Dadurch blieb der Geistesgestörte trotz aller seiner Verirrungen eine Person, ein „Nächster", der unbeschadet der oft harten Behandlungsmethoden Anrecht auf ärztliche, pflegerische und seelsorgerische Fürsorge hatte.

Erst Immanuel Swedenborg (1688–1772), der Erfinder, Naturforscher, Mathematiker, Philosoph und Visionär, beschäftigte sich eingehend wieder mit dem Gehirn und vertrat vehement die Überzeugung, dass der Grauen Substanz der Großhirnrinde die größte Bedeutung für die höhere psychische Tätigkeit des Menschen zukomme (H. Spatz). In der Grauen Substanz sah er *Cerebellula*, mikroskopische Einheiten, die zu verschiedenen Gruppen zusammengefasst seien und von denen markhaltig werdende Fasern in das Hemisphärenmark und schließlich bis ins Rückenmark ziehen. Bedenkt man, dass der Begriff „Zelle" noch nicht geprägt war, muten Swedenborgs Ansichten revolutionär an: In Vielem hat er bereits den Gedanken der Neuronenlehre vorweggenommen. Auch Franz Joseph Gall (1758–1828) wandte sich heftig gegen die immer wiederkehrenden Bestrebungen, einen Seelensitz zu suchen. In seinen theoretischen Schriften schrieb er von „Organen" bestimmter „Seelenvermögen", klar legte er fest: „Die Bildung der Windungen ist das Ziel und die Vollendung des ganzen Hirnsystems." Galls exakte hirnanatomische Untersuchungen wurden

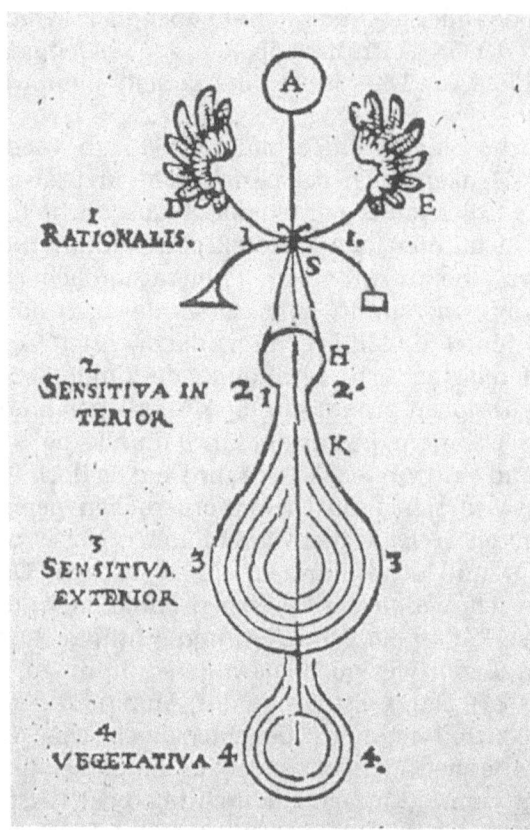

Abb. 21. Die „Seelenstufung" in der Vorstellung des Arztes und Naturforschers Conrad Gesner (1516–1565). In: Physicarum meditationum, annotationum et scholiorum libri V, Zürich 1586 (aus M. Kutzer, 2000). Die unsterbliche Anima rationalis, die Geist-Seele (*1*) strebt zur Erkenntnis Gottes (*A*). Das Flügelpaar weist auf das Streben nach Erkenntnis hin, welches auf das Höchste und Ewige gerichtet ist. Mit dem Seelenvermögen des Verstandes (Dreieck und Rechteck) neigt sie sich der Anima sensitiva interior, der Körper-Seele (*2*), mit den inneren Sinnen zu. Diese sind das Denkvermögen (*S*), das Gedächtnis (*H*), die Vorstellungs- und Wahrnehmungsvermögen (*I, K*). Die fünf äußeren Sinne der Anima sensitiva exterior, symbolisiert durch fünf schalenförmig angeordnete Linien, münden ein in die Körper-Seele

aber durch seine unwissenschaftliche Schädellehre, der Phrenologie überschattet. Durch Gall wurde jedoch der Anfang einer sehr fruchtbaren, faszinierenden und zu immer neuen Erkenntnissen vorstoßenden Forschungsrichtung, der Neurowissenschaften, gesetzt.

In der griechischen Philosophie herrschte lange Zeit die Meinung vor, die vernunftbegabte Seele sei an eine bestimmte Materie, einen gasförmigen Stoff, das **Pneuma**, gebunden. Das Pneuma gelangt – nach dieser Sichtweise – mit dem ersten Atemzug des Kindes in dessen Körper und entweicht mit dem letzten des sterbenden Menschen. Das Pneuma bedarf folglich auch eines Behälters, eines Hohlraumes. Somit boten sich die Ventrikel sowohl des Herzens als auch des Gehirns als Sitz der Seele an. Die Nerven stellte man sich als hohle Kanäle vor, durch die sich das Pneuma bewegen konnte.

Die antike Pneumalokalisation wurde spekulativ weiterentwickelt, Poseidonios, Augustinus und Nemesius ordneten im Sinne der Zellentheorie einzelne psychische Leistungen wie Gedächtnis, Urteilsvermögen und Phantasie bestimmten Ventrikeln zu. Auch die Römer sahen im Herzen, dessen Rhythmen die seelischen Regungen in Freud und Leid begleiten, das psychische Zentralorgan. Früh aber findet sich eine dunkle Ahnung, dass Schwachsinn und Verrücktheit mit den Hirnfunktionen in Verbindung stünden: Das Adjektivum „cerebrosus" hat im Lateinischen die Bedeutung von „toll" und „verrückt". Die Lehrmeinung, die drei Ventrikel seien Sitz der Lebensenergien, wurde dogmatisch festgeschrieben: als *Drei-Zellen-Theorie* beherrschte sie ein Jahrtausend das Denken der Ärzte, Naturforscher und Philosophen. Albertus Magnus (1193–1280) bezog sie in sein System (Abb. 22) ein und Leonardo da Vinci (1452–1519) stellte nach einem eigenen Verfahren Ausgüsse der Ventrikel dar. Auch Albrecht Dürer

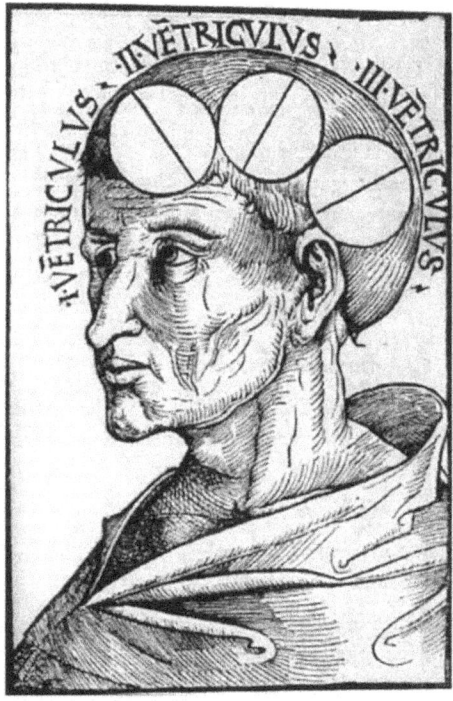

Abb. 22. Albertus Magnus: Die drei Hirnventrikel als Sitz seelischer Eigenschaften. Photo: Archiv des Verfassers

beschäftigte sich mit den Ventrikeln als Sitz seelischer Eigenschaften: Für das Buch „Trilogum animae" von Lodovicus de Prussia, gedruckt 1498 bei Anton Koberger in Nürnberg, entwarf er ein „Caput Physicum" mit den Zügen Willibald Pirckheimers, um im Sinne einer Schädelkunde die Lokalisierung psychischer Qualitäten zu illustrieren (Abb. 23).

Constanzo Varoli (1543–1575), der Leibarzt der Päpste, bekämpfte aber die Vorstellung, dass die Hirnventrikel die Behälter des Pneumas wären. Er wies erstmals auf den Liquor hin, den er *Materia inutilis* nannte. Auch der Schweizer Arzt J. J. Wepfer (1620–1690) und der Hirnanatom Th. Willis (1622–1675) wandten sich gegen die Pneumalehre und die damit in Verbindung stehende Bedeutung der Ventrikel. Aber selbst das Denken von Renè Descartes (1596–1650) war noch von den Pneumavorstellungen geprägt. Obwohl er es ablehnte, einzelne psychische Leistungen bestimmten Ventrikeln zuzuordnen, suchte er im Gehirn nach einem Mittelpunkt, den er in der Zirbeldrüse, der Glandula pinealis gefunden zu haben glaubte. Von dieser Drüse am Ausgang des dritten Ventrikels in den zum vierten Ventrikel überleitenden Aquädukt dirigiert die Seele in der Vorstellung Descartes die *Spiritus animales*.

Auch Thomas Soemmering konnte sich von der durch Jahrhunderte dominierenden Pneumalehre nicht frei machen: Selbst nachdem endgültig geklärt war, dass sich in den Hirnventrikeln keine gasförmige Materie sondern eine Flüssigkeit, der Liquor, befinde, erklärte er noch am Ende des 18. Jahrhunderts diesen als den Sitz des Sensorium commune.

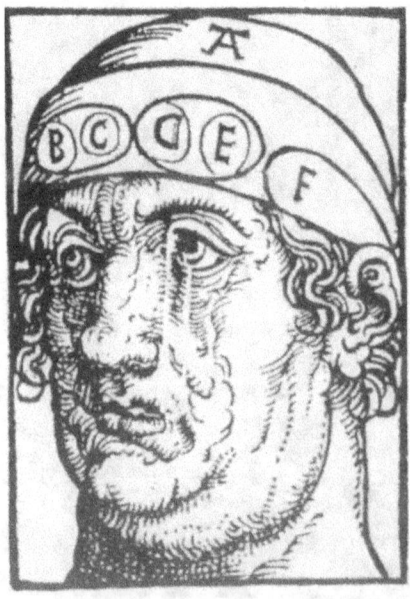

Abb. 23. A. Dürer: Caput Physicum mit den Zügen Willibald Pirckheimers. 72 x 52 cm, aus Lodovicus de Prussia: „Trilogum animae", gedruckt von Anton Koberger, Nürnberg 1498

Bis in die jüngste Gegenwart blieb aber durch die „Lokalisationslehre", der Bemühung, bestimmte Störungen bestimmten Abschnitten zuzuordnen, ja „Ich-Leistungen" in verschiedene Hirnregionen zu lokalisieren, ein „Übrigbleibsel der Pneumalehre" (H. Spatz) bestehen. Schon die Pioniere der Neuropathologie vermieden es grundsätzlich, von „Lokalisationen psychischer Störungen oder Leistungen" zu sprechen, sie bevorzugten das Wort „Beziehungen". Karl Jaspers verwendete diesbezüglich den Terminus „Zuordnung": So sind beispielsweise Zuordnungen von psychischen Störungen zu definierten anatomischen Veränderungen möglich; daraus können gegebenenfalls bestimmte Beziehungen normaler Leistungen zu umschriebenen Hirnregionen abgeleitet werden.

Als Alkmaion aus Kroton vor 2500 Jahren den Satz: „Im Gehirn liegt die Führung" ausgesprochen hatte, ahnte er die Bedeutung des „Zentralorgans", das auf dem Wege afferenter Nervenfasern aus allen Teilen des Körpers Nachrichten empfängt und durch efferente die Leistungen der übrigen Organe regelt, denen nur eine beschränkte selbständige Tätigkeit zukommt. Das Gehirn ist also keineswegs lediglich das Organ höherer Seelenfunktionen, es hat auch die Führung in den verschiedensten Bereichen des Organismus.

Die überragende Bedeutung der Großhirnrinde für die höheren psychischen Vorgänge wurde also bereits von Erasistratos erahnt und von Gall erkannt. Die Neuropathologie der letzten 70 Jahre konnte den Beweis erbringen, dass durch unterschiedliche doppelseitige Läsionen im Bereich des basalen Neocortex, des Stirn- und Schläfenhirns weitreichende Störungen der Persönlichkeit hervorgerufen werden können: Hier wird der Mensch in seinem innersten Kern getroffen. „Nicht nur der Intellekt, sondern alles Seelische ist vom Gehirn abhängig und ohne Gehirn nicht denkbar" (H. Spatz).

Animus, Anima, Mens und Spiritus

„Animula vagula blandula
hospes comesque corporis
quae nunc abiis in loca
pallidula rigida nudula."

„Kleine Seele, herumirrende, kosende,
Gast und Gefährte des Körpers,
Gehst nun fort irgendwohin,
wo es blass ist und starr und Nacht."
Kaiser Hadrian (76–138)

Die Seelenbegriffe in der lateinischen Sprache

Für den Begriff „Seele" und „Geist" kennen die Römer vier Worte: Animus und Anima sowie Spiritus und Mens. Auch wenn jede dieser Bezeichnungen auch einen spezifischen Gehalt hat, gibt es Überschneidungen und Begriffsvermengungen.

Obgleich **Animus** etymologisch mit dem Griechischen Anemos „Wind" und „Hauch" zusammenhängt, gebrauchen die Römer Animus nur metaphorisch als „Seele" und „Geist" (Stowasser). Dabei differenzieren sie einmal zwischen *Seele* im Gegensatz zu *Corpus* (Livius schreibt beispielsweise „Animae corporisque vires" und meint „die Kräfte des Körpers und der Seele") und dem *Geist* als Inbegriff der geistigen Fähigkeiten: Nepos bezeichnet mit „Animo delectari" den „geistigen Genuss". Animus bedeutet auch *Lebenskraft* und *Leben*: Bei Vergil finden wir das dichterische Wort „Dant animos plage" im Sinne von „Schwung geben". Darüber hinaus charakterisiert dieser Begriff auch die *Person* bzw. den *Menschen* oder den *Mann*: Vergil schreibt beispielsweise „Miserere animi" und meint in einem metonymischen Sinne: „Habe Erbarmen mit meiner Person". Als Kosewort wird „Mi anime" auch bei Plinius als „mein Herz" verwendet. Animus bezeichnet ferner die drei Vermögen, die die Römer der Seele zugeschrieben haben: Die Denkkraft, die Empfindung und das Wollen.

Bezüglich der *Denkkraft* unterscheiden die Römer zwischen „Geist", „Bewusstsein" und „Besinnung" sowie „Gedächtnis", „Gedanken", „Urteilsfähigkeit", „Meinungen" und „Überlegungen".

Der Begriff „Animus" beinhaltet auch alle *Empfindungen*, alle Regungen der Seele, des Gemütes und des Herzens. Animus kann aber auch metonymisch für Sinn und Besinnung, für Sinnesart, Charakter oder für Stimmung und Gesinnung stehen. Okkasionell gewinnt Animus auch die Bedeutung von Mut, Übermut und Stolz, von Unmut, Zorn und Überheblichkeit.

Die Tätigkeit des *Wollens* inkludiert bei den Römern einmal den Willen, den Wunsch, das Verlangen und den Trieb und das andere Mal auch die Absicht, die Lust oder die Gelüste und das Vergnügen.

In der weiblichen Form tritt uns **Anima** ebenfalls als Lebenskraft, als Seele und als Leben entgegen, meistens aber in Verbindung mit dem Sterben und dem Tod: „Animam edere, emittere, exhalare oder exspirare." Mit Animae werden auch die Seelen der Verstorbenen, die Schatten oder die Manen bezeichnet, beispielsweise bei Vergil „Animaeque paternae".

Mit **Mens** bezeichnen die Römer das Denken und zwar die Denkkraft mit dem Verstand, der Vernunft und der Einsicht sowie den Geist: Cicero und Livius bezeichnen Menschen mit psychischen Störungen als „Mente capti", Cäsar schreibt „Mente alienata". Weiters wird unter „Mens" auch die Denkart, die Sinnesart und das Gemüt sowie die Leidenschaften, besonders der Mut und der Zorn verstanden. Mens kann auch das Gedachte, die Gedanken und Erinnerungen, die Meinungen und die Absichten bedeuten. Personifiziert wurde „Mens" auch zur Göttin der Besinnung und der Vernunft, der nach der Schlacht am Trasimenischen See am Capitol ein Tempel geweiht wurde, deren Fest am 8. Juni gefeiert wurde.

Unter **Spiritus** verstanden die Römer den Hauch, das Atmen, den Atemzug oder selbst einen Seufzer. Spiritus steht aber auch für Lebenshauch, für Seele und Geist, für Leben und Begeisterung. Tacitus spricht beispielsweise von „de dissociatione spiritus corporisque". Vergil versteht, wenn er „Caelum spiritus alit" sagt, unter „Spiritus" die Weltseele. Spiritus bedeutet auch Mut, Sinn und Gesinnung, beispielsweise „Spiritus facere" Mut machen. Pejorativ kann es auch Hochmut, Übermut und Stolz beschreiben: Nepos spricht von „Regios spiritus repressis" und meint dabei den despotischen Übermut. Darüber hinaus kann Spiritus auch das dichterische Schaffen und die Kreativität des Menschen bezeichnen.

Selten gebrauchen die Römer noch das Wort „**Intellectus**" in der Bedeutung von „Verständnis". **Intelligentia** kann mit „Verstand", „Einsicht", „Fassungsvermögen" und „Kennerschaft" aber auch mit „Begriff" und „Vorstellung" übersetzt werden.

Das Wort **Psyche** und die entsprechende Verbindungen sind den Römern wenig geläufig, sie entlehnten aus dem Griechischen beispielsweise das Wort „Psychomantium", um ein Totenorakel zu bezeichnen.

Die Seele in der römischen Literatur

„Der Geist finde den Geist."
Seneca

Apuleius (124 n. Chr. geboren) lässt in seinen „Metamorphosen" das Märchen von Amor und Psyche erzählen: Als schöne Königstochter erregt Psyche den Neid der Aphrodite, die sodann ihrem Sohn Eros befiehlt, die Nebenbuhlerin zu bestrafen. Eros verliebt sich aber in Psyche. Psyche wird

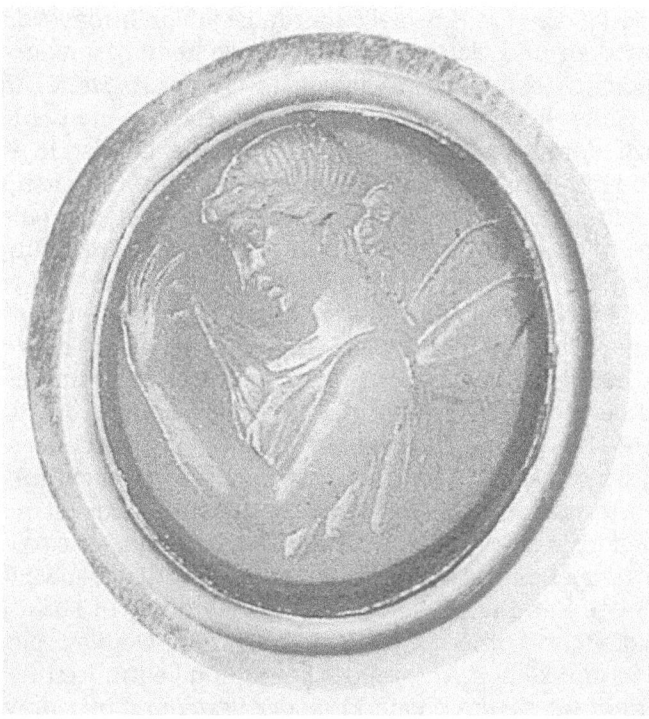

Abb. 24. Psyche mit Schmetterlingsflügeln. Gemme aus dem letzten Drittel des 1. Jahrhunderts v. Chr. Kunsthistorisches Museum, Wien. Aus: A. Furger: Das Bild der Seele. Im Spiegel der Jahrtausende. Verlag Neue Zürcher Zeitung, Zürich, 1997

langen Prüfungen unterzogen und erleidet auch arge Verfolgungen, erhält aber schließlich doch – auf Befehl des Zeus – Eros als Ehegemahl. Als Personifikation der Seele wurde die Psyche in der klassischen Periode als Mädchen mit Schmetterlingsflügeln dargestellt: Psyche wurde somit das weibliche Gegenstück zu Eros (Abb. 24).

Fern jeder gefühlsbetonten Denkweise schenkt Cicero den abstrakten Schlüssen und Folgerungen wenig Aufmerksamkeit, die jenseits des dem Menschen gesetzten Erkenntnishorizonts liegen. In seinen „Gespräche in Tusculum" schreibt er über die „Verwirrungen der Seele": Hier gibt er nicht, wie erwartet, den Beweis für die Unsterblichkeit der Seele, sondern begnügt sich mit der Erkenntnis, dass der Tod nicht zu fürchten sei, weil er als ein Nicht-Sein grundsätzlich keine Empfindungen zulasse, auch keine unangenehmen. Cicero vertritt hier Thesen, die jenen von Epikur entsprechen.

In „Cato Maior de Senectute" jedoch bekennt Cicero: „Ich sehe ja nicht ein, warum ich es nicht wagen soll, euch meine eigene Meinung über den Tod zu sagen, da ich ihn um so klarer zu sehen meine, je näher ich ihm bin ... Die Seele, die vom Himmel stammt, ist ja von ihrem Wohnsitz hoch droben vertrieben und gleichsam auf die Erde herabgesunken, einen Ort, der zur göttlichen Natur und Ewigkeit im Gegensatz steht. Aber die unsterblichen Götter haben, wie ich glaube, die Seelen in menschliche Körper eingepflanzt, damit es Menschen gäbe, die die Länder in ihre Obhut nähmen und mit dem Blick auf die Ordnung der himmlischen Welt durch ihre standhafte Lebensweise diese Ordnung nachbildeten. Zu diesem Glauben brachte mich auch nicht nur vernunftsgemäße Erörterung, sondern auch Geltung und Rang der größten Philosophen. Ich hörte, dass Pythagoras und die Pythagoreer, fast unsere Landsleute, die einst als italische Philosophen bezeichnet wurden, nie daran zweifelten, dass wir Seelen hätten, die aus dem umfassenden göttlichen Geist stammten. Man wies mich außerdem auf die Erörterung hin, die Sokrates, der vom Orakel Apollons entschieden als der weiseste von allen bezeichnet wurde, am letzten Tag seines Lebens über die Unsterblichkeit gegeben habe. Was soll ich viele Worte machen? Das ist meine Überzeugung, das meine Meinung: Da die Seelen über eine solche Behändigkeit verfügen, eine solche Erinnerung an Vergangenes und Vorausschau auf Zukünftiges, so viele Fähigkeiten, so wichtige Kenntnisse, so zahlreiche Erfindungen, kann ihr Wesen, das diese Eigenschaft umfasst, nicht sterblich sein. Da die Seele ständig in Bewegung ist und keinen Anfang der Bewegung kennt, weil sie sich selbst bewegt, wird es für sie auch kein Ende der Bewegung geben, weil sie sich niemals selbst verlassen wird. Und da das Wesen der Seele einfach ist und keine ihr ungleiche und unähnliche Beimengung enthält, kann sie auch nicht geteilt werden und somit, wenn das unmöglich ist, nicht untergehen. Es hat auch große Beweiskraft, dass die Menschen, noch ehe sie geboren sind, sehr vieles wissen, weil sie sich schon als Kinder beim Erlernen schwieriger Fächer zahllose Dinge mit solcher Schnelligkeit aneignen, dass es so scheint, als hörten sie sie gar nicht zum ersten Mal, sondern riefen sie sich nur ins Gedächtnis und in Erinnerung. Das etwa sind die Worte Platons."

Cicero zitiert auch noch Xenophon, dem Kyros, der Ältere, in seiner Todesstunde folgendes gesagt hätte: „Ihr saht ja meine Seele auch nicht, solange ich bei Euch war, sondern erkanntet an meinen Taten, dass sie in diesem Körper ist. Glaubt also, dass sie auch dann existiert, wenn ihr nichts von ihr seht ... Ich habe mich jedenfalls nie davon überzeugen lassen, dass die Seelen lebten, solange sie in den Körpern seien, aber vergingen, wenn sie von ihnen geschieden seien, doch auch nicht davon, dass die Seele dann unwissend sei, wenn sie den unwissenden Körper verlassen habe, sondern davon, dass sie dann wissend sei, wenn sie, von jeder körperlichen Beimengung befreit, beginnt rein und unversehrt zu sein ... Ihr seht doch ferner, dass nichts dem Tod so ähnlich ist wie der Schlaf. Nun zeigt sich aber an den Seelen der Schlafenden am deutlichsten ihre Göttlichkeit, denn dann, wenn sie entspannt und frei sind, sehen sie vielfach Zukünftiges voraus."

Im „Cato maior" betont Cicero noch, dass diese Welt das All ist, außerhalb dessen es nichts gibt. Es ist vollkommen als das Ganze seiner Teile, und die Teile haben in unterschiedlichen Maßen an seiner Vollkommenheit teil. Als ein Ganzes ist es beseelt, verständig und weise, und etwas von diesen Eigenschaften wird auch in manchen seiner Teile sichtbar. Der Beweis für seine Weisheit liegt in der vollkommenen Ordnung des Ganzen (besonders in der ewigen Harmonie der himmlischen Bewegungen). Die Teile sind notwendigerweise weniger vollkommen als das Ganze: Dies trifft auch auf den Menschen zu, der – trotz seines Anteils an den höchsten kosmischen Eigenschaften, nämlich Seele und Geist – nicht das vollkommendste Wesen ist, da er nicht von Natur aus, sondern nur potentiell weise ist, während sich der Verstand des Kosmos beständig im Zustand der Weisheit befindet. Der Mensch hat aber zusätzlich zu dem natürlichen Anteil, der ihm als einem Teil der Vollkommenheit des göttlichen Universums zukommt, auch die Fähigkeit, sich selbst zu vervollkommnen, indem er sein Sein dem des Ganzen durch Betrachtung mittels seines Verstandes und Nachahmung in seiner Lebensführung angleicht (zitiert bei H. Jonas, S. 292).

Vergil entwickelte die Grundanschauungen des Seelischen, wie sie von den griechischen Lyrikern beschrieben wurden, weiter und interpretierte sie neu. Diesbezüglich schreibt B. Snell: „Die Spontaneität des Seelischen wird bei ihm zu dem eigentümlich Quellenden und Strömenden des Träumens und des dichterischen Phantasierens. Das Gefühl, das über den Einzelnen hinausgreift und verschiedene Menschen umspannt und verbindet, wird Sehnsucht nach Frieden, wird die Liebe zum Heimischen, die auch das Tier, den Baum, den Berg zum teilnehmenden Wesen macht. Die Zwiespältigkeit und Tiefe des Fühlens wird zum Bewusstsein des Empfindsam-Leidenden, dessen zarte und verletzliche Seele von der Natur getrennt und dem Rohen und Harten ausgeliefert ist." Die drei neuen Merkmale der Seele, also das Dichterisch-Träumende, das Umfassend-Liebende und das Empfindend-Leidende weisen – wie Snell es erkennt – weit in die Zukunft: Aus diesen Gründen und wegen der auf Christus bezogenen Weissagung der vierten Ekloge galt Vergil im Mittelalter als ein Wegbereiter christlicher Gedanken.

In der Äneis steigt Äneas in die Unterwelt, um mit den Seelen bekannter Verstorbener zu sprechen. Auch in seinem Poema sacro „Die göttliche Komödie" erzählt Dante Alighieri (1265–1321) von seiner Wanderung durch die 3 Reiche des Jenseits, durch die Hölle, das Fegefeuer und das Paradies und schildert seine Begegnung mit den Seelen Verstorbener. Die Seelen sind der irdischen Körperlichkeit entkleidet: Dante nimmt sie im Himmel als Lichterscheinungen wahr. Der Aufstieg zum Sitz der Gottheit folgt einer Differenzierung der Seligkeit, die verschiedene Stufen kennt: Der untersten der noch schwachen Liebe zum Guten folgt jene der Tugenden der „Vita activa", um zur höchsten Stufe der „Vita contemplativa", der reinen Gottesliebe zu gelangen.

Seneca (4 v. Chr. – 65 n. Chr.) beschäftigte sich in seiner Schrift „De tranquillitate animi" mit dem seelischen Gleichgewicht des Menschen. In diesem philosophischen Traktat wendet er sich als angesehener Lehrer und erfahrener Seelenarzt an seinen Freund Serenos. Wie Demokrit ist auch Seneca der Ansicht, dass die Ausgeglichenheit und die Unerschütterlichkeit der Seele die letzte Ursache für das Glück und die Zufriedenheit des Menschen mit sich selbst sei. Da die menschliche Seele von Natur aus rührig und zur Tätigkeit geneigt ist, empfiehlt Seneca den Dienst in und an der Gesellschaft als therapeutische Maßnahme gegen den Lebensüberdruss. Die Ausgeglichenheit der Seele wird erreicht, wenn die Begierden nicht vollständig unterdrückt werden und Perioden der Anspannung mit solchen der Entspannung wechseln. Der Ausgewogenheit der Seele dient „zuweilen eine Spazierfahrt, eine Reise, ein geselliges Mahl und hin und wieder ein kleines Räuschchen". In „De vita beata" folgt Seneca den Lehren der Stoa: Das höchste Gut, das Summum bonum liegt in der Tugend. Diese wird definiert als Besitz „eines freien, hochgesinnten, unerschrockenen und standhaften, über Furcht und Begierde erhabenen Geistes", sowie als „Harmonie mit sich selbst". Seneca folgte neupythagoreischen Traditionen und legte tagtäglich eine Gewissensprüfung ab: „Die Seele ... muss täglich zur Rechenschaft aufgerufen werden. Sextius pflegte dies zu tun: Am Ende eines Tages, wenn er sich zur Nachtruhe zurückgezogen hatte, fragte er sich: ‚Welche deiner Schwächen hast du heute geheilt? Welchem Fehler hast du Widerstand geleistet? In welchem Punkt bist du besser geworden?' ... Was ist also schöner als diese Gewohnheit, den ganzen Tag durchzuprüfen?" (De ira III, 36, 1–2). Die Gewissensprüfung ist hier weniger eine positive oder negative Bilanz des Seelenzustandes als viel mehr ein Mittel, das Bewusstsein seiner selbst, die Aufmerksamkeit auf sich und die Macht der Vernunft wieder herzustellen (Hadot, S. 232).

Ähnliche Gedanken finden wir auch bei Claudius Galenus, der sich nicht nur um einen gesunden Körper, sondern auch um die Pflege der Seele bemühte. Die Gewissensprüfung verband er mit der Seelenleitung. Jeder Mensch soll sich seine Fehler von einem weisen und erfahrenen Mann zeigen lassen; darüber hinaus ist es vorteilhaft, sich morgens und abends selbst zu prüfen.

Kaiser Marc Aurel (121–180) behandelt in seinem Werk „Bücher der Gedanken über sich selbst" die Probleme von Körper, Seele und Geist, vom vernünftigen und wissenden Leben, von der Notwendigkeit, besonnen zu sein, von der Selbstgenügsamkeit und der Todesnähe sowie von den Wegen zur Geistesklarheit. Die Gedanken Marc Aurels haben ihre Wurzeln in der Stoa, bei Poseidonios, aber auch bei Seneca und Epiktet. Aufgabe des Menschen ist das sich Einfügen in den Weltzusammenhang, das Erreichen der Selbstbescheidung, das Annehmen der im All und im Menschen wirkenden Vernunft, die Führung des Lebens im Angesicht des Todes, unabhängig von den Forderungen der Umwelt und befreit von den Ansprüchen der eigenen Affekte. Kaiser Marc Aurel lebte in der Epoche des weltweiten Synkretismus, des Neupythagoreismus und des Mittelplatonismus, der Gnostiker und Wundertäter sowie des heimlich erstarkenden Christentums. Statt Erlösungsglauben und Jenseitserkenntnis, statt Mystik und Lichtwerdung beschäftigt er sich mit der Vernunft, dem Geist und der Diesseitigkeit, mit Fragen der Erkenntnis durch Klärung und Einsicht in das Gegebene und Fassbare. Die Ausgewogenheit der Seele wird erreicht durch Illusionslosigkeit, Selbstbescheidung, Demut, Ernst und nüchterne Wahrhaftigkeit.

Der Panpsychismus – ein Exkurs

> „Sind nicht die Berge,
> die Wogen und der Himmel
> ein Teil von mir und meiner Seele,
> wie ich ein Teil von ihnen bin?"
> *Lord Byron*

Die Vorstellungen einer beseelten Welt finden sich bei den verschiedensten *Stammeskulturen*: Bei den Mentawaier in Indonesien beispielsweise herrscht der Glaube, dass alles begrifflich Fassbare eine individuelle Seele besitzt. Das Beseelte strahlt eine unpersönliche Kraft aus, die den Menschen bei falschem Verhalten gefährlich werden kann. Die Seelen können sich von ihren Trägern loslösen und miteinander in Wechselbeziehung treten. Der Mensch ist befähigt, alle Seelen anzusprechen. Vermittelnde Seelen dienen dem Menschen, um mit jenen der belebten und unbelebten Welt in Verbindung treten zu können.

Die frühesten griechischen Philosophen vertraten die Meinung, alle Dinge seien belebt und beseelt. Thales soll gelehrt haben: „Alles ist voll von Göttern." Aristoteles interpretierte diese Lehre in dem Sinne, dass nach Ansicht der Panpsychisten die Seele mit dem All vermischt sei.

Einige Vorsokratiker sahen in der Psyche beziehungsweise im Geist eine besondere Art von Materie, sodass ihr Panpsychismus materialistisch zu verstehen ist. Obwohl auch noch Platon im Timaios das Universum als einen „lebenden, mit einer Seele ausgestatteten Körper" beschrieb, herrschte bei ihm – wie bereits vorher bei Demokrit und Sokrates – die Auffassung der Seele als moralische oder ethische Entität vor. Anaxagoras prägte den Satz: „Alles ist in allem". Auf dieses Postulat berief sich auch Nicolaus Cusanus: Wie Giordano Bruno führte er Leib und Seele, Materie und Form auf einen Einheitsgrund zurück. In der Unendlichkeit werden alle Gegensätze aufgehoben.

Der Glaube an eine „Weltseele" findet sich somit im Platonismus und im Neu-Platonismus sowie in der Stoa und in verschiedenen Richtungen des Pantheismus.

Die Renaissance führte insgesamt zu einer Wiedergeburt des Panpsychismus. Auch spätere Epochen beschäftigten sich vermehrt mit diesen Vorstellungen. So schrieb Spinoza in seiner Ethik: „Alle Dinge sind in verschiedenem Maße beseelt." Materie und Seele sind nach ihm die Außen- und Innenseiten, die Attribute ein und desselben Dinges an sich, also „der Natur, die das selbe wie Gott ist". Der Panpsychismus mündet häufig in einen Pantheismus. Leibniz postulierte, dass die Monaden, aus denen die Welt besteht, einfache Substanzen seien. Da diese punktförmigen Monaden unausgedehnt sind, beschreibt sie Leibniz als Seelen. Körper sind – wie Popper es formulierte – nach Leibniz „Akkumulationen von Geistern oder Geistigem, gesehen von außen". Im Unterschied dazu vertrat Spinoza die Ansicht, dass die Monaden, die nun die Dinge an sich sind, als Seelen (oder auch als Geister) die ausgedehnten Körper darstellen: Diese sind ihre äußeren Erscheinungsformen.

Der Physiker und Psychophysiker, Kosmologe, Ästhet und Naturphilosoph Gustav Theodor Fechner (1801 bis 1887) entwarf ein phantasievolles Weltbild der Allbeseelung mit Pflanzenseelen, mit einer Erdseele und mit Gestirnseelen: Seine Synthese aus romantischer Kosmologie und darwinistischer Entwicklungslehre begeisterte alle jene, die sich vom herrschenden Materialismus distanzierten. Das Grundproblem der Methaphysik Fechners liegt im Gegensatz eines physikalisch-mathematischen Weltbildes (der „Nachtansicht") zur beseelten Sinnenwelt (der „Tagesansicht"). In seinem „Büchlein vom Leben nach dem Tode" (1836) faßte er seine Lehre von den drei Stufen des Lebens, vor der Geburt, während der irdischen Existenz und nach dem Tode zusammen. In „Zend-Avesta oder über die Dinge des Himmels und des Jenseits" (1851) formulierte Fechner, daß der Tod für den Menschen nur das Schließen der Augen für immer – und somit das Erlöschen seines Anschauungslebens – bedeutet, in der höher beseelten Welt wird diese Anschauung des Einzelnen jedoch aufgehoben und aufbewahrt. Parallel zu seiner panpsychistischen Überzeugung beschäftigte sich Fechner experimentell mit den Beziehungen zwischen Körper und Seele: Er entdeckte das Weber-Fechner'sche Gesetz, nach dem sich die Intensitäten der Empfindungen verhalten wie die Logarithmen der Reizintensitäten. J. M. Fischer wies darauf hin, daß der Panpsychismus von Fechner sehr stark auf Gustav Mahler wirkte: Wenn wir in den „Kindertotenliedern" hören: „Was Dir nur Augen sind in diesen Tagen: in künft'gen Nächten sind es Dir nur Sterne", und dort der Tod als der „Gang zu jenen Höh'n" bezeichnet wird, bezieht sich Mahler weniger auf den Textdichter Friedrich Rückert, sondern viel mehr auf Gustav Theodor Fechner.

Panpsychistische Gedanken finden sich auch bei Teilhard de Chardin. Sein Denken wird von vielen Quellen gespeist: Wesentlich erscheint die panpsychistische Grundidee, wonach in der Materie die psychische Funktion von Anfang an am Werk ist. So vermeidet er es vom toten, vom leblosen Stoff zu sprechen sondern gebraucht das Wort „Vorlebendiges" oder „Prèvie". In einer gewaltigen Steigerung gewinnt in seiner Vorstellung das Psychische immer mehr Bedeutung über die materielle Infrastruktur des Lebens.

Viele Verfechter des Panpsychismus sehen in diesem auch eine Erklärung des Problems der Emergenz des Bewusstseins im Universum, sie vertreten die Ansicht, dass das Bewusstsein als Innenseite der Materie seit jeher der Welt innewohne. Auch wenn heute im Rahmen der *Esoterik* und *New Age-Bewegung* der Panpsychismus viele Anhänger hat und einige Vertreter des psychophysischen Identismus meinen, dass den Partikeln im

Ansatz Bewusstsein zukomme, entbehrt er als metaphysische Spekulation jeder wissenschaftlichen Grundlage: Atome oder Elementarteilchen haben keine Innenansicht, ihnen können keine psychischen oder bewussten Zustände zugeordnet werden.

Die Seelenwanderung – ein Exkurs

Die Seelenwanderung in der Vorstellung der Kulturen des Ostens und der klassischen Antike

> „Wenn die Seele der Ägypter nacheinander in allen Lebewesen der Erde, des Wassers und der Luft gewohnt hat, kommt sie von neuem wieder in den Leib eines Menschen. Zu all diesen Wanderungen braucht sie 3000 Jahre."
>
> *Herodot*

In den indischen Upanischaden begegnet uns erstmals die Vorstellung eines Geburtenkreislaufes in unterschiedlichsten Existenzweisen: Das Verhalten im vorherigen Leben bestimmt die Wiedergeburt entweder als Mensch in einer definierten sozialen Stellung, als Tier oder als Pflanze. Die Vorstellung der Seelenwanderung hat der Hinduismus, der Jainismus und der Buddhismus übernommen: Das Heilsziel des Buddhismus besteht im Austritt aus dem leidvollen Kreislauf der Wiedergeburten und somit im Aufgehen im Nirvana.

Den Gedanken der Seelenwanderung formulierte sehr klar Mahavira, der letzte der 24 Kirchenstifter der indischen Religion des Jainismus, der von 549–477 v. Chr. gelebt hat. Nach seiner Lehre ist die Welt ewig und wird von keinem Gott geleitet und regiert. Sie untersteht ausschließlich dem Gesetz des Karma, jener Materie, die in die Seelen einströmt. Dadurch werden diese mit einem Körper umhüllt und in die Samsara gestürzt. Das Karma macht aus der Seele ein leidendes, unwissendes und rastloses Lebewesen. Die Erlösung der Seele ist nur möglich, wenn sie sich endgültig vom Karma löst und über den Raum emporsteigt und somit in die ewige Ruhe und Seligkeit eingeht. Nach vielen Wiedergeburten wird die allmähliche Läuterung durch Meditation und Askese sowie durch sittliches Handeln erreicht. Sobald alle Materie aus der Seele geschwunden ist, steigt diese frei von Unwissenheit und Begierden zum Gipfel der Welt, wo sie als rein geistiges Individuum, erhaben über alles Irdische und dem Wesenskreislauf entzogen, verharrt.

In den **Upanischaden** erlangten die Begriffe „Atman" und „Brahman" einen beherrschenden Sinngehalt. Bedeutete „Brahman" ursprünglich „Gebet", wurde es später mit dem „Urgrund aller Dinge" identifiziert. Etymologisch ist „Atman" gleichbedeutend mit „Hauch" und „Atem"; es erlangte nach vielfältigen Umformungen die Bedeutung von „Wesen", „das eigene Ich" und „das Selbst". Atman ist infolgedessen der innerste

Kern des eigenen Selbst, vergleichbar mit dem „Ich" oder der „Seele". Alle diese Begriffe geben aber den Inhalt von Atman nur mangelhaft wieder, Atman ist die körperlose „Psyche", die aber kein Wollen, Denken, Fühlen oder Begehren kennt. Atman ist letztlich der wahre Kern des Menschen, eine von der individuellen Persönlichkeit unabhängige Substanz von kosmischer Bedeutung. Der Mensch hat somit in seinem tiefsten Wesen Anteil am Schöpfungsprinzip.

Brahman und Atman sind eins, es gibt in der Welt nur eine wahre Wesenheit, die im Einzelwesen erkannt und erfasst „Atman" heißt, im Weltganzen betrachtet aber „Brahman" ist. Eng damit verbunden ist die Lehre der Seelenwanderung und der Erlösung. In diesem Zusammenhang beschreibt Deussen (Allgemeine Geschichte Band 1, 2. Abtlg. S. 297) eindringlich das Schicksal des Menschen nach seinem Tode: „Da nehmen ihn das Wissen und die Werke bei der Hand und seine vormalige Erfahrung. Wie eine Raupe, nachdem sie zur Spitze des Blattes gelangt ist, einen anderen Anfang ergreift und sich selbst dazu hinüberzieht, so auch die Seele. Nachdem sie den Leib abgeschüttelt und das Nichtwissen losgelassen hat, ergreift sie einen anderen Anfang und zieht sich selbst dazu hinüber. Wie ein Goldschmied von einem Bildwerke den Stoff nimmt und daraus eine neue, andere, schönere Gestalt hämmert, so auch diese Seele. Nachdem sie den Leib abgeschüttelt und das Nichtwissen losgelassen hat, schafft sie sich eine andere, neue, schönere Gestalt, sei es der Väter oder der Götter oder anderer Wesen. Je nachdem einer nun besteht aus diesem oder jenem, je nachdem er handelt, je nachdem er wandelt, danach wird er geboren: Wer Gutes tat, wird als Guter geboren, wer Böses tat, wird als Böser geboren. Heilig wird er durch heiliges Werk, böse durch Böses." Deussen gibt hier Gedanken der Seelenwanderung wieder, wie sie Yagnavalkya ausgesprochen hat: „Atman ist meine Seele, zu ihm, von hier, zu dieser Seele werde ich hinscheidend eingehen." Diesbezüglich sagt Yagnavalkya: „Wer ohne Verlangen, frei von Verlangen, gestillten Verlangens, selbst sein Verlangen ist, dessen Lebensgeister ziehen nicht aus, sondern Brahman ist er und in Brahman geht er auf." So ist Askese nur eine Vorbedingung der Erlösung, hinzutreten müssen Einsicht und Wissen. Wer die Erkenntnis besitzt, wird nicht erlöst, sondern ist schon erlöst und geht in der großen Weltseele unter: „Wie fließende Ströme im Meer verschwinden, ihren Namen und ihre Form verlieren, so schreitet ein weiser Mensch, von Namen und Gestalt befreit, in die göttliche Weisheit ein, die über Allem steht" (Deussen).

Nur der kann das ewig sich drehende Rad, das Samsara der Wiedergeburten, aufhalten, der erkennt, dass alles Vergängliche nicht der Seele angehört und der zur Einsicht kommt, dass die Seele selbst mit dem ewigen Weltgeist verwandt, ja sogar wesenseins ist. Nur wer diese Wahrheit erfasst, der ist erhaben über Leid und Tod, wird nicht mehr wiedergeboren und geht zum Absoluten, zu Brahman ein. Die sich wiederholenden Tode und Geburten haben somit den Sinn, dem Menschen von sich selbst und seinem Eingebundensein in dieser Welt zu befreien. Nur so kann – wie Kehl schreibt – sein Atman, sein unzerstörbares geistiges Sein (das keineswegs das selbe ist wie im westlichen Denken der Personkern, das letzte individuelle Selbst oder die „unsterbliche Seele") wieder ganz eins werden mit Brahman, der allkosmischen und ewigen Weltseele. Erst darin liegt die endgültige Befreiung vom Fluch der Wiedertode und der Wiedergeburten.

Der **Buddhismus** kennt keine Einzelseelen, sondern nur die gesetzmäßigen Verknüpfungen der jetzigen mit den vorigen oder den kommenden Bewusstseinskomplexen: Seelenwanderung bedeutet hier somit etwas anderes als beispielsweise in der Vedanta-Philosophie, die Atman und Brahman ja als identisch ansieht. Die Geist-Seele verbindet sich nacheinander mit verschiedenen Körpern und kann somit mehrere irdische Existenzen haben. Die Geist-Seele tritt entweder unmittelbar im Tod in einen anderen, meist menschlichen Körper über, oder es stehen ihr Läuterungswege unterschiedlicher Dauer bevor. Der Weg oder die Art der Wiederverkörperung wird bedingt durch die Summe der im vergangenen Leben angehäuften guten und bösen Taten. Die neue Existenz ist somit entweder „Lohn und Strafe" oder eine Chance, dass der Mensch sein letztes Ziel, den Eingang in das Nirvana erreichen kann (W. Brugger, Lexikon der Theologie).

Das menschliche Ich sieht sich somit in seiner Umwelt durch mancherlei Gefahren bedroht und verunsichert. Nach Siddharta Buddha besteht die Befreiung davon weder im Samsara, dem Kreislauf der Wiedergeburten, noch in einem jenseitigen Paradies: Die Befreiung liegt in dem, was der Buddhismus mit dem Wort „Nirvana" bezeichnet. „Nirvana" bedeutet „ein höchstes Positivum, das alle menschlichen Begriffe und alles Menschenwort übersteigt". Für die Schulen des Mahayana-Buddhismus ist die „Leerheit" im Nirvana „die größte Wirklichkeit".

Die Abstammung, also die biologische Vaterschaft, ist nach dem Buddhismus nur eine Sohnschaft dem Leibe nach, sie bezieht sich nicht auf die Seele. Die Seele wechselt bei ihrer Wanderung die Körper und damit auch die Kasten wie die jeweiligen Kleider.

Im **Lamaismus** herrscht der Glaube an die Möglichkeit, durch asketisch-mystische Verfahren die nachfolgenden Wiedergeburten eines Menschen im voraus bestimmen zu können. Aus diesen Gründen spielt die Beschäftigung mit den Wiedergeburten und den dazwischenliegenden Zeiträumen, den Bardos, eine große Rolle. Der Bardo thödol, das tibetanische Totenbuch, ist ein Buch der Belehrung der eben Gestorbenen, es schildert u. a. die seelischen Ereignisse im Moment des Todes, in dem die höchste Einsicht und Erleuchtung und somit auch die größte Erlösungsmöglichkeit besteht. Dem Toten wird die letzte und höchste Wahrheit mitgegeben – dass die Götter Schein und Licht der eigenen Seele sind. Der Bardo thödol ist somit ein Initiationsvorgang mit dem Zweck, die durch die Geburt verlorene Gottheit der Seele wiederherzustellen.

In der synkretistischen **chinesischen Gesamtreligion** erscheint die Unterwelt als ein großer Verwaltungsapparat und Gerichtshof: 138 verschiedene Strafplätze entsprechen der Vielfalt der menschlichen Vergehen. Die Seele wird nach Ablauf der Strafe wiedergeboren und kann ihren Weg neu beginnen.

Die Seelenwanderungslehre setzt eine definierte Kosmologie voraus: Die Lebenssphären bestehen aus 3 übereinander befindlichen Schichten: Die *Welt des Begehrens* ist die unterste, sie umfasst die Unterwelt, die Welt der Lebewesen und die Welt der unteren Götter. Diese Lebewesen leben im jeweiligen Körper und leiden unter ihren Leidenschaften.

Die *Sphäre der sichtbaren Formen* enthält Paradiese ohne Zahl, die mit göttlichen Wesen bevölkert sind, deren Körper jedoch noch nicht völlig entmaterialisiert sind.

Die dritte Schicht ist die *Sphäre des dharma*, die völlig unsichtbar den Höhepunkt des Kosmos bildet.

Auch das menschliche Individuum setzt sich aus diesen drei Elementen zusammen: Der Leib ist aus grober Materie, die Sinnesorgane sind aus Äther gebildet, in seinem Bewusstsein gehört der Mensch dem dharma an, der absoluten und unvergänglichen Wirklichkeit.

In der **klassischen Antike** finden sich Hinweise auf eine Reinkarnation bei den orphischen Schulen, aber auch bei Platon und den Pythagoreern sowie bei Mani. Pindar (522 oder 518–446 v. Chr.) greift orphisches Gedankengut in großem Umfang auf. Er spricht ausdrücklich die Unsterblichkeit der Seele an: „Während der Körper vergeht, bleibt die Seele lebendig zurück, denn sie allein ist göttlicher Herkunft" (Fragmente 116). Für Pindar ist ethisch wertvolles Verhalten von allergrößter Bedeutung: Die während des irdischen Lebens begangenen Verfehlungen finden im Totenreich einen strengen Richter. Der Mensch aber, der ohne Schuld und Sünde nach einem rechtschaffenen Leben in die Unterwelt eingeht, kann dort – wie in ewigem Frühling – in der Gesellschaft der Götter leben. Begeht er dort eine Verfehlung, erfolgt sofort als Strafe die Rückkehr in das irdische Leben. Nach einer bestimmten Zeit müssen jedoch alle, auch jene, die ohne Tadel in der Gesellschaft der Götter lebten, wieder zurück in die Welt. Nur wer sich dreimal sowohl im Jenseits wie auch im Diesseits bewährt hat, kann die Inseln der Seligen betreten und wird in die Gemeinschaft der Heroen aufgenommen. Auf den Inseln der Seligen lebt er ein götterähnliches Leben mit Kronos und den Heroen Peleus, Katmos und Achill: Zeus selbst verweilt immer wieder dort. Der Mensch, der in die Gemeinschaft der Götter eintritt, erhält dadurch auch Anteil an ihrer Göttlichkeit. Durch richtige Lebensführung kann der Mensch nach seinem Tod ein nicht endendes Leben in ungetrübter Freude und in vollem Genuss erwerben.

Empedokles (490–430 v. Chr.) sah im Menschen ursprünglich ein göttliches Wesen, einen „Daimon". Durch eigenes Verschulden hat sich der Mensch bzw. die mit dem Ich idente Seele aus dem Bereich des Göttlichen in das beschwerliche irdische Leben verbannt. In orphischer Tradition sieht Empedokles die Welt als Höhle, in der Freudlosigkeit und Leid vorherrschen. Die Seele hat in einem Kreislauf ohne Rast den Himmel, das Meer und die Erde zu durchwandern. Dabei muss sie einmal das Schicksal einer Pflanze, dann eines Tieres und schließlich eines Menschen ertragen. Dem menschlichen Leben ist sowohl die Möglichkeit der Läuterung als auch jene der Verstrickung in immer neue Schuld gegeben. Schuld und Verfehlungen werfen den Menschen in den Kreislauf der Wiedergeburten; dabei kann er bis in die Unendlichkeit mit immer neuen Leiden konfrontiert werden. Nur eine tiefgreifende Läuterung bewirkt ein Ausbrechen aus Leid und Wiedergeburt und eine Rückkehr in den Bereich des Göttlichen. Auch diese Höherentwicklung benötigt mehrere Leben, die in klarer Abstufung als Seher, als Dichter, Arzt oder Fürst gelebt werden. Danach erfolgt der Übergang zur Göttlichkeit und somit die Rückkehr in den ursprünglichen Stand des Menschen. Die ursprüngliche Bestimmung des Menschen beinhaltete aber die Glückseligkeit und die vollständige Befreiung von Leid. Um diesen Prozess durchschreiten zu können, ist eine hohe Sittlichkeit gefordert: der Mensch muss sich von aller Schuld befreien, er muss sich nicht nur aller Tieropfer, sondern auch des Genusses von Fleisch und bestimmter Pflanzen enthalten. Neben der sittlichen Läuterung ist auch eine intellektuelle gefordert. Für den Aufstieg im Göttlichen ist die Erkenntnis der Welt im Großen und Kleinen notwendig. Dieses Wissen und die Erkenntnis des Wesens der Götter kann sich der Mensch nicht in einem einzigen Erdendasein aneignen. Der Erwerb eines überragenden Wissens setzt im Menschen seine einstige Gottesnatur frei und befähigt ihn damit, in den Bereich des Göttlichen zurückzukehren (Roloff, S. 197). Hat der Mensch auch die Gottesnatur der Seele selbstverschuldet verloren, kann er sich aber aus eigener Kraft und durch eigene Verdienste aus dem Kreislauf der Wiedergeburten befreien und sich zur Vergöttlichung seiner Selbst erheben.

Auch Platon schreibt im „Menon": „Weil nun die Seele unsterblich ist und oftmals geboren und alle Dinge, die hier und in der Unterwelt sind, geschaut hat, so gibt es nichts, was sie nicht in Erfahrung gebracht hätte, und so ist es nicht zu verwundern, dass sie imstande ist, sich der Tugend und alles anderen zu erinnern, was sie ja auch früher schon gewusst hat." Der Hintergrund dieses Glaubens an die Wiedergeburt ist ethisch begründet, es geht um die Gerechtigkeit: „Denn wenn der Tod eine Erledigung von allem wäre, so wäre es ein Fund für die Schlechten, wenn sie sterben, ihren Leib loswerden, aber auch ihre Schlechtigkeit mit der Seele zugleich" (Phaidon 107 c). Die Seelen der Verstorbenen suchen, wenn sie in ihrem Leben schlecht waren, Schlechtes und Dunkles, wenn sie gut waren, Gutes: „Also welche (Seele) sich (gut) verhält, die geht zu dem ihr Ähnlichen, dem Unsichtbaren und zu dem Göttlichen, dem Unsterblichen und Vernünftigen" (Phaidon 81 a). Nach dem Tod suchen die Seelen den ihnen entsprechenden Ort – und wenn sie unrein waren – als Körper für ihr nächstes

Leben ein unreines Tier: „... die sich ohne alle Scheu der Völlerei und des Übermutes und Trunkes befleißigen, solche begeben sich natürlich in Esel und ähnliche Arten von Tieren. Oder meinst du nicht? – Das ist ganz wahrscheinlich. – Die aber Ungerechtigkeit, Herrschsucht und Ruhm vorzogen, diese (begeben sich) dagegen in die verschiedenen Geschlechter der Wölfe, Habichte und Geier" (Phaidon 81 c–82 a).

Cicero wendet sich in „Cato Maior de Senectute" gegen die Vorstellung der Seelenwanderung: „Und sollte mir ein Gott die Gunst gewähren, nach diesem Leben wieder ein Kind zu werden und in der Wiege zu wimmern, so würde ich mich energisch weigern, wollte ich doch nicht, wenn ich den Lauf vollendet habe, gleichsam vom Ziel wieder zum Start zurückgerufen werden. Was bietet denn das Leben Vorteilhaftes? Was nicht eher Mühevolles?".

Caesar erwähnt im „De bello gallico", dass die **Druiden** die Seelenwanderung gelehrt hätten. Die Toten würden mit allen zum Leben notwendigen Dingen begraben, deren unsterblichen Seelen kehrten in den neugeborenen Kindern ihres Stammes ins Leben zurück (Gottschalk): Das Kernstück der druidischen Lehre der Kelten bestand darin, dass die Seelen nicht sterben, sondern nach dem Tod in einem anderen Menschen wiedererstehen.

Die Vorstellung der Seelenwanderung ist ebenfalls in der jüdischen Mystik, der **Kabbalah** bekannt (siehe dort). Auch die **gnostische Lehre** kennt die Seelenwanderung.

So schreibt Irenäus von Lyon in seinem „Adversus Haereses":

„Die Seelen müssen im Zuge ihrer Wanderungen in Leiber jedes Leben und jedes Tun durchmachen – es sei denn, einer ist dem zuvorgekommen und hat bei einem einzigen Aufenthalt alles gleich auf einmal getan (...). Ständig (werden sie) in Leiber eingeschlossen, bis man einfach alles und jedes durchgemacht hat, was es in der Welt gibt. Und wenn einem diesbezüglich nichts mehr fehlt, dann ist die Seele befreit und gelangt frei zu dem Gott, der hoch über den weltschöpferischen Engeln ist. So werden alle Seelen gerettet, wenn sie ihre Schulden erfüllen und zurückzahlen."

In vielen Kulturen herrscht häufig auch die Vorstellung, dass die Seele nicht während des gesamten menschlichen Lebens untrennbar mit dessen Körper verbunden sei. Diese Außen-Seele wohnt nur gelegentlich in dem ihm zugeordneten menschlichen Körper, sie kann auch in andere Lebewesen übergehen, oder – umgekehrt – ihre Hauptzuordnung in einem Tier oder in einer Pflanze verlassen und als „Alter-Ego" zum Mensch übergehen.

Der Gedanke der Reinkarnation war bei den **Völkern Sibiriens** bekannt. Die Keten nahmen für die Summe der psychischen Vorgänge und der motorischen Abläufe 6 Körperseelen an, die genauso wie die Hauptseele den Angehörigen nach dem Tod in körperlicher Gestalt erscheinen konnten. Während die Frei- oder Hauptseele in die Dunkelheit des Totenreiches übersiedelte, reinkarnierten sich die Körperseelen auf dem Umweg über Pflanzen und Tiere neuerlich in einem Menschen. Auch die Tungusen kannten neben der Freiseele mehrere Körperseelen, von denen die Ich-Seele die seelisch-geistigen Aktivitäten beherrschte, während als Lebensträger die Atemseele galt. Starb bei den Tungusen ein Kind, noch bevor ihm die für das menschliche Leben unentbehrlichen Seelen eingepflanzt worden sind, kehrte seine aus dem Himmel stammende Kinderseele wieder dorthin zurück.

Nach Auffassung der Golden tummelten sich diese Kinderseelen in Gestalt kleiner Vögel auf dem himmlischen Seelenbaum, von wo sie von neuem wieder in werdende Mütter gelangten (Gottschalk). In der Meinung anderer sibirischer Völker befand sich der Sitz der Freiseele im Kopf, während die Atem- oder Lebensseele im Herzen weilte.

Die **Papuas** in Neuguinea und in Neuseeland glauben, dass die Seelen der Ahnen in den Nachkommen wiederverkörpert werden.

Die Seelenwanderung in den westlichen Vorstellungen

„Des Menschen Seele gleicht dem Wasser: Vom Himmel kommt es, zum Himmel steigt es, und wieder nieder zur Erde muss es, ewig wechselnd."
Johann Wolfgang von Goethe
(Gesang der Geister über den Wassern, 1779)

„Wir kommen aus einer Welt, in der wir unglaubliche Maßstäbe der Vollkommenheit gekannt haben, erinnern uns undeutlich der Schönheiten, die wir festzuhalten vermochten, und kehren wieder in jene Welt zurück."
Thornton Wilder

Die westliche Variante der Wiedergeburtslehre versteht sich als ein eigenes, von den östlichen Vorstellungen nur indirekt geprägtes und abhängiges religiöses Phänomen. In den verschiedenen Kulturen und Geschichtsepochen beinhalten die Begriffe „Wiedergeburt" oder „Reinkarnation" Unterschiedliches: Das *Subjekt*, das sich immer wieder in neuen Gestalten verkörpert, kann einmal die Seele, dann das göttliche Prinzip oder die Lebenskraft der Familie oder eines Stammes sein. Auch der *Sinn* der wiederholten Wiedergeburten wird völlig unterschiedlich interpretiert: Darauf wird noch zurückzukommen sein.

Der Grundgedanke dieser Lehre ist nach Torwesten einfach: „Ist im Menschen etwas potentiell Göttliches angelegt, so muss er sich auf der relativen Ebene, in Zeit und Raum, so lange entwickeln, bis er seine wahre Natur verwirklicht hat, bis das in ihm Schlummernde voll manifestiert ist. Da ein einziges Menschenleben in den meisten Fällen zu kurz ist und da der Tod dem Menschen nicht automatisch die Erleuchtung bringt, bedarf es dazu einer Reihe von Leben. In gewisser Weise ergänzt die Lehre von der Seelenwanderung so die Evolutionslehre, sie fügt dieser eine geistige Dimension hinzu: Der Geist umkleidet sich mit immer neuen Hüllen, geht durch immer neue Erfahrungen hindurch, sucht nach immer besseren Ausdrucksmöglichkeiten, bis er schließlich aus allen Hüllen herausgewachsen ist und seine Unendlichkeit erkennt."

Die westlichen Wiedergeburtsvorstellungen haben sich im kulturellen Kontext der europäischen Moderne entwickelt und unterscheiden sich wesentlich von den Inhalten der östlichen Religionen.

In den östlichen Traditionen liegt in der Lehre der Wiedergeburt die Erfahrung des leidvollen Unterworfenseins des Menschen unter das kosmische Gesetz des Werdens und Vergehens allen Lebens. Das Ziel liegt in der endgültigen Befreiung aus dem Kreislauf von Sterben und Geborenwerden. Demgegenüber ist die westliche Vorstellung der Wiedergeburt eine Heilsbotschaft für den einzelnen Menschen, der dadurch alle Lebensmöglichkeiten auszuschöpfen in der Lage ist: Er kann somit die wahre Identität des eigenen Selbst verwirklichen und seinen Beitrag zur Vervollkommnung der Menschheit leisten. Durch die immer neuen Geburten, durch die vielen „Einkörperungen des ewigen geistig-göttlichen Funkens" besteht die Hoffnung, endgültig zum Sinn des Lebens vorzustoßen. Alle im Menschen schlummernden positiven Potentiale können dadurch verwirklicht werden, sodass der Gipfel der geistigen und sittlichen Personalität erreicht werden kann. Die westliche Wiedergeburtslehre ist somit eine positive Umformung eines in östlichen Religionen beheimateten Gedankens, in ihr mischen sich aber auch viele Elemente der christlichen Tradition, beispielsweise die Wertschätzung der Person und die Hoffnung auf eine Unsterblichkeit der Seele mit typischen „modernen" Wertvorstellungen, wie der fortschreitenden Entwicklung als einem Grundgesetz des Daseins oder der freien, selbstbewussten, sich selbst bestimmenden und sich selbst verwirklichenden Subjektivität (Kehl).

In der westlichen Form der Wiedergeburtslehre glauben viele Menschen eine rationale Erklärung der Welt, besonders auch des Bösen finden zu können: Das ethische Verhalten während der früheren Existenzen bedingt in der Gegenwart einerseits Wohlstand und Glück, andererseits auch Not und Krankheit. „Die Welt ist ein lückenloser Kosmos ethischer Vergeltung. Der einzelne schafft sich sein eigenes Schicksal im strengsten Sinn ausschließlich selbst" (M. Weber). Dadurch kann das moderne „Unbehagen am Schicksal" (G. Sachau) überwunden werden, da alles, was dem Menschen zustößt, er in einer seiner früheren Existenzen selbst verursacht hat.

Da das aktuelle Dasein als Teil einer Kontinuität von früheren und künftigen Lebensformen gesehen wird, wird diese Vorstellung auch der linearen Fortschrittsgläubigkeit der Neuzeit gerecht. Auch wenn das Leben des einzelnen auf einen absoluten Höhepunkt an menschlicher Vollkommenheit zustrebt, wird der Status quo des Bestehenden legitimiert. So wird die Not des einzelnen, ja ganzer Völker, als „Vergeltung" für schuldhaftes Verhalten in früheren Leben erklärt. Nach diesem Modell wird nicht nur das Elend, die Erkrankung und der Tod des jeweiligen Menschen interpretiert, selbst für den millionenfachen Tod in den nationalsozialistischen Konzentrationslagern und den sowjetischen Gulag werden die Opfer selbst als verantwortlich erklärt: Dieses Interpretationsmodell führt nicht nur zu einer Entsolidarisierung, es ist im letzten durch einen extremen Zynismus und eine antisoziale Grundhaltung geprägt.

Aus den indischen Reinkarnationslehren wurden entsprechende Vorstellungen auch von den **Theosophen** und **Anthroposophen** übernommen. Rudolf Steiner vertrat die Auffassung, „dass Geistiges und Seelisches nicht aus der Materie entstehen könnten: Jede Seele entsteht aus Seelischem" (Steiner, S. 8) Nach anthroposophischer Ansicht ist der Mensch in seiner Individualität Folge der Entwicklung seiner Seele in vergangenen Leben und Ursache für die zukünftige nach seinem Tode. Nach Steiner ist die Evolutionstheorie so erfolgreich, weil „die Gesetze, welche die Seelenforscher seit langem auf die Seele anwenden, nun auch auf die Entwicklung des tierischen Lebens" angewandt werden könnten (Steiner, S. 10). „Wie könne man beispielsweise die seelisch-geistigen Eigenschaften Newtons erklären, ohne anzunehmen, dass er schon vor diesem Leben gelebt habe? Ich kann Newtons Seele nicht verstehen, wenn ich sie nicht hervorgehend denke aus einem vorausgehenden seelischen Wesen." Steiner ist überzeugt, dass dieses seelische Wesen nicht in den biologischen Vorfahren gesucht werden könne, es entwickelt sich „aus dem Biographischen einer Seele, die ihr ähnlich, als Seele mit ihr verwandt ist. Demnach war Newtons Seele in anderer Form bereits da, wie die Löwenart in anderer Form vorher da war." Anthroposophen sind infolgedessen überzeugt: „Es gibt nur zweierlei: Entweder es ist jede Seele durch ein Wunder geschaffen ... oder die Seele hat sich entwickelt und ist in anderer Form früher da gewesen, wie die tierische Art in anderen Formen da war" (Steiner, S. 24 f.).

Zusammenfassend müssen wir mit Sachau festhalten, dass Reinkarnation auch Identität dekonstruiert: Diese wird zuerst aufgelöst, um dann durch „innere Dissoziierung" wieder neu zusammengesetzt zu werden. „Ich bin ganz viele, der reinkarnierte Mensch ist polysynthetisch und verfügt über eine multiple Persönlichkeitskarriere" (Sachau). Nach dieser Auffassung erfolgt die menschliche Identitätsfindung im Rahmen unbewusster, naturhaft ablaufender Prozesse, ein personales Selbstbewusstsein scheint dazu nicht notwendig zu sein. Die Identität des einzelnen bildet sich erst im Zuge eines ewigen Erfahrungs- und Reifungsprozesses heraus. Die Einmaligkeit des Lebens des Menschen wird relativiert, da nach diesen Ansichten die ewig geistige Natur des Menschen unendlich viel Zeit zur Verfügung hat, während der sie alle erstrebenswerten Lebensmöglichkeiten in sich integrieren kann. Das Menschenbild der westlichen Wiedergeburtslehre unterscheidet sich somit deutlich von dem der christlichen Sichtweise: Dort begegnet der Mensch im Tod der Güte Gottes und findet seine ganze persönliche, ihn beglückende und ihn in allen seinen individuellen Möglichkeiten erfüllende Vollendung (C. Schönborn).

Der Seelenbegriff der hebräischen Bibel und des Judentums

„Und es bildete Jahwe Gott den Menschen aus Bestandteilen des Erdbodens und er hauchte in seine Nase den Atem des Lebens – und es geschah: Der Mensch wurde zur lebendigen Seele."
Genesis 2, 7

„Ich ließ meine Seele ruhig werden und still; wie ein kleines Kind bei der Mutter ist meine Seele still in mir."
Psalm 131, 2

„Die Seelen der Gerechten sind in Gottes Hand"
Weisheit 3,1

„Möchte seine Seele eingebunden sein im Bunde des Lebens."
*Grabstein des Rabbi Nissim
in der Burg zu Graz aus dem Jahr 1387*

Das Seelenbild der **hebräischen Bibel** deckt sich in vielem nicht mit den christlich-abendländischen Vorstellungen. Im Hebräischen sind für die „Seele" besonders zwei Namen gebräuchlich: Näfesch und Ruach. Diese Begriffe können nur schwer mit alldem gleichgesetzt werden, was wir unter „Seele" subsumieren. *Näfesch* leitet sich von der Bezeichnung „Hals" oder „Kehle" ab und nahm die Bedeutung von Atem und Lebenshauch an, um dann mit dem Leben an sich gleichgestellt zu werden. Näfesch, das die griechische Bibel mit „Psyche", also mit „Seele" übersetzt, bedeutet auch „Wünschen", „Begehren", „Hoffen" und „Suchen". Das Objekt dieses Begehrens kann auch Gott sein. In Psalm 42,2 sowie 63,2 dürstet und schmachtet die Seele nach ihm. „Gott lieben aus ganzem Herzen und aus ganzer Seele" bedeutet, ihn lieben mit dem ganzen Denken und Wollen (das mit dem „Herz" assoziiert wird) sowie mit allem Trachten und Streben, dessen man fähig ist. Letzteres wird mit dem Begriff Psyche ausgedrückt. „Näfesch" nimmt auch die Bedeutung von „Gemüt" an, sie wird somit zum Sitz der positiven und negativen Affekte, der Emotionen und Stimmungen.

Der Begriff mutiert also im Laufe der Zeit vom Sinngehalt „Kehle" über Lechzen zu Atmen und Atem, letztlich zur Definition des Lebens: „Seele" steht somit häufig auch für „Leben". So bedeutet in Ex 21,23 „Seele um

Seele" „Leben um Leben". In diesem Sinne fleht Jona (4,3): „Nimm meine Seele von mir." Er bittet also: „Nimm mein Leben, lass' mich sterben." Ijob (2,4) spricht: „Alles, was der Mensch hat, gibt er für seine Seele": dies könnte bedeuten, dass er alles zu geben bereit wäre, damit er am Leben bleiben könne. Auch das hellenistische Judentum gebrauchte „Seele" im genannten Sinn: Man kämpft für sie und gibt sie auch hin (1 Makk. 2,40.50).

Näfesch erscheint 755mal in der hebräischen Bibel, die Septuaginta übersetzt diesen Begriff 600mal mit Psyche. Diese Differenz zeigt auf, dass bereits den ersten Übersetzern ein gravierender Unterschied in der Wortbedeutung aufgefallen ist. Wolff kommt zum Ergebnis, dass nur in ganz wenigen Texten die Übersetzung „Seele" den Sinn von „Näfesch" trifft. Die Bedeutung des Begriffes „Näfesch" muss somit dem jeweiligen Kontext zugeordnet werden. Der Mensch *ist* Näfesch, er ist vor allem Leben, eingehauchter Atem. Dieses Leben hat sich auch nicht selbst hervorgebracht, es kann sich ebenso wenig aus sich heraus erhalten.

Ruach wiederum leitet sich vom „Hauch" ab und gewann die Bedeutung von „Geist" und „Sinn". Beide Begriffe spiegeln das Menschenverständnis der hebräischen Bibel wider, das von einer Einheit von Körper und Seele ausgeht: Wichtig ist das Verhältnis zu Gott und dessen Kommunikation mit den Menschen. Die biblische Anthropologie vertritt keinen dualistischen, sondern einen monistisch-ganzheitlichen Ansatz: Der Mensch ist sowohl in der hebräischen Bibel wie auch im Neuen Testament ein unteilbares psychosomatisches Ganzes. In diesem Konstrukt hat weder Herz noch Hirn eine Berechtigung: In der Bibel scheint das Wort „Gehirn" nicht vorzukommen. „Moach", das im Neuhebräischen „Gehirn" bedeutet, wird beispielsweise bei Ijob 21,24 nicht mit dem Sinngehalt „Gehirn" sondern in der Bedeutung „Knochenmark" verwendet.

Wesensunterschiede zwischen körperlichen und seelischen Prozessen werden negiert (Genesis 9,5; 2 Samuel 1,9; Psalm 78, 50). „Seele" ist in diesem Sinne die Äußerung aller vitalen Impulse, von den animalischen Trieben bis zu den geistigen Affekten (V. Hamp). Das beseelte Leben bzw. die lebende Seele wird im Blut vermutet bzw. als Lebensstoff als mit diesem identisch betrachtet. Die Körperseele, die der ganze lebende Mensch ist und nicht nur ein Teil von ihm, wird mit dem Leben hinweggerafft und stirbt mit ihm. Der Begriff „Näfesch" ist in Genesis 12, 5 oder 14, 21 und 46, 15–27 identisch mit „Einzelwesen" oder „Person". In Genesis 2,7 lesen wir, dass Gott dem aus Erde geformten Menschen den Atem einhaucht, und dass dieser dann zum Leben erwacht, zu einer „lebendigen Seele" wird. Das heißt wiederum, dass der Mensch nicht eine Seele *hat*, sondern eine Seele *ist*. „Seele" wird also im Sinne von „Individuum" oder „Person" gebraucht (Ex 1,5; Lev 23,30). Dies erklärt auch den in Num 23,10 ausgedrückten Wunsch: „Möge meine Seele den Tod des Aufrechten sterben!" „Seele" steht hier somit für „Ich". Die Näfesch besitzt zumindest in den älteren Büchern der hebräischen Bibel außerhalb des Individuums, das sie besitzt oder exakter, das sie selbst ist, keine Existenz. Sie trennt sich auch nie vom Körper, um ein unabhängiges Leben zu führen. Die Bewohner der Scheol werden auch niemals Näfesch genannt. Demgegenüber muss jedoch betont werden, dass die hebräische Bibel immer wieder von der Versammlung, dem Versammeltwerden und der Vereinigung des Verstorbenen mit seinen Verwandten spricht. Gen 25,8.17 erwähnt das Versammeltwerden mit den „Völkern", Richter 2,10 und Deuteronomium 31,16 mit den „Vätern".

Die ursprüngliche Vorstellung vom Leben nach dem Tod war jene eines Schattendaseins im Totenreich (Scheol), das ähnlich gesehen wurde wie das Homers. Der Verstorbene ist dort abgeschnitten vom Leben, ausgeschlossen von der Gemeinschaft der Familie, der Freunde, des Volkes. Er lebt in Verlassenheit, Beziehungslosigkeit und Vereinsamung. Ausgeschlossen ist er aber besonders vom gemeinsamen Lobpreis Gottes. In späteren Psalmen begegnet uns eine Veränderung: Brechen im Tod auch alle Beziehungen ab, die Beziehung zu Gott bleibt bestehen. Im Psalm 73, 23–26 stehen die trostspendenden Worte: „Du leitest mich nach Deinem Ratschluss und nimmst mich am Ende auf in Herrlichkeit. Was habe ich im Himmel außer Dir?"

Und Ijob (19, 25–27) ist sich sicher: „Ohne meine Haut, die so zerfetzte, und ohne mein Fleisch werde ich Gott schauen. Ihn selber werde ich dann für mich schauen; meine Augen werden ihn sehen, nicht mehr fremd."

In der Nachexilszeit bedingte die Glaubensgewissheit einer unzerstörbaren Gottesgemeinschaft eine deutliche Umgestaltung des Seelenbegriffes, es kam der Glaube an die Auferstehung der Toten hinzu.

Der göttliche Hauch, die *Ruach* macht aus dem Menschen ein handelndes Wesen, eine lebende Seele. Das Wort Ruach wird zum Ausdruck des menschlichen Geistes selbst. Diesen Geist gibt der Mensch im letzten Atemzug in die Hände Gottes zurück (Psalm 31,6, Lk 23,46).

In den Psalmen 49,16 und 73,24 ist die Hoffnung einzelner Frommer auf Bewahrung vor der Scheol und die stete Gemeinschaft mit Gott nach dem Tode beinhaltet. Ethische Motive finden wir bei Daniel 12,1 und bei 2 Makkabäer 7,1–42: Aus dem Bewusstsein einer künftigen Gerechtigkeit für gute und schlechte Taten entspringt nun der Glaube an die Auferweckung der Toten in ein verwandeltes Dasein von endloser Dauer. Die Veränderung der Seelenvorstellung zeichnete sich unter dem Einfluss des griechischen Dualismus in den späten Schriften ab: So begegnet uns in 2 Makk 7,37 und 15,30 die Formulierung „Leib und Seele". Das Weisheitsbuch Salomons (8,19), das aus dem ersten Jahrhundert v. Chr. stammt, legt auch den Glauben an eine Präexistenz der Seele nahe. Dort lesen wir auch von einer „Seele" (die identisch mit dem Geist ist), die mit einem „vergänglichen Leib" belastet ist (9,15). Das Buch der Weisheit vertritt somit eine von der griechisch-platonischen Philosophie inspirierte dualistische Leib-Seelen-Lehre. „Geist" und „Seele" werden aber nicht unterschieden. Der verfolgte Gerechte gewinnt im Gedanken an das Leben bei Gott Mut zum Aushalten in seinen irdischen Mühen:

> „Die Seelen der Gerechten sind in Gottes Hand, und keine Qual kann sie berühren... Ihre Hoffnung ist voll Unsterblichkeit" (Weish. 3.1)

Auch die Essener von Qumran kannten ein Fortleben der Seele und eine eschatologische Auferstehung, selbst der Gedanke der Präexistenz der Seele scheint ihnen vertraut gewesen zu sein.

Im **Judentum** war es stets ein Grundanliegen, Zusammenhänge zwischen Mensch und Kosmos nachzuweisen, die über eine bloße Analogie hinausgehen und Kausalbeziehungen und Wirkzusammenhänge miteinschließen: Alles Vorhandene soll in einem größeren Wirkungszusammenhang begreiflich gemacht werden.

Die Seele bzw. der Intellekt stellt das verbindende Element zwischen den geistigen Seinsstufen und der materiellen Existenzweise dar: Die Selbsterkenntnis wird somit zum Inbegriff der Erkenntnis des Kosmos und der Gottheit, dem geistigen Ursprung von allem (Maier).

Das eigene Selbst als Bild des Überirdischen bedingt einerseits eine Akzentuierung des Individuums und der Gesamtzusammenhänge, andererseits aber auch eine Relativierung des Einzelnen. Vom Verhältnis zwischen Seele und Körper wurde in einem Analogieschluss auf das Verhältnis zwischen Gott und der Welt geschlossen.

Mose ben Jacob ibn Ezra, gestorben 1135, schreibt darüber in einem beeindruckenden Gedicht:

> „Meine Seele verlangt nach dem Ort ihrer Ruhe, sie sehnt sich nach ihrem Ursprung zurück und strebt zu ihrer heiligen Stätte zu wandern bei Tag und bei Nacht;
> Schaut der Herrlichkeit Schönheit durch die Erkenntnis, wenn sie flügellos hinschwebt zu ihr, hinstrebt zu ihr in verzückter Betrachtung, im Abenddämmer, im Dunkel der Nacht;
> Schaut Seine Pracht anhand Seiner Werke, verlangt dann darnach, Ihn weiter zu nah'n, verkündet Tag für Tag seinen Lobpreis und eine Nacht um die andere Nacht."

Auch in der jüdischen Vorstellungswelt haben die drei Seelenkräfte der griechischen Tradition, die Anima vegetativa, die Anima animalis und die Anima intelligibilis einen festen Platz gefunden. Diese Vorstellungen wurden in der **Kabbalah** aufgegriffen und entsprechend der Sefiroth-Spekulationen umgedeutet: Die Anima vegetativa wird mit Näfesch bezeichnet, die Anima animalis mit Ruach und die Vernunft als Neschamah. Die Kabbalah verband neuplatonisches Gedankengut spekulativ mit der Torah- und Erwählungstheologie und baute alles in ihre Sefiroth-Symbolik ein, sodass die Beziehung der inkorporierten Seele bis in die Konfiguration der göttlichen Wirkungskräfte reicht. Die neuplatonisch bestimmte jüdische Tradition und Frömmigkeit legte somit nahe, dass die Seelenkräfte und insbesondere die höchste Seelenkraft, die Geist-Seele bzw. die Verstand-Seele höheren Ursprungs sind. In diesem Zusammenhang wurde auch die Vorstellung von der Weltseele übernommen, von der die einzelnen Seelen ihre Herkunft ableiten: wesensmäßig jenseitigen Ursprungs sind sie präexistent und unsterblich (Maier).

In der kabbalistischen Sprache wird die Einzelseele als Lichtfunke bezeichnet, der aus dem „oberen Licht" stammt. Aufgrund ihrer überirdischen substantiellen Herkunft und Beschaffenheit stellt die im Leib inkorporierte Einzelseele schon in den neuplatonischen Schulen eine einzigartige Verbindung zwischen der irdisch-materiellen Seinsstufe und den geistigen Mittelstufen, zwischen dieser Welt und der jenseitigen Gottheit dar: Daraus folgert sich – nach Maier – dass „die an sich unglückliche Inkorporierung der Einzelseele in einen Leib und damit ihre Unterwerfung unter Materie, unter Raum und Zeit, sowie unter Sinne und Begierden, die Befreiung aus diesen wesensfremden Bindungen und die Rückkehr an den ‚oberen Ursprung' erfordert."

Die talmudische Literatur berichtet, dass Gott im voraus eine bestimmte Zahl von Einzelseelen geschaffen hat, die im Himmel in einem „Seelenbehälter" aufbewahrt werden. Aus diesem werden sie dann zur Inkorporation entnommen. Dementsprechend werden die Seelen der Verstorbenen entweder im Garten Eden oder in einem Behälter bis zum Endgericht oder zur Auferstehung aufgehoben. In der Kabbalah findet sich noch das Bild von den Seelenvögeln, die vom Weltenbaum auffliegen. Alle Geist-Seelen würden „aus dem großen und starken Baum stammen, wo der Strom sich befindet, der von Eden ausgeht; alle Geister wiederum leiten sich von einem anderen, kleineren Baum ab. Geist und Geist-Seele vereinen sich wie Mann und Frau, zusammen leuchten sie – wie geschrieben steht – ‚Eine Leuchte Gottes ist eines Menschen Geist-Seele' (Prov. 20,27)".

Die Kabbalah deutet auch Schriftstellen in eigentümlicher Art, beispielsweise Dtn 6,5: „... mit all deinem Herzen und mit all deiner Seele." Aus der Formulierung „mit all deiner Seele" schließt der Kabbalist auf die Lebenskraftseele (Näfesch), den Lebensgeist (Ruach) und die Denkseele (Neschamah). Die Kabbalisten haben auch die Vorstellung der Seelenwanderung übernommen, die – zum Teil – im Judentum schon von der Antike her bekannt war. Einmal wurde darin eine Chance zur Umkehr gesehen, um die Läuterung der Seele soweit voranzutreiben, dass sie würdig wird, zu ihrem Ursprung zurückzukehren; in der spätmittelalterlichen Kabbalah wurde darüber hinaus die Seelenwanderung auch deshalb angenommen, um den Seelen längst Verstorbener und großer Persönlichkeiten die Möglichkeit zu geben, wieder inkorporiert zu werden. So wurde angenommen, dass die Seele Davids als Messias-Seele wieder erscheinen werde.

In der Kabbalah ist – von der Idee der Seelenwanderung vollkommen zu unterscheiden – die Vorstellung präsent, dass ein Mensch zusätzlich zu seiner eigenen Seele noch eine weitere empfangen könne. Diese Vorstellung beinhaltet einen positiven Aspekt, da jeder fromme Israelit für den Sabbat noch eine eigene Sabbat-Seele bekommen sollte. Im negativen Sinn meint die Zusatzseele jenen Bereich des Menschen, in dem sich psychische Erkrankungen manifestieren können oder die Besessenheit stattfindet.

Hand in Hand mit der Vorstellung einer vom leiblich-materiellen Substrat unabhängigen Seele, wie sie der späthellenistischen und neuplatonischen Tradition entsprach, wurde auch die Möglichkeit einer Dämonisierung des psychisch-geistigen Selbst des Menschen angenommen: Die Seele kann nun durch Geister und Dämonen fremdbestimmt werden. Die kabbalistischen Vorstellungen vom Menschen und seinen konstitutiven Faktoren – Leib, Seele, Geist – werden so auch zur Deutung des Leidens in dieser Welt herangezogen. Für die rabbinische Theologie sind individuelles und kollektives Leid im Rahmen des jüdischen Daseins nicht zu trennen (Maier). Diese Grundannahme gilt besonders für seelisches Leid, das durch Kränkungen, Spott und Hohn verursacht wird, durch Frevler und feindliche Nichtjuden, vor allem durch die jeweils herrschende weltliche Macht. In der kabbalistischen Tradition wurde noch angenommen, dass dabei auch ein dämonischer Faktor mitwirke. Häufig wurde eine Analogie zwischen dem Geschick der einzelnen Seele und dem Schicksal Israels postuliert: die von „oben" stammende Seele befindet sich „unten" im Körper des Menschen genauso im Exil wie Israel. An der Einzelseele eines Israeliten wiederholt oder manifestiert sich die Geschichte Israels.

> „Alle Seelen sehnen sich nach ihrem Urgrund, denn des Menschen Seele ist ein Gotteslicht. Aus dem Glanze Seiner Herrlichkeit gehauen, streben und trachten die Seelen zurück in Seinen Rat, sie schöpfen aus der Quelle Seiner Hand ihr Leben, ihr Grund ergießt als Lichtstrom sich aus Seinem Grund, denn des Menschen Seele ist ein Gotteslicht."
>
> *Mose ben Jacob ibn Ezra*

Die Seele in der gnostischen Lehre

> „Ohne Ausweg irrt die Seele umher, im Labyrinth voller Pein, in das sie geriet (...) Zu entfliehen sucht sie dem bitteren Chaos und weiß nicht, wie sie herauskommen soll."
>
> *Naassenerhymnus*
> *Hippolyt V.10,2*

Die historische Gnosis am Ende der Antike fasst im einzelnen sehr unterschiedliche religiöse Strömungen zusammen, sie ist im hellenistischen Umbruch der Kulturen eine revolutionäre Bewegung, die sich der Erfahrung der Einsamkeit des Menschen im Kosmos stellt: Der Kernpunkt gnostischen Denkens besteht in einem radikalen Dualismus, in einer rigorosen Trennung von Mensch und Welt und von Gott und Kosmos. Das Wesen der Gottheit ist dem des Universums fremd, Gott wird absolut außerweltlich gedacht, er hat den Kosmos weder geschaffen noch regiert er diesen. Die Gottheit steht zur Welt, die ein Werk niederer Mächte ist, in einer vollkommenen Antithese. Das Universum ist eine Schöpfung der Archonten oder – in einer anderen Tradition – ihres Anführers, der dann in Anlehnung an den Weltbaumeister in Platons Timaios *Demiurg* bezeichnet wird. Das Universum ist die Domäne der Archonten, es gleicht einem riesigen Gefängnis, dessen innerstes Verlies die Erde darstellt, der Schauplatz des menschlichen Lebens (H. Jonas S. 70). Die Erde umschließen kosmische Sphären in konzentrischer Schalenanordnung. Gemeinsam herrschen die Archonten über die Welt, in seiner Sphäre ist jeder einzelne ein Wärter des kosmischen Gefängnisses. Ihre tyrannische Weltherrschaft, die Heimarmene, der Schicksalszwang, wird als universales Fatum erlebt. Zentrum und Hauptzweck all dessen ist der Mensch, der aus Fleisch, Seele und Geist besteht und einen weltlichen sowie einen außerweltlichen Ursprung aufweist. Wie der Körper ist auch die Seele ein Werk der kosmischen Mächte. Nach dem Bild des göttlichen Ersten (oder archetypischen) Menschen formen diese den Leib des Menschen und hauchen ihm ihre eigenen psychischen Kräfte ein: Diese sind die Triebe und Leidenschaften, die jeweils einer kosmischen Sphäre entstammen und dieser entsprechen. Alle zusammen bilden sie die astrale Seele des Menschen, seine „Psyche" (H. Jonas, S. 71). Durch seinen Körper und seine Seele ist somit der Mensch – wie die ganze Welt – der Heimarmene unterstellt. Als ein Teil der göttlichen Substanz, der von außerhalb in die Welt gefallen ist, ist der Geist, das „Pneuma", auch als „Funke" bezeichnet, in der Seele eingeschlossen.

Da der Mensch im Makrokosmos von den 7 Sphären umgeben ist, so wird das Pneuma im menschlichen Mikrokosmos von den aus diesen entspringenden 7 Seelengewändern umhüllt.

Im unerlösten Zustand ist das Pneuma – in Seele und Fleisch eingetaucht – sich seiner selbst nicht bewusst, es schläft und ist wie betäubt oder durch das Gift der Welt berauscht: Das Pneuma ist somit „unwissend". Erst die Gnosis, die „Erkenntnis" führt zu seinem Erwachen und zu seiner Befreiung. Das Ziel der gnostischen Bemühungen ist somit die Befreiung des „inneren Menschen" aus der Knechtschaft der Welt und seine Rückkehr zu dem ihm angestammten Reich des Lichts (H. Jonas, S. 72). Voraussetzung dafür ist, dass der Mensch um den außerweltlichen Gott weiß und sich seines göttlichen Ursprunges und der Natur der Welt bewusst ist. „Nichtwissen" ist das Wesen des Menschen, seine Erlösung wird durch die Offenbarung, durch „Gotteserkenntnis" ermöglicht.

Magische und sakramentale Vorbereitungen erweitern das „Wissen des Weges", des Weges der Seele aus der Welt. Dieser Durchgang durch die einzelnen Sphären muss sich der Mensch erzwingen. Mit dem Wissen, der Gnosis, beginnt die Seele nach dem Tod ihre himmlische Reise. Bei ihrem Aufstieg lässt sie bei jeder Sphäre das aus dieser entstammende Kleid zurück: Frei von Trieben und Leidenschaften erreicht der Geist jenseits der Welt die Gottheit und vereint sich wieder mit ihr. Archonten versuchen, der unwissenden Seele den Durchgang zu versperren, um ihr Entkommen aus der Welt zu verhindern.

Der *Aufstieg der Seele* nach dem Tod wird eingehend im „Poimandres" des Hermes Trismegistos geschildert. Nach der Auflösung des materiellen Leibes dringt der Mensch aufwärts: Der ersten Zone überlässt er die Fähigkeit zu wachsen und abzunehmen, der zweiten die listigen Anschläge, der dritten den Trug der Begierde, der vierten den Dünkel der Herrschaft, der fünften den Trotz und die Raschheit zur unüberlegten Tat, der sechsten den bösen Trieb nach Besitz und der siebten die Täuschung durch List und Trug. In der achten Sphäre gehen die Menschen in den „Kräften" auf: Gott zu werden ist das Ziel derer, die Gnosis erlangt haben.

Im Poimandres wird der Aufstieg der Seele somit in strikter Parallelität zum *Abstieg* geschildert: Der Eintritt des Menschen in die Sphäre des Demiurgen markiert den Beginn seiner innerweltlichen Geschichte (H. Jonas, S. 192–196). „Während die Seelen abwärtssteigen, ziehen sie die Trägheit des Saturn mit sich, den Jähzorn des Mars, die Begierde der Venus, die Gewinnsucht Merkurs, die Herrschsucht Jupiters: Diese bewirken eine Verwirrung der Seelen, sodass sie ihre eigene Energie und ihre eigenen Fähigkeiten nicht mehr gebrauchen können" (Servius, Aeneidem comm VI, 714). Beim Abstieg bleiben Charaktereigenschaften und Wesenheiten an der Seele haften, diese werden oft als „Hüllen" oder „Gewänder" bezeichnet. Die Seele wird infolgedessen – nach dem Vorbild des Kosmos – mit einer Zwiebel verglichen. Wie die Orphiker sieht auch der Poimandres im

Körper ein Verhängnis für die Seele, darüber hinaus werden auch die psychischen Hüllen als Beeinträchtigungen und Zwänge des außerweltlichen Geistes interpretiert.

In diesem Sinne schreibt Macrobius in seinem Werk „Somnium Scipionis" (I, 11):

„Denn nachdem sie von diesem höchsten Gipfel und dem ewigen Licht herabgeblickt und in geheimem Begehren die Gelüste des Körpers und des auf Erden sogenannten ‚Lebens' betrachtet hat, sinkt die Seele durch das Gewicht dieses irdischen Gedankens allmählich in die niedere Welt (...). Denn in den einzelnen Sphären, die sie durchschreitet, wird sie je mit einer ätherischen Hülle umkleidet (...) und so gelangt sie durch ebenso viele Tode, wie sie Sphären durchschreitet, in dieses auf der Erde sogenannte ‚Leben'."

Die Schule des Basilides entwickelte eine 2-Seelen-Theorie: „Der Mensch hat zwei Seelen: Die eine ist vom Ersten Intelligiblen und hat auch an der Kraft des Demiurgen teil; die andere aber ist aus dem Umlauf der Himmel hinzugekommen (...). Daher folgt die von den Sphären, den ‚Welten' uns hinabgekommene Seele auch den Umläufen der Welten; die aber vom Intelligiblen in uns weilt, (bewirkt) die Lösung von der Heimarmene und den Aufstieg zu den intelligiblen Göttern" (Jamblichus, de Mysteriis VIII, 6).

Die Himmelsreise der zurückkehrenden Seele ist ein beständiges Motiv der sonst sehr stark abweichenden gnostischen Systeme, sie wird als eine Reihe immer weiterer Entkleidungen beschrieben, bis das „nackte" wahre Selbst entsteht, frei, in den göttlichen Bereich einzugehen und wieder mit Gott eins zu sein. Im Verlaufe der aufwärtsführenden Reise werden also Gewänder abgelegt, Knoten gelöst und Fesseln abgestreift. Die Summe dieser Gewänder, Knoten und Fesseln wird „Psyche" genannt: Nach Durchschreiten der 7 Sphären tritt sie in die Natur der Achtheit. Selbst zu einer „Kraft" geworden, geht sie zu Gott ein. Sie hat somit das gute Ziel derer erreicht, die die Gnosis erlangt haben: Gott zu werden (H. Jonas, S. 189).

Anderen gnostischen Strömungen sind weitere Versionen des Aufstieges bekannt. So antizipiert beispielsweise die Seele in Angst und Furcht ihre künftige Begegnung mit den schrecklichen Archonten der Welt, die ihr Entkommen verhindern sollen. Der Gnosis kommen in dieser Sicht zwei Aufgaben zu: Das „Wissen" verleiht der Seele magische Eigenschaften, die sie für die Archonten unsichtbar machen. Andererseits vermittelt das „Wissen" dem Menschen auch praktische Anweisungen und machtvolle Formen, durch die sich die Durchreise erzwingen lässt.

Der gnostische Dualismus sieht in der Seele, der irdischen Hülle des Pneuma, den Repräsentanten der Welt im Inneren des Menschen: Die Welt ist *in* der Seele. So ist die gnostische Psychologie von einem tiefen Misstrauen gegenüber der eigenen Innerlichkeit und einem Argwohn gegenüber dämonischer List und der Furcht erfüllt, zur Knechtschaft verführt zu werden. Die Kräfte, die den Menschen entfremden, sind in ihm selbst angesiedelt. Die extreme Verachtung des Kosmos beginnt auch eine Verachtung der Psyche. Alles was zur Psyche gehört, kann nicht in den Zustand der Tugend erhoben werden.

Die Seele ist im gnostischen Verständnis somit nicht die ganze Person, sie wird vom akosmischem Pneuma in ihrem Inneren übertroffen. Der Begriff „Pneuma" unterscheidet sich wesentlich von der „Vernunft" und dem „Verstand" der griechischen Philosophie. Ist die Seele auch versklavt, besitzt das Pneuma eine letztlich unantastbare Freiheit. Die innere Dualität von „Seele" und „Geist" birgt die Möglichkeit in sich, die eigene Seele abzustreifen und die Göttlichkeit des absoluten Selbst zu erfahren (H. Jonas, S. 321).

In der gnostischen Lehre fehlt eine Theorie der Tugend: Darauf hat bereits Plotin hingewiesen und dies als Ausdruck ihrer Weltverachtung interpretiert. Das Fehlen einer Tugendlehre steht in der Tat in Zusammenhang mit der Weigerung, den Dingen dieser Welt und dementsprechend auch den Handlungen des Menschen irgendeinen Wert beizumessen. Philo Judäus betont immer wieder, dass die Tugenden „von außerhalb" oder „von oben" in die Seele ohne Mitwirkung des Selbst gelangten. Die Seele zeichnet sich nicht durch irgendwelche eigenen Vortrefflichkeiten aus, sie kann sich nur danach sehnen. Aber selbst die Sehnsucht ist keine eigene Leistung der Seele: Es ist Gott, der den Eros, die Neigung zur Tugend verleiht. Die gnostische Vorstellung kennt diesbezüglich eine gleichsam geschlechtlich anmutende Beziehung, in der die Seele den weiblichen, den empfangenden Teil darstellt und von Gott erfüllt und befruchtet wird. Die guten und die bösen Gedanken werden als das „Empfangen" des Göttlichen oder des Dämonischen durch die Seele betrachtet. „Der Geist gebiert alle Gedanken, gute, wenn er den Samen von Gott empfangen hat, widrige, wenn von einem der Dämonen, die dort, wenn sie in die Seele eingehen, den Samen ihrer eigenen Werke säen" (Corpus Hermeticum IX, 3). Auch Valentinus schreibt: „So ist auch das Gemüt, solange es nicht der Vorsehung teilhaftig wird, unrein und Behausung vieler Dämonen." Während in der griechischen Philosophie von Platon bis Plotin der Weg zu Gott über die moralische Selbstvervollkommnung des Menschen führte, sieht Philo den Weg über die Selbstverzweiflung angesichts der Erkenntnis der eigenen Nichtigkeit. In der gnostischen Sicht ist somit die Seele durch das Moralgesetz genauso determiniert wie der Leib durch das Naturgesetz, sie ist – wie Jonas schreibt – ein Teil der Naturordnung, geschaffen vom Demiurgen oder den Planeten, um das fremde Pneuma, den undefinierbaren inneren Kern der Existenz zu umhüllen. Das Wissen, die Erkenntnis ist nicht der Seele, sondern dem Geist eigen. Das geistige Selbst kann Erlösung von der kosmischen Knechtschaft finden: Valentinian formuliert es folgendermaßen „Was uns frei macht, ist die Erkenntnis, wer wir waren, was wir wurden, wo wir waren, wohinein wir geworfen wurden; wohin wir eilen, wovon wir erlöst werden; was Geburt ist und was Wiedergeburt."

Die Gnosis wurde als Erlösungsreligion von spätantiken und platonischen Traditionen geprägt. Auch wenn sich Gnosis und Christentum in verschiedenen Glaubensinhalten gegenseitig beeinflusst haben, unterscheiden sich beide grundlegend in ihren Seelenvorstellungen: Während die Gnosis die Lehre von der Wiedergeburt vertrat, hat diese zu keinem Zeitpunkt Eingang in die christliche Lehre gefunden.

Auch die **Mithrasmysterien** kannten für die Eingeweihten die Zeremonie des Durchschreitens von 7 auf ansteigenden Stufen angeordneten Toren (Klimaxheptapylos), welche die 7 Planeten darstellten (Origines, Contra Censum VI, 22). Das mittels dieses langwierigen und bisweilen quälenden Rituals erreichte Ergebnis wurde als Wiedergeburt (Palingenesia) bezeichnet (H. Jonas, S. 203): Es wurde angenommen, der Eingeweihte selbst sei als der Gott wiedergeboren worden. In der Sprache der Mysterienkulte begegnen uns im Kontext dieser Rituale die Begrifflichkeit von „Wiedergeburt", „Rückverwandlung" (Metamorphosis) oder „Transfiguration".

Der Seelenbegriff des Neuen Testamentes und der christlichen Lehre

„In deine Hände befehle ich meinen Geist"
Psalm 31,6; Luk 23,46

„Deus producit animam immortalem et aeternam"
Martin Luther, 1545

„Großer Gott, lass' meine Seele zur Reife kommen, ehe sie geerntet wird."
Selma Lagerlöf

„Ach, Herr, gib unsern aufgescheuchten Seelen das Heil, für das du uns bereitet hast ..."
Dietrich Bonhoeffer

„Man muss den Tod sehenden Auges annehmen. Aber dafür muss man eine Vorstellung vom Universum haben, von Gott, davon, dass der Tod unserer Seele nichts anhaben kann, nur unserem Körper."
Alexander Solschenizyn

Das **Neue Testament** sieht den Menschen als Wesen, das aus Leib, Seele und Geist besteht (1 Thes. 5,23). Lukas (8,55; 23,46) charakterisiert den Geist als eine mit dem Atem und dem Leben untrennbar verbundene Kraft, die allen Gemütsbewegungen zugänglich ist.

In verschiedenen Schriften des Neuen Testamentes muss der Name „Seele" jedoch – ähnlich wie in der hebräischen Bibel – als „Leben" oder „Person" gelesen werden. In diesem Sinne ist auch das Paradoxon Jesu vom Verlieren und Gewinnen der Seele in Markus 8,35 zu sehen: „Seele" steht hier für „Leben". In den Briefen der Apostel (Jak 5,20; Hebr 13,17; 1 Petr 1,9.22; 2,25; 4,19) ist „Seele" meistens im Sinne von „Person" oder von „Selbst" zu verstehen. Im ersten Brief an die Thessalonicher (5,23) steht aber die formelhafte Trias „Geist, Seele und Leib". Die Märtyrer erwarten sich im genannten Buch wohl die „Auferstehung", es wird jedoch nicht im Konkreten vom Weiterleben bzw. Auferstehen der Seele gesprochen. Der Autor des ersten Petrusbriefes (1 Petr 2,11) legt die Seelen der getöteten Gerechten „in Gottes Hand", sie gelangen damit zur Unsterblichkeit. Matthäus gibt im 10. Kapitel, 28. Vers einen Ausspruch Jesu wieder:

Dort wird Leib und Seele als die beiden unterscheidbaren anthropologischen Grundbedingungen einander gegenübergestellt, dort wird die Unsterblichkeit der Geist-Seele genauso vorausgesetzt wie die Auferstehung bei Lukas 23,43. Jesus steht hier den Pharisäern näher als dem Scheolglauben der Sadduzäer.

Jesus gebraucht an einigen Stellen das Wort „Seele", so beispielsweise „Fürchtet Euch nicht vor denen, die wohl den Leib töten können, nicht aber die Seele" (Matth. 10,28). In seiner Sprache beinhaltet der Begriff „Seele" den lebendigen Kern des ganzen Menschen, seine leibseelische Ganzheit, das Lebende an sich. Kaum je bedeutet es einen selbständigen, getrennten geistigen Teil des Menschen. Die Bibel denkt die Seele des Menschen nicht losgelöst von seiner Leiblichkeit: Das Bild des Menschen ist so sehr von seinem Körper geprägt, dass es uns nicht möglich ist, ein getrenntes Ich ohne enge Bindung an den Leib zu denken. Eine zentrale Botschaft Christi ist aber die Aussage, dass etwas, das Eigentliche des Menschen, nach dessen Tod gerettet werden kann. Dieses „Etwas" ist sicher nicht der Leichnam, der zurückbleibt; Christus deutet eine Bindung an einen neuen Leib an, da er das Bild einer un-leiblichen Menschenseele nicht vermitteln will.

Paulus beschreibt mit bewegenden Worten die Auferweckung der Toten und das ewige Leben der Seelen. Dabei geht es um die Vollendung eines geisterfüllten Leibes. Im 1. Korintherbrief (15,31–50) spricht er ausführlich darüber und gebraucht prächtige Bilder, wobei für ihn der Körper des lebenden Menschen gleichsam als ein Entwurf für den eigentlichen, den „geistigen Leib" erscheint: „Gesät wird in Verweslichkeit, auferweckt in Unverweslichkeit; gesät wird in Unansehnlichkeit, auferweckt in Herrlichkeit; gesät wird in Schwachheit, auferweckt in Kraft; gesät wird ein sinnenhafter Leib, auferweckt ein geistiger Leib" (1. Kor. 15,42–44).

Bei Paulus und in der apostolischen Kirche können Psyche und Pneuma auch gleichbedeutend für „Person" stehen (Röm. 2,9; 8,15 sowie 2 Kor. 1,23; 12,15). Selbst wenn Paulus „Fleisch" (Sarx) und „Geist" (Pneuma) deutlich unterscheidet, sind beide stets Komponenten ein und derselben Menschennatur. Das Unsterbliche „Ich" (Paulus verwendet in 2 Kor. 5,5 nicht den Begriff „Seele", er spricht von „Geist") schaut die Herrlichkeit Gottes: Seine Körperlosigkeit wird von Gott mit einem himmlischen Leib überkleidet. Auch im Hebr. 12,23 und in der Apokalypse 6,9 wird die Unsterblichkeit der Geist-Seele vorausgesetzt.

Die neutestamentliche Tradition ist von einer unerschütterlichen Hoffnung auf ein neues Leben der Verstorbenen getragen, die durch die einfache Formel „Bei Christus Sein" (1 Thess. 4, 17; Röm 14, 8) ausgedrückt wird. Nach Kehl geht es bei dieser biblischen Hoffnung „um das vollendete Heil des *ganzen* Menschen, so wie er hier auf der Erde gelebt hat, mit seiner konkreten Biographie und Geschichte, mit seinen Freuden und Leiden, mit seinen mitmenschlichen Beziehungen und seinem sozialen und kulturellen Wirken. *Alles*, was für die endgültige Gemeinschaft mit Gott in seinem

Reich von Bedeutung ist, soll von diesem Menschen erhalten bleiben (natürlich in verwandelter Form), nicht nur seine geistige Seele und auch nicht alles erst in weiter, existentiell unbetroffener Ferne am ‚jüngsten Tag'" (Kehl, S. 116).

Das typische jüdische Menschenbild blieb durch die Jahrhunderte weitgehend einer monistischen Vorstellung von Körper und Seele verpflichtet. Die **frühen Christen** folgten aber den palästinensischen Rabbinern und übernahmen – wie auch Philo von Alexandrien und Josephus Flavius – den Leib-Seele-Dualismus und leiteten davon die körperlose postmortale Weiterexistenz der Seele als „Anima separata" ab.

Bei den **Kirchenvätern** finden wir zum Teil überraschende Formulierungen: Origenes lehrte beispielsweise in seinem Werk „Peri archon" – „Über den Ursprung" die Inkarnation der präexistenten Seelen: Am Anfang schuf Gott alle Seelen gleichzeitig und teilte ihnen – je nach ihrer Treue – die Körper von Dämonen, Tieren, Menschen oder Engeln zu. Diese Ansicht wurde aber bald als Häresie hingestellt: Das Konzil von Konstantinopel hat die Vorstellung der gleichzeitigen Erschaffung der Seelen verworfen (Schönborn). Nach Origenes bestehen die Seelen in ihrem präexistenten himmlischen Dasein genauso wie die Engel aus einem pneumatischen Ätherleib, den sie ablegen, sobald sie sich mit dem irdischen Körper verbinden; nach dem Tod und nach dem Aufstieg in den Himmel gewinnen sie diesen wieder. Im Gegensatz dazu bewahren die Engel den Ätherleib unwandelbar und andauernd. Der Äther ist nach Origines „die höchste Formation der Materie, (dieser) fällt zusammen mit jenem allumfassenden Lichtreich, welches an der Grenze des reinen Geisterreiches liegt".

Den Gedanken eines Ätherleibes der Seele griff Athanasius, Cyrill von Alexandrien, Basilius sowie Gregor von Nyssa auf. Der feurige Äther ist für Tertullian wie auch für Athenagoras und Irenäus die Hülle des Kosmos. Die Seele besitzt infolgedessen auch einen Ätherleib. Im Äther sahen bereits die Pythagoreer die reinste ewige und geistige Stofflichkeit: In ihm, der die gesamte Himmelssphäre erfüllt, thront die Gottheit. Aus der Äther-Region stammt auch die Seele, die aus feurigem, unzerstörbarem Ätherstoff gebildet ist und nach dem Tod des irdischen Leibes wieder dorthin zurückkehrt. Die Ätherlehre gelangte über die Neuplatoniker Jamblichos und Firmicus Maternus, über die Stoiker Poseidonios, Cicero, Plutarch, Macrobius und über Philo zu den Kirchenvätern, welche sie eng mit der jüdischen Tradition und der christlichen Heilslehre vermengten.

Für die Theologie dieser Zeit bereitete bei der Frage nach dem Ursprung des Menschen die Herkunft der Seele ein besonderes Problem. Der *Generatianismus* ließ die Seele aus dem Zeugungsakt der Eltern entstehen: Konnte die Vorstellung, die Eltern seien nicht nur die Erzeuger des Leibes, sondern des ganzen neuen Menschen auch unterstützt werden, bereitete der Gedanke, dass die Seele mit dem Samen von den Eltern auf das Kind übertragen werde, große Schwierigkeiten.

Die elterliche Übertragung der Seele erklärt den zweiten dafür gebräuchlichen Namen „*Traduzianismus*". Tertullian vertrat die Ansicht, dass mit dem Samen nicht nur die Seele, sondern auch die Erbsünde weitervermittelt würde. Die theologischen Probleme, die diese Sichtweise mit sich brachten, führten im Hochmittelalter zur Verfestigung der Theorie des *Kreatianismus*: Die Geistseele wird von Gott unmittelbar geschaffen und in den von den Eltern auf gerade diese Seele hin gezeugten Leib eingesenkt. Dieser Augenblick galt als Beginn des spezifisch menschlichen Lebens. Die damit verbundenen theologischen Schwierigkeiten versuchte Karl Rahner durch das Einführen des Begriffes des „sich selbst überbietenden Werdens" zu entschärfen. Für Rahner bedeutet alles echte Neu- und Mehrwerden als schöpferische Höherentwicklung immer einen Selbstüberstieg der geschöpflichen Ursache (H. Kress).

Augustinus Aurelius (354–430), der größte lateinische Kirchenlehrer des christlichen Altertums, hat sich nach seiner Bekehrung zum Neuplatonismus und zum Christentum bis in seine letzten Schriften intensiv mit der Erkenntnis der Seele und der unmittelbaren Erfassung des Geistes durch sich selbst auseinandergesetzt. Den Menschen sieht er als Verdichtung der gesamten geschaffenen Welt. Wie die Engel besitzt er eine vernunftbegabte Seele und das geistige Leben; mit den Tieren verbindet ihn die empfindende Seele und das sinnliche Leben; das Wachstum und andere vegetative Eigenschaften teilt er mit den Pflanzen; mit der leblosen anorganischen Welt hat er das Sein gemeinsam. Diese Stufenabfolge erinnert an das entsprechende Lehrgebäude von Plotin. Für Augustinus befindet sich der Geist beziehungsweise die Vernunft, die er Mens, Anima rationalis aber auch Animus nennt, auf der höchsten Stufe der endlichen Welt. Durch seinen Geist steht der Mensch in unmittelbarer Verbindung mit den Ideen, Wesenheiten und Formen, die sich dem Auge verschließen und unveränderlich sind. In der Vernunft, die Augustinus als das geistige Auge bezeichnet, werden Ideen und Wesenheiten gesehen, die dann in Erfahrungserkenntnisse umgewandelt werden. Im Geist reicht die Seele an die Ewigkeit: Die Seele steht zwischen Gott und der unbelebten Materie. Während die gesamte Schöpfung Gott ähnlich ist, ist besonders das höchste Vermögen der Seele, der Geist, ein Abbild Gottes. Augustinus betonte, dass der Mensch nur in der Seele die göttliche Wahrheit zu erahnen in der Lage ist: Auf Gott hin, nicht auf den Leib, ist die Seele gerichtet. Im Verhältnis von Leib zu Seele sah er ein hierarchisches Prinzip: Der Körper hat sich der Seele unterzuordnen wie der Knecht dem Herrn oder das Werkzeug dem Willen.

In den „Enarrationes in Psalmos" spricht Augustinus:

„Die Natur der Seele ist großartiger als die Natur des Körpers; sie ist etwas Geistiges, etwas Unkörperliches, etwas, was der Substanz Gottes ähnlich ist. Es ist etwas Unsichtbares, das den Körper regiert, die Glieder bewegt, die Sinne dirigiert, die Gedanken formt, Handlungen vollzieht und von unendlich vielen Dingen Bilder besitzt."

In Sermo LII, 52, 18 können wir weiters lesen:

„Du hörst wohl mit dem Ohr, aber das Ohr ist nicht das Subjekt des Hörens. Es ist vielmehr ein anderer drinnen, der durch das Ohr hört."

Augustinus erläutert dies sofort und stellt klar, wer durch die Sinne tätig wird: „Ego animus", „Ich, die Seele". Die Wahrnehmungen des Menschen sind seelische Leistungen. Wahrnehmungen werden infolgedessen nicht durch Sinnesreize gebildet, sondern durch die Seele selbst, die sich bei der Schaffung der Körperbilder, die den Körpern ähnlich sind, der Sinne bedient. Auch seelisches Befinden und die Vorstellungen des Menschen werden nicht von außen geprägt oder verursacht, sie sind ein Produkt der seelischen Tätigkeit. Zur Erfassung und Wahrnehmung sowohl der Ding-Welt wie auch der Ideen-Welt bedarf es einer Erleuchtung: Einmal ist es die wahrnehmende Fähigkeit der Seele, die als inneres Licht dient, das andere Mal ist es ein in die menschliche Seele einleuchtendes Licht.

Gemeinsam mit Nemesius entwickelte er die „Zellentheorie", nach der in der ersten Zelle die Vorstellungskraft, in der zweiten die Vernunft und in der dritten das Gedächtnis lokalisiert sei. Die Transformation von Sinneswahrnehmungen zu Gedächtnisinhalten wurde in Analogie zu Verdauungsprozessen vermutet. In der Seele liegt auch unsere Zeiterfahrung begründet. In den „Confessiones" X1, 20,26 schreibt Augustinus: „... und zwar ist da Gegenwart von Vergangenem, nämlich Erinnerung; Gegenwart von Gegenwärtigem, nämlich Gegenwart; Gegenwart von Zukünftigem, nämlich Erwartung." In der Memoria vergegenwärtigen sich die vergangenen Gegenwarten. Dort schließt sich auch die Kluft zwischen Gegenwart und Zukunft. In der Memoria bezieht sich jede Vorstellung und Empfindung immer auf sich und garantiert somit die Identität des Subjektes in seinen wechselnden Bewusstseinszuständen (W. Kersting).

In seinen Untersuchungen über das Gedächtnis dringt er auch in jene Bereiche vor, die später als „das Unbewusste" genannt werden: „Was wir ganz vergessen hätten, könnten wir auch nicht als Verlorenes suchen ... So ist der Geist zu eng, sich selbst zu fassen. Wo aber ist es, was er an Eigenem nicht fassen kann? Ist es etwa außer ihm, nicht in ihm selbst? Wie also fasst er's nicht? Ein groß' Verwundern überkommt mich da, Staunen ergreift mich über diese Dinge. Und da gehen die Menschen hin und bewundern die Höhen der Berge, das mächtige Wogen des Meeres, die breiten Gefälle der Ströme, die Weiten des Ozeans und den Umschwung der Gestirne – und vergessen dabei sich selbst" (Bekenntnisse, 10. Buch, 8. Kapitel). Augustinus ist also überzeugt, dass unser Geist mehr umfasst, als er im Augenblick von sich weiß und sich zu vergegenwärtigen in der Lage ist.

Augustinus Aurelius betont als Erster die entscheidende Bedeutung des „Bewusstseins" als des unmittelbaren Ausgangspunktes aller Wahrheitserkenntnis. Durch göttliche Erleuchtung wird dem Menschen auch die apriorische Einsicht zuteil: Somit partizipiert der menschliche Geist an den göttlichen Ideen und reflektiert in diesen die unveränderlichen Wahrheiten. Welt und Zeit sind von Gott erschaffen, der von Anfang an die sich entfaltenden Keimkräfte in die Materie gelegt hat. Die Menschheitsgeschichte ist für Augustinus kein sich wiederholender Kreislauf, sondern der einmalige Ablauf von der Weltschöpfung bis zum Weltgericht.

Augustinus veröffentlichte um 388 seine Schrift „De quantitate animae": Die Seele ist immateriell, der Geist ist das „Haupt und Auge der Seele", nur der Geist ist ein Ebenbild Gottes, die Seele steht zwischen diesem und der leblosen Materie. Die Seele besitzt „von unendlich vielen Dingen Bilder", sie koordiniert alle Bewegungen des Körpers und steuert die Organe. Sie ist Sitz und Quelle der Wissenschaften und der Künste und gibt Leben dem Körper. Aufgabe der Seele ist die Selbstvergeistigung des Menschen und die Suche Gottes, der „in den verborgenen Gemächern der vernunftbegabten Seele" gefunden werden kann (Kersting).

Augustinus schreibt in den „Bekenntnissen": „Welch schauerlich Geheimnis, mein Gott, welch tiefe, uferlose Fülle! Und das ist die Seele, und das bin ich selbst! Was bin ich also, mein Gott? Was bin ich für ein Wesen? Ein Leben, so mannigfach und vielgestalt und völlig unermesslich! Mein Gedächtnis, siehe, das sind Felder, Höhlen, Buchten ohne Zahl, unzählig angefüllt von unzählbaren Dingen jeder Art, seien es Bilder, wie insgesamt von den Körpern, seien es die Sachen selbst, wie bei den Wissenschaften, seien es irgendwelche Begriffe oder Zeichen, wie bei den Bewegungen des Gemüts, die sich, wenn die Seele auch schon nicht mehr leidet, im Gedächtnis erhalten und also mit diesem in der Seele sind: Durch alles dieses laufe ich hin und her, fliege hierhin, dorthin, dringe vor, so weit ich kann, und nirgends ist Ende: Von solcher Gewaltigkeit ist das Gedächtnis, von solcher Gewaltigkeit ist das Leben im Menschen, der da sterblich lebt!"

Die Schärfe des psychologischen Blickes unterscheidet Augustinus von den großen griechischen Denkern wie Heraklit und Platon, auch seine Leidenschaftlichkeit der Selbstschau und Selbstkritik und seine Schonungslosigkeit und Hemmungslosigkeit, mit der er sein Innerstes und sein Persönlichstes nach außen kehrt.

Bezüglich des bewussten Vollzuges mentaler Akte entdeckte Augustinus, wie W. Kersting schreibt, „dass ich mir nicht nur des Aktvollzuges bewusst bin, sondern auch meiner Selbst als des wirklichen, existierenden Subjekts dieser Akte. Zugleich ist mir evident, dass dieses Selbst, dieses sich in Subjektposition erfassende Ich, nicht körperlich ist, dass das, worauf ich mit dem Ausdruck „Ich" referiere, eine substantielle geistige Wirklichkeit, eine ‚Substantia spiritualis' ist. Zwischen diesem geistigen Subjekt und seinen Leistungen besteht nach Augustinus ein Substanz-Akzidens-Verhältnis: Denken, Wollen, sich Erinnern und vieles mehr sind Fähigkeiten, die dem Bewusstsein angehören, aber nicht mit ihm zusammenfallen."

In „De Trinitate" VIII, 6,9 schreibt Augustinus: „... wir wissen ja nicht nur um das Dasein der Seele, sondern können aufgrund unserer Selbstbeobachtung auch das Wesen der Seele kennen lernen; wir haben ja eine Seele." Für ihn ist das seelische Sein aber Ausdruck der göttlichen Trinität: Das Ich ist der Spiegel Gottes. Gedächtnis, Erkenntnis und Liebe ist trinitarisch strukturiert, darin liegt auch die Ich-Einheit begründet. „Person ist der Mensch nicht als Wesen mit Körper und Seele, sondern nur als Geist-Seele, als ein Ego animus." Nur als Bild Gottes ist der Mensch Person.

Die Glaubenslehre der **christlichen Kirchen** hat immer wieder die Einheit des Menschen in Leib und Seele verteidigt und sich gegen eine einseitig materialistische wie auch gegen eine einseitig spiritualistische Deutung gewandt. Für die Amtskirche ist die Geist-Seele die Wesensform des Leibes. Darin schloß sie sich an die Überzeugung des Thomas von Aquin an: Leib und Seele sind nicht zwei getrennte Elemente, der Leib kann nicht ohne Seele existieren, er ist Ausdrucksgestalt und Daseinsform der Seele. Aber auch die menschliche Geist-Seele ist umgekehrt nicht ohne Leibbezogenheit zu denken. Für Thomas von Aquin stehen Körper und Seele in einer hierarchischen Beziehung. Die Seele ist wohl mit dem Körper verbunden, kann aber getrennt von ihm existieren. Thomas von Aquin versucht in seinen Schriften die Lehren von Platon und Aristoteles mit christlichem Glaubensgut zu verbinden. Für ihn ist die menschliche Seele das geistige „Formprinzip" des Leibes: Dadurch wird dem Einzelnen seine ganz persönliche und individuelle Gestalt gegeben, wodurch er zu einem konkreten Menschen, einer identifizierbaren Person wird. Kehl fasst diese Vorstellungen prägnant zusammen: „Die Seele ist demnach der eigentliche ‚Identitätsträger' des Menschen, aber sie bleibt dabei dennoch ganz auf den Leib ausgerichtet und angewiesen (genauso wie umgekehrt der Leib auf die Seele). Im Leib stellt sich eben die Seele nach außen dar, in ihm allein kann sie sich greifbar und sichtbar in der Welt verwirklichen. So wird der Leib zum Selbstausdruck der Seele, die Seele zum gestaltgebenden Prinzip des Leibes. Diese tiefe, den Menschen wesentlich bestimmende Einheit zwischen Leib und Seele zerbricht im Tod. Der Mensch hört damit auf als Mensch zu existieren. Der Leib vergeht, die Seele jedoch wird auch ohne Leib im Dasein erhalten" (Kehl, S. 115).

In der „Summa theologica" sowie in der „Summa contra gentiles" bemüht sich Thomas von Aquin darzulegen, dass der Fötus zunächst rein vegetative und sinnliche Phasen durchlebt und erst an deren Ende bereit ist, die „Geist-Seele" zu empfangen. Thomas von Aquin stellte auch fest: „Der Geschlechtsunterschied betrifft nicht die Seele." Auch wenn dieser Satz im Supplementum 39,1 nicht von ihm persönlich stammen sollte, gibt er sehr gut Thomas' Grundeinstellung wieder.

Nach Thomas von Aquin hat der Schöpfer dem Menschen die natürliche Unzerstörbarkeit der Seele verliehen: Die Seele als geistige Form kann nur etwas unteilbar Einfaches und Einheitliches sein. Die Seele wird aber von Gott noch aus einer besonderen Gnade vom Tod gerettet: Es wurde ihr die Aufgabe zugeschrieben, die Identität des Menschen bis zur „Auferstehung des Leibes" am jüngsten Tag zu bewahren. Der Seele wird dann der neue, der verklärte Leib gegeben.

Thomas von Aquin und Albertus Magnus haben jeweils auch einen Kommentar zum Traktat des Aristoteles „Über die Seele" geschrieben: Durch diese kam die aristotelische Seelenvorstellung „die Seele ist die Form des Körpers", oder: „die Seele ist nicht mit dem Körper identisch, aber etwas am Körper" in die kirchliche Lehre. Da beide des Griechischen nicht mächtig waren, griffen sie auf Traktate zurück, die ins Lateinische übersetzt worden sind. Aus diesem Umkreis stammt ein Fragment eines Schultextes, möglicherweise eine Vorlesungsnachschrift, das in das 13./14. Jahrhundert zurückreicht. Dieser De-Anima-Traktat, auf den R. Sprandel hingewiesen hat, bietet einen Einblick in die Seelenvorstellung, wie sie einem Studenten des ausgehenden Mittelalters vermittelt worden ist (Abb. 25). Es findet sich

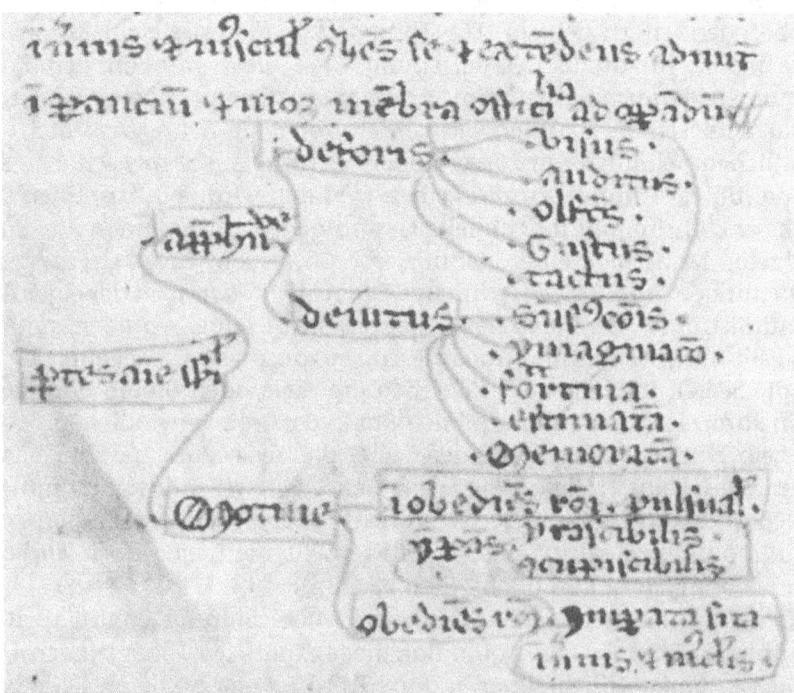

Abb. 25. Schematische Darstellung der Seelenteile in einem anonymen De-Anima-Traktat, spätes 13./14. Jh. (Vorsatzblatt einer Inkunabel, Univ. Bibl. Würzburg I. T. q. 8). Aus: G. Jüttemann, M. Sonntag und Ch. Wulf (Hrsg.) Die Seele. Ihre Geschichte im Abendland. Weinheim, 1991

hier die aristotelische Zweigliederung der Seelenvermögen in Wahrnehmendes und Bewegendes: Diese Gliederung wird schulmäßig ergänzt und systematisiert.

Die äußere Wahrnehmung wird in 5 Sinnesbegriffe gegliedert, die von Aristoteles her bekannt sind: Gesichtssinn, Gehör, Geruchssinn, Geschmack und Berührungssinn.

Die innere Wahrnehmung wird parallel auch fünffach gegliedert: Der Gemeinsinn, die Einbildung, der Formsinn, der Urteilssinn und das Gedächtnis. Die Zweiteilung des „Bewegenden" in „irrational" und „rational" entspricht den aristotelischen Vorgaben, die Untergliederung der irrationalen Bewegung in impulsive, zornige und begehrliche geht genauso über Aristoteles hinaus wie die Untergliederung der rationalen Bewegung in nervliche und muskuläre. Dieses eigentümlich veränderte Konzept, das in Teilen über die aristotelische Begrifflichkeit hinausgeht, betont die naturwissenschaftliche Seite der Psychologie: Die Seelenvorstellung des Verfassers dieses Traktates weist bereits auf die kommenden kulturellen Umbrüche hin.

Am Ende des Mittelalters vollzog sich im kirchlichen Verständnis der Seele ein Wandel: Damals setzte die Kirche zunehmend die Einzelbeichte durch, die damit die bisher vorherrschende Kollektivbeichte der ganzen Gemeinde ablöste. Auch wenn dadurch der Einfluss des kirchlichen Lehramtes auf die Menschen beherrschend wurde, liegt in dieser Maßnahme doch auch ein Fortschritt für die Entwicklung des abendländischen Individuums, das dadurch erstmals aus der stummen Kollektivität des frühmittelalterlichen Personenverbandes heraustrat. Die Seelenerforschung führte den Menschen dazu, das eigene individuelle Innere zu erkunden, ja es überhaupt erst wahrzunehmen. Die Einzelseele erlangte somit eine neue Würde, sie begriff sich als eigenwertigen Kosmos und nicht mehr nur als anonymen Teil einer größeren Kollektivität. Zu dieser Zeit wird der Begriff des „Spiritus" als Mittler zwischen der immateriellen Seele und dem Körper eingeführt: Der „Materie" wird der „Geist" entgegengestellt.

In der Seele wurden auch die Kämpfe zwischen Gut und Böse, zwischen den himmlischen und den dämonischen Kräften ausgetragen. So erklärte Martin Luther seine Depressionen noch ganz in diesem Denkmodell. Durch das in Aussicht gestellte jenseitige Seelenheil erschienen aber alle Entbehrungen des Menschen, alle seine Anstrengungen und Qualen nichtig, ja aufgehoben.

Die Seele, die Entfaltung der Seelenkräfte und die Ausgewogenheit von Körper, Geist und Seele stehen im Zentrum des Denkens und der Schriften von Teresa von Avila (1515–1582). Das von ihr angeregte innerliche Gebet und die Einhaltung vorgegebener Lebensgesetze führen zur Harmonie, Ruhe und Gelassenheit und bereichern das gesamte Leben des Menschen. Dann – so ist Teresa überzeugt – „wird deine Seele eingehen in die unendlich tiefe Ruhe, die von Gott ausströmt, in das höchste Gut" (Rufe der Seele zu Gott XVII, 7).

In der „Seelenburg" schreibt sie: „Der große Reichtum unserer Seele wie auch derjenige, der sie bewohnt, müssen in unser Bewusstsein und damit in unser Leben kommen. Leider ist nur wenig Menschen die Schönheit ihrer Seele ein-sehbar" (I, 1,2). „Wenn von der Seele gesprochen wird, müssen wir immer die Begriffe ‚Fülle', ‚Weite' und ‚Größe' damit verbinden. Die Seele ist in der Lage, Unendliches zu fassen, also weitaus mehr als wir je mit unserem Verstand begreifen können" (I, 2,8). „Durch eigene Anstrengung können wir nicht zu unserem Seelengrund gelangen. Gott wird uns dahin führen und selbst dort zugegen sein" (V, 1, 11). „Wir dürfen unsere Seele nicht begrenzt oder wie einen engen Raum eingeschlossen betrachten, sondern wie eine eigene innere Welt mit vielen Wohnstätten. Und im Inneren der Seele wohnt Gott selbst. Hier haben wir die Möglichkeit, Gott in uns zu begegnen" (VII, 1, 5).

Im „Weg der Vollkommenheit" fordert Teresa von Avila: „Beschäftige dich mit für dich Gutem und tue etwas Entsprechendes, um deiner Seele Erleichterung zu verschaffen" (27,4). Gemeinsam mit dem mündlichen Gebet folgert sich daraus „ein Zustand der Ruhe, in dem deiner Seele unendliche Liebe zufließt". Gleichzeitig „empfindet dein Körper eine außerordentliche Leichtigkeit und deine Seele einen großen Frieden: sie ist ganz erfüllt davon" (31,3).

Das Menschen- und Seelenbild der **Katholischen Kirche** wird in der Gegenwart vom 2. Vatikanischen Konzil definiert: „Der Mensch ist in Leib und Seele einer." Durch seine Geistigkeit übersteigt der Mensch die Gesamtheit der Dinge und dringt in die geistig-tiefere Struktur der Wirklichkeit ein. In diesem Sinne heißt es auch in „Gaudium et spes" (1965): „Wenn er (der Mensch) daher die Geistigkeit und Unsterblichkeit seiner Seele bejaht, wird er nicht zum Opfer einer trügerischen Einbildung, die sich von bloß physischen und gesellschaftlichen Voraussetzungen herleitet, sondern er erreicht im Gegenteil die tiefe Wahrheit der Wirklichkeit".

Für das Alte und für das Neue Testament ist – wie der katholische Erwachsenenkatechismus schreibt – die Hoffnung angesichts des Todes und über den Tod hinaus kein Zusatz zum Gottesglauben, sondern dessen letzte Konsequenz. Während der Leib im Tod verfällt, wird bei den Menschen, die im Stand der Gnade sterben, die Seele in die ewige Gemeinschaft mit Gott aufgenommen. Unter „Seele" wird aber niemals ein Teil des Menschen verstanden, sondern das Lebensprinzip des einen und ganzen Menschen, anders formuliert: Sein Ich, sein Selbst, die Mitte seiner Person. Im katholischen Erwachsenenkatechismus enttäuscht aber eine nicht exakte Begrifflichkeit. Über weite Strecken werden die Worte „Seele", „Geist", „Verstand" und „Wille" weitgehend synonym verwendet.

Die römische Kongregation für die Glaubenslehre hat sich 1979 folgendermaßen ausgedrückt: „Die Kirche hält an der Fortdauer und Subsistenz eines geistigen Elementes nach dem Tode fest, das mit Bewusstsein und Willen ausgestattet ist, sodass das ‚Ich des Menschen' weiter besteht, wobei es freilich in der Zwischenzeit seiner vollen Körperlichkeit entbehrt. Um dieses Element zu bezeichnen, verwendet die Kirche den Ausdruck ‚Seele', der durch den Gebrauch in der Heiligen Schrift und in der Tradition sich fest eingebürgert hat." Das kirchliche Lehramt betont somit die Seele als forma corporis im Sinne der aristotelisch-scholastischen Tradition. Seele und Leib werden also nicht als zwei Wirklichkeiten am Menschen verstanden, sondern als leib-seelische Einheit, sodass Aussagen über die Seele wie über den Leib den ganzen Menschen meinen. „Seele" ist nach dem Theologen J. B. Metz „immer eine Aussage über den ganzen Menschen, insofern dieser in seiner raumzeitlich gestreuten Leibhaftigkeit eine einigende und selbstverantwortliche, je auf das unendliche Geheimnis hin geöffnete Subjektivität mit einer echten Geschichte hat, welche im Tod gerade nicht abgestreift wird".

Nach Karl Rahner ist die Seele „ein seliges und furchtbares Geheimnis zugleich: Unsere Taten versinken im Nichts, aber bevor sie sterben, haben sie aus ihrer Vergänglichkeit ein ewiges Wesen heraus geboren, das nicht mit ihnen untergeht" (Das kleine Kirchenjahr). In seiner Schrift „Geist in Welt" (1964) definiert Karl Rahner Geist als das Bei-sich-Sein, Materie als Beim-andern-Sein. Bei jedem Werden entsteht aus Niederem Höheres. Rahner findet dieses Werden besonders in der Dynamik des menschlichen Geistes auf das Absolute hin, er versucht aufzuzeigen, wie der menschliche Geist in seinem Sein und Wirken von der transzendenten Wirkkraft Gottes durchformt wird. Nach Rahner durchwirkt Gott ein niederes Seiendes derart, dass es aus sich heraus die Tendenz entfalten kann, zu etwas Höherem zu streben und etwas Höheres zu werden.

Im Briefwechsel mit Umberto Eco formulierte Kardinal Carlo Maria Martini folgende Gedanken: „Das Leben, das für das Evangelium den höchsten Wert darstellt, ist nicht das physische und nicht das psychische Leben (für das in den Evangelien die griechischen Begriffe *Bios* und *Psyche* stehen), sondern das göttliche Leben, das Gott den Menschen mitteilt (und für das der Begriff *Zoe* verwendet wird). Die drei Begriffe werden im Neuen Testament klar unterschieden, und die beiden ersten werden dem dritten untergeordnet: ‚Wer an seinem Leben (Psyche) hängt, verliert es; wer aber sein Leben (Psyche) in dieser Welt gering achtet, wird es bewahren bis ins ewige Leben (Zoe)' (Joh. 12,25)." Carlo Maria Martini schreibt weiter: „Wie schon die Alten wussten, ist Leben nicht erst da zu erkennen, wo sich eine menschliche oder ‚Geistseele' (Anima rationalis) zeigt, sondern auch schon in jeder Erscheinungsform von tierischer oder pflanzlicher Seele."

Der traditionelle kirchliche Seelenbegriff beinhaltet nicht wenige Widersprüche: Im Laufe der Jahrhunderte erlangte er eine außerordentliche Vieldeutigkeit, sodass heute auch Theologen Schwierigkeiten haben, das jeweils Gemeinte in eindeutiger Form auszudrücken.

Auf die Frage, was der christliche Glaube unter „Seele" des Menschen und ihrer Unsterblichkeit versteht, antwortet beispielsweise der Dogmatiker M. Kehl SJ: „Im Christentum gilt die Seele des Menschen *nicht* als etwas ‚Göttliches', als ein ewiger ‚göttlicher Funke' oder als ein Teil des ‚göttlichen Geistes', der sich bei der Zeugung und Empfängnis eines menschlichen Lebewesens mit der materiellen Hülle des menschlichen Leibes umgibt; nach dem Tod kann er diese Hülle dann wieder verlassen und zum göttlich-kosmischen Gesamt-Geist zurückkehren. Das ist gut neuplatonisch und gnostisch, aber keineswegs christlich, denn für das christliche Menschenbild ist auch die Seele eine ganz und gar menschliche Wirklichkeit, von Gott geschaffen, darum von ihm verschieden und – wie alles Geschaffene – auch endlich." Nach M. Kehl ist alles „was in der Welt existiert, auch unser innerstes geistiges Selbst, unsere Seele oder unser ‚Personenkern' (wie immer man den entscheidenden ‚Identitätsträger' des Menschen bezeichnen will) geschaffen, ist endlich, ist nicht göttlich!" Für ihn ist der Seele nicht eine „göttlich-natürliche", sondern eine „geschenkte" Unsterblichkeit zu eigen. In seiner Vorstellung ist die Seele das „Ansprech- und Antwortorgan" des Menschen für Gott, also die dem einzelnen von Gott geschenkte Fähigkeit, mit „ganzem Herzen und ganzer Seele, mit all meinen Kräften" (Mk 12,30) Gottes Liebe zu empfangen und zu erwidern.

Wenn heute also – wie M. Kehl schreibt – theologisch von der Seele gesprochen wird, geht es immer um den *ganzen* Menschen in dem Sinne, dass er von Gott dazu befähigt ist, sein Dialogpartner (J. Ratzinger) zu sein, also mit Gott in eine hörende, antwortende und liebende Beziehung treten zu können. Diese Fähigkeit umfasst alle Dimensionen des Menschen, sein personales Selbst, seinen Verstand, seine Kreativität, seine Gefühle, seien Herz und seinen Leib. Nach Kehl ist die Seele somit die „gottoffene" Seite des Menschen, die als „Ansprech- und Antwortorgan" für Gott *jedem* Menschen eigen ist: Die Befähigung zur Gemeinschaft mit Gott gehört zum Geschöpf-Sein des Menschen, sie ist damit identisch. Das wahre „Unzerstörbare" im Menschen, also seine „unsterbliche Seele" ist seine Begabung, mit seiner Liebe der Liebe Gottes entsprechen zu können. Ein Vorzug dieses theologischen Verständnisses der unsterblichen Seele bestünde laut Kehl darin, „dass es nicht mehr unbedingt mit der traditionellen Vorstellung einer ‚Trennung von Leib und Seele' im Tod und der darauf folgenden Seligkeit einer leiblosen Seele bis zur Auferstehung des Leibes am jüngsten Tag arbeiten muss. Die Dinge rücken wieder enger zusammen: Leib und Seele, Unsterblichkeit und Auferstehung werden nicht mehr als voneinander getrennte Sachverhalte betrachtet; sie gelten eher als verschiedene Aspekte des *einen* großen Vollendungsgeschehens, das immer zugleich individuell wie universal zu denken ist. Das bedeutet: Wir glauben, dass die Menschen nach dem Tod mit ihrer ‚unsterblichen Seele', also mit ihrem ganzen Menschsein und ihrer bunten Lebensgeschichte, mit allem, was sie erlebt und erlitten, was sie getan und unterlassen haben, also wirklich mit

‚Leib und Seele' unverborgen der Liebe Gottes im auferstandenen Jesus Christus begegnen."

Auch der sehr engagierte Laientheologe R. Danielczyk spricht in seiner „Neuen Fibel für Christen" nicht von einer „unsterblichen Seele", sondern von der „Unvergänglichkeit des *Ich*". Im „Ich", dem Wesenskern des Menschen, ist das Erleben seines ganzen Daseins zusammengefasst, aus ihm heraus fallen alle Entscheidungen und Entschlüsse. Das „Ich" handelt, leidet, freut sich, ist Träger des Selbstbewusstseins und des Gewissens. Das „Ich" ist das Wissen des Menschen um sich selbst, es fasst die materiellen, geistigen und raum-zeitlosen, göttlichen Momente des Menschen zusammen. Nach den Vorstellungen des Autors wirkt im *Ich* auch der Anteil des konkreten Menschen an der göttlichen raum-zeitlosen Existenzweise. Danielczyk gebraucht in Anlehnung an den Begriff „transzendentales Existenzial" von Karl Rahner den Ausdruck „raum-zeitloses Existenzial". Als solches „lebt" es nach dem raum-zeitlichen Tod des Körpers in der raum-zeitlosen Existenzweise Gottes weiter.

Danielczyk bringt noch einen originellen Gedanken ein: Das Unveränderliche und Einzigartige des Menschen liegt in seiner Gen-Information. Der Mensch wird definiert durch seine konkrete, einmalige, sich nicht wiederholende Folge seiner DNS-Moleküle, die in den Genen festgeschrieben ist. Auch er legt Wert auf die Feststellung, dass die Reihenfolge der DNS-Moleküle nicht das volle „Ich" darstellt. Danielczyk schreibt aber in diesem Zusammenhang: „Das ‚Ich' und damit die ‚geistige' Information über die ‚Reihenfolge' der DNS überdauern den Übergang von Raum-Zeitlichkeit in die Raum-Zeitlosigkeit. Eine für jeden einzelnen Menschen andere DNS-Information ist der Kristallisationspunkt für die bestehen bleibende Individualität des einzelnen." In der Gen-Information, in der Reihenfolge der DNS-Moleküle ahnt Danielczyk das Ewige im Menschen: Die einmalige und individuelle Sequenz der DNS-Moleküle kann als präexistent – die eigene Existenz vorausgehend – gedacht werden, als festgeschriebene Information überdauert sie den Tod des Einzelnen. Auch Max Delbrück behauptete 1976, dass die Entdeckung der DNA das nachgewiesen hat, was seit Aristoteles als das „eidos" der lebendigen Wesen gesucht wurde.

Die **Evangelischen Kirchen** vertreten eine trichotomische Struktur des Menschen. Martin Luther betonte: „Die Schrift teilet den Menschen in drei Teile." Diese drei „Teile" – Geist, Seele und Leib – bilden eine ungetrennte Einheit und formen die Ganzheit „Mensch" bis zu dessen leiblichem Tod.

Der Satz in der „Potsdamer Kirche" (1949), „die Seele ist der mit dem Körper verbundene Teil, der nicht stirbt, und der mit dem Geist verbundene Teil des Körpers", fasst die biblische Meinung und das zusammen, was Martin Luther schrieb: „Hominis anima est spiritus immortalis" oder „Des Menschen Seele ist der unsterbliche und den Tod überdauernde Geist.

Unsterblich ist sie nämlich nicht aus sich heraus, sondern durch das ihr Zufallende, weil Gott den Teil der menschlichen Natur, in den er sein Ebenbild hineingehaucht hat, nicht sterblich sein lässt" (W. A. 39, II, 400/401). Der Geist des Menschen hat somit ewige Existenz. In einem schönen Bild vergleicht Martin Luther die Seele mit einem Tempel, in welchem sich drei Bezirke finden: Das Allerheiligste ist Gottes Wohnung, für den Menschen nicht erreichbar; im lichtdurchfluteten Sanktum sind Wille und Verstand angesiedelt; das Atrium ist sichtbar für alle, ist die Körperlichkeit des Menschen.

Martin Luther ist überzeugt, daß die Seele nur dann wirklich sterben kann, wenn der Bezug zu Gott verloren gegangen ist: Dies ist der „große Tod". Dem gegenüber steht der „kleine Tod", der biologische Tod, in dem die Beziehung zu Gott durch Christus nicht abgerissen ist.

Auch J. Calvin spricht in seiner „Institutio" (1559) stets von der unsterblichen Seele: „Unter Seele verstehe ich ein unsterbliches, jedoch geschaffenes Wesen, welches der edlere Teil des Menschen ist" (I, 15,2). Calvin betont die besonders Affinität von Seele und Geist („Sie heißt zuweilen auch Geist"): Beide formen den inneren Menschen. Calvin gebraucht im Unterschied zu Luther die Wörter „Seele" und „Geist" häufig gleichbedeutend, das Schwergewicht liegt jedoch bei „Seele". So schreibt er: „Das Gewissen ist ein unwiderleglicher Beweis für den unsterblichen Geist. Denn was sollte eine bloße Bewegung des Leibes, die auf keinem eigenen geistigen Wesen beruht, mit Gottes Gericht zu schaffen haben? Wie sollte sie sich vor Schuld fürchten? Denn diese Furcht vor geistig gearteter Strafe geht nicht den Leib, sondern allein die Seele an. So folgt, dass sie eine selbständiges Wesen (Essentia) sein muss" (Heidler, S. 77).

Calvin sieht in der Seele das Verbindungs- oder Bindeglied zwischen Gott und dem Leib: „Wir haben schon nach der Schrift festgestellt, dass die Seele ein unkörperliches Wesen ist. Jetzt haben wir hinzugefügt, dass sie zwar nicht im eigentlichen Sinn an einem bestimmten Ort sich befindet, dass sie aber in den Körper hineingelegt ward und ihn gewissermaßen bewohnt: Sie durchströmt nicht nur alle seine Glieder im Leben und macht fähig, ihre Tätigkeiten auszuüben, sondern sie hat auch die Obergewalt über das gesamte menschliche Leben" (I, 15,6).

Für die Reformatoren ist „Seele" infolgedessen nicht nur eine Chiffre für „Leben", sondern ein Seinsbestandteil des Menschen, sie ist Sitz des individuellen Ich-Lebens und ist durch den ihr innewohnenden Geist, der als Gabe Gottes gilt, unsterblich.

Die lutherisch-anthropologische Sicht schildert F. Heidler (1983): Er beschäftigt sich eingehend mit dem Unterschied im Seelenbegriff zwischen der christlichen Lehrmeinung und der griechischen Philosophie, die „die Seele wohl als inneres belebendes Element des Menschen erkannte, aber sie ohne Erkenntnis ihrer gottgegebenen Geistqualifikation kategorial falsch definierte und einordnete und nicht als absolut individuelles, durch Gottes

Schöpferakt geschaffenes Wesen, sondern nur als Teil einer übernatürlichen Allseele sah, in die hinein sie nach Ablegung des Leibeskerkers ihre Individualität wieder auflöst. Die Bibel aber lehrt die individuelle Seele, die diese ihre Individualität durch Gottes Odemeinhauch (Geistgabe) erhält und auf ewig auch behält. Dieser prinzipielle Unterschied zur griechischen Seelenlehre muss stets beachtet werden, wenn im biblischen oder im griechischen Sinn von der Unsterblichkeit der Seele die Rede ist. Nach biblischer Lehre ist die Person des Menschen individuelle Geistseele und bleibt sie. Nach griechischer Lehre hat der Mensch *nur* Seele und ist das was ein ‚Geist' genannt wird, nur *deren* Funktion, aber nicht sie konstituierend-qualifizierendes Existential selbst" (S. 41). Der innere Mensch, die Geistseele existiert nichtirdisch nach dem Tod im Zwischenzustand bis zum Endgericht Christi am Jüngsten Tag weiter. Dann werden die an die Rechtfertigung durch Jesus Christus Glaubenden mit neuem, geistlichem Leib begnadet. (Heidler, S. 190) Der Tod als Trennung der unsterblichen Seele von dem sterblichen Leib besiegelt – nach Karl Barth –, „dass wir *noch* in der Doppelheit als Kinder Adams und als Kinder Gottes, als Gerechte und als Sünder, in der Zeit des Pontius Pilatus und in der Gnadenzeit existieren!" (Credo, S. 145).

Da es kein der Katholischen Kirche vergleichbares Lehramt gibt, sind im evangelischen Raum die Überlegungen zur „unsterblichen Seele" vielfältig. Eine Grundaussage liegt aber in der Ganzheitlichkeit des Menschen: Der Mensch *hat* demnach keine Seele, er *ist* Seele. In einer Distanzierung zum Platonismus und in der Rückbesinnung auf das jüdische Erbe wird der Mensch nicht aufgespalten in einen Körper und eine Seele gesehen, die unabhängig von einander existieren. Das ganze Menschsein ist entweder auf Gott bezogen oder „fern von dem Herrn" (2. Korinther 5,6). Der Glaube an den Tod und die Auferweckung Christi verändern für den ganzen Menschen die existenziellen Rahmenbedingungen: Allein durch Christus kann die Beziehung des Menschen zu Gott über den Tod hinaus aufrechterhalten werden, der sonst mit Leib und Seele dem Tod verfallen ist.

Auch nach der Auffassung der **Orthodoxen Kirchen** ist der Mensch eine unteilbare Einheit aus Geist, Seele und Körper: Hier schließen sie sich völlig der Auffassung der frühen Kirchenväter an.
Durch die Reinigung (Katharsis) des Körpers betritt der Mensch die erste Stufe des Aufstieges zu Gott, das letzte Ziel dieses Weges ist die Einigung (Enosis) mit der göttlichen Gnade und die Vergöttlichung des Menschen.
Zum Wesen eines Menschen – aber auch eines Engels – gehört der Gedanke Gottes: Dieser ist das ideale, ewige Urbild der betreffenden Person. Auch die Stofflichkeit, sein Fleisch und Blut, also die irdische Materie, gehört zum Wesen des Einzelnen. In den liturgischen Texten werden die Engel als „körperlos und unstofflich" bezeichnet, sie sind von geistiger

„Stofflichkeit". Das Wesen der Person, die „ousia" birgt eine Fülle konkreter Ausprägungsmöglichkeiten in sich: Durch die Auseinandersetzung mit der Welt, durch die Erfahrungen des Lebens, durch Lernen und Wissen, durch reflektierendes Erkennen, durch Leiden und durch Läuterung und zuletzt durch Überwindung und Hingabe wird schlussendlich die konkrete „Hypostase" ausgeformt. „Hypostase" kann mit „Gestalt", aber auch mit „Erscheinung" übersetzt werden. Zur Gesamtheit der konkreten, lebend gewordenen Existenz gehört das Lebenswerk der Person, ihr Verhalten und ihre Beziehungen zu anderen Menschen, zu Engeln und Heiligen und letztlich zu Gott. All dies hat unmittelbar mit dem „Wesen" einer Person zu tun und muss doch von diesem unterschieden werden: dieses wird besonders durch die unsterbliche Geist-Seele ausgemacht. Diesbezüglich erfolgt eine Rückbesinnung auf den Schöpfungsbericht: „Gott nahm Lehm vom Acker und formte den Menschen und Er blies ihm den Odem des Lebens in seine Nase. So ward der Mensch ein lebendiges Wesen." Materie und Geist, also der Odem Gottes, bilden den Menschen.

Dem aufrichtigen Bemühen des Menschen kommt die Gnade Gottes entgegen. Mit dem Begriff „Synergeia" wird das Zusammenwirken des Menschen mit Gott, das Zusammenspiel zwischen menschlichem Bemühen und der göttlichen Gnade und Kraft bezeichnet.

Nach orthodoxer Tradition wird der Mensch „lebendig" genannt, weil er nicht nur irdischer Natur ist, sondern auch unvergänglicher, geistiger Natur, weil er unsterbliche Seele ist. Die transzendierende Wahrnehmung der Seele wird durch Differenzierung und Läuterung der Handlungsweisen, der Gefühlswelt und des Bewusstseins erreicht.

Nach Untersuchungen der **Religionssoziologie** werden die spezifisch christlichen Hoffnungsthemen wie „das Leben der kommenden Welt" in Deutschland (Ebertz, S. 61) am Ende des 20. Jahrhunderts insgesamt nur noch von einem knappen Drittel der Bevölkerung mehr oder weniger geglaubt, ein weiteres Drittel hält sich unentschieden. Eine schwache Mehrheit kann einer „Kompromissformel" zustimmen, dass eine Seele in irgendeiner Form weiterlebt. Diese Kompromissformel beinhaltet die verschiedensten Vorstellungen, auch die Überzeugung des Weiterlebens in Form vieler Wiedergeburten oder den Wunsch, das narzisstisch geliebte Selbst auch im Tod nicht aufzugeben.

Neben der skeptisch-agnostischen Unentschiedenheit und neben der strikten Ablehnung einer Hoffnung über den individuellen Tod hinaus finden sich heute viele „kulturreligiöse" Hoffnungskonzepte: Jenseitserwartungen begegnen uns in der westlichen Wiedergeburtslehre, im Spiritismus und Okkultismus, in der medizinischen und psychologischen Sterbeforschung und auch in den naturwissenschaftlich deklarierten Unsterblichkeitsprognosen, beispielsweise von F. Tipler: Nach dem Autor der „Physik der Unsterblichkeit" ist die Theologie mit ihrer Metaphysik und ihrem Seelenglauben entweder „eine Wissenschaft ohne Gegenstand", oder sie wird letztlich „ein Teilbereich der Physik". Immer häufiger versuchen heute Vertreter der unterschiedlichsten Forschungsgebiete religiöses Grundvertrauen durch vermeintlich gesichertes Wissen zu ersetzen. Solche Versuche wenden sich – wie M. Kehl schreibt – gegen das religiöse Vertrauen, das sich nicht wissenschaftlich-empirisch begründen lässt: „Denn keine Einzelwissenschaft kann, wenn sie sich wirklich an ihren eigenen methodischen Grenzen hält, mit *diesen* ihren Methoden und von ihren Voraussetzungen her auf die umfassende Frage nach einem endgültigen Sinn, der Leben und Tod des Menschen und seiner Welt umgreifen soll, antworten. Wenn sie dennoch so tut, als ob sie es könne, dann treibt sie in Wahrheit Etikettenschwindel."

In der **Liturgie** der christlichen Kirchen wird in Abwandlung der Bitte des römischen Hauptmannes von Kafarnaum (Mt 8,5–13) das Gebet gesprochen: „Herr ich bin nicht würdig, dass Du eingehst unter mein Dach, sprich nur ein Wort, so wird meine Seele gesund." Die Gesundheit der Seele des Einzelnen wird zu einem Anliegen der gesamten Gemeinde. Die Gemeinde formuliert diese Bitte im beruhigenden Wissen der Antwort, die dem römischen Centurio gegeben worden ist: „Geh! Es soll geschehen, wie

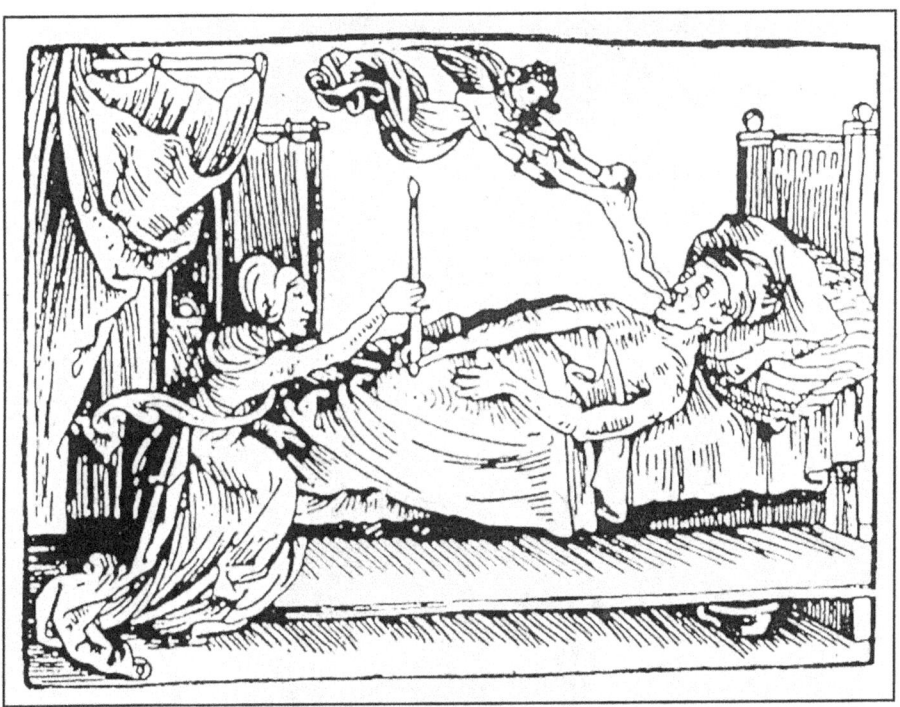

Abb. 26. Die Seele entweicht dem Munde eines Sterbenden. Holzschnitt von Jörg Nadler aus einem Frühdruck der Lutherbibel, 1520

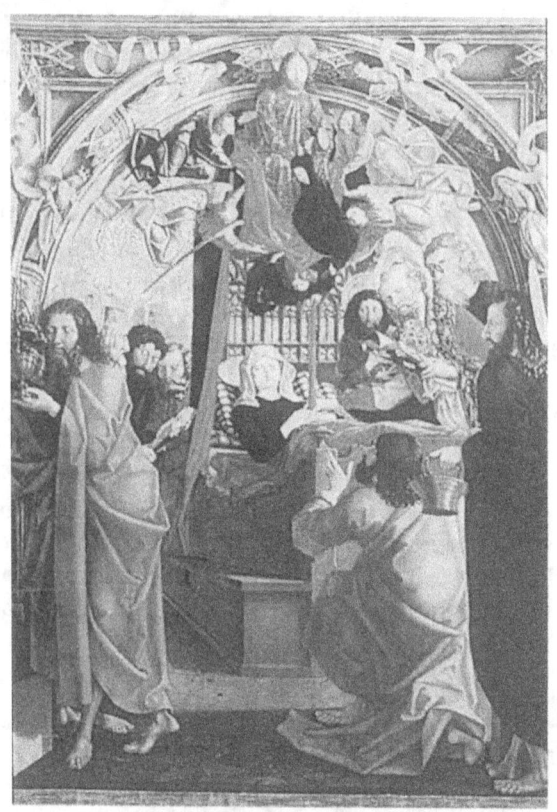
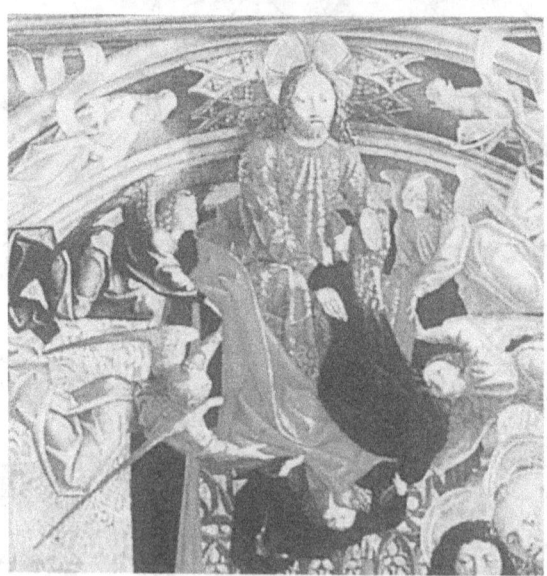

Abb. 27 a, b. Michael Pacher: Der Marientod: Christus nimmt die Seele Mariens auf. Altar von St. Wolfgang, Ausschnitt. Photo: Archiv des Verfassers

Du geglaubt hast. Und in der selben Stunde wurde der Diener gesund". Die Gesundung des Dieners wird als Zusage der Heilung der Seele interpretiert. Eine andere Wortwahl würde dem heutigen Verständnis der Seele, die in ihrem Kern nicht erkranken kann, besser entsprechen: „... und ich werde gesund an Leib und Seele". Diesem Gedanken nähert sich – auch mit größerer Tiefe – die entsprechende Formulierung in anderen Sprachen, beispielsweise im Italienischen „E io sarò salvato": „Und ich werde gerettet sein" oder etwas freier: „Und ich werde Heilung erfahren".

Die bildliche Vorstellung der Seele ist die eines zweiten Körpers, der jedoch bedeutender ist als der sichtbare Leib des Menschen. Die Seele wird infolgedessen in der **christlichen Kunst** als kleiner, oft nackter Mensch dargestellt, der von Engeln oder von Christus selbst aufgenommen wird. Als von Gott nach seinem Ebenbild geschaffen entweicht die Seele dem Mund des Sterbenden und kehrt zu Gott zurück (Abb. 26).

Im ausgehenden Mittelalter hat die kleine nackte, später auch bekleidete Menschengestalt den Vogel als Metapher für die Seele abgelöst: Pejorativ wird das Bild des Vogels zum Inbegriff einer kranken und gestörten „Seele" und zum Symbol der Verrücktheit und des Wahnes.

Die bildhaften Darstellungen der kleinen Anima finden sich besonders in den Bildnissen des Marientodes, jener Vergegenwärtigung einer guten Todesstunde: Christus nimmt die Seele Mariens in Gestalt eines kleinen Mädchens entgegen (Abb. 27a, b). Ein Engel wiederum nimmt die Seele des sterbenden rechten Schächers auf, die als kleiner nackter Mensch dessen Mund entweicht. Aufgrund der Verheißung „Noch heute wirst du mit mir im Paradiese sein" wird Dismas, der rechte Schächer, in der Ostkirche als der erste Heilige verehrt. In Abrahams Schoß sehen wir sowohl Selige (Abb. 28) als auch die Seele des armen Lazarus (Abb. 29). Bildliche Darstellungen finden noch die „armen Seelen im Fegefeuer" und die „Seelen am Tage des jüngsten Gerichtes" (Abb. 30) sowie beim Seelen wägenden Erzengel Michael. Über die genannten Bildzyklen hinaus sind Seelendarstellungen selten.

Abschließend und zusammenfassend muss festgehalten werden, dass in der **zeitgenössischen christlichen Theologie** bezüglich der Seele unterschiedliche Vorstellungen bestehen. Auch scheint es, dass der Seele keine große Aufmerksamkeit geschenkt wird. In Sachregister vieler theologischer Handbücher und Lexika findet sich der Begriff „Seele" oft nicht. In Bauers Bibeltheologischem Wörterbuch lesen wir beispielsweise, dass „die ‚Seele' im traditionellen christlichen Verständnis als das Eigentliche des Menschen, das (als Forma substantialis) den Tod überdauert, gerade aufgrund der Rückbesinnung auf die genuin biblische Auffassung vom Menschen fragwürdig geworden" sei.

Nicht nur die Neurophilosophie, sondern auch die Theologie muss sich der „Problematik der Seele in einer evolutionären Welt" (R. Schwager

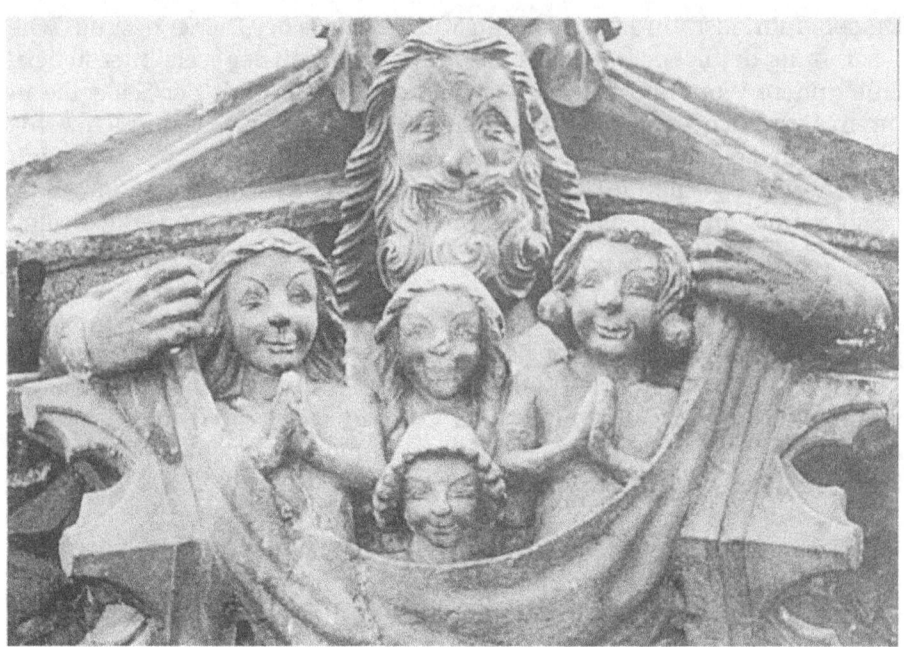

Abb. 28. Abraham mit den Seligen im Schoß. Um 1270, Basel, Hauptportal des Münsters. Foto: Erik Schmidt, Basel

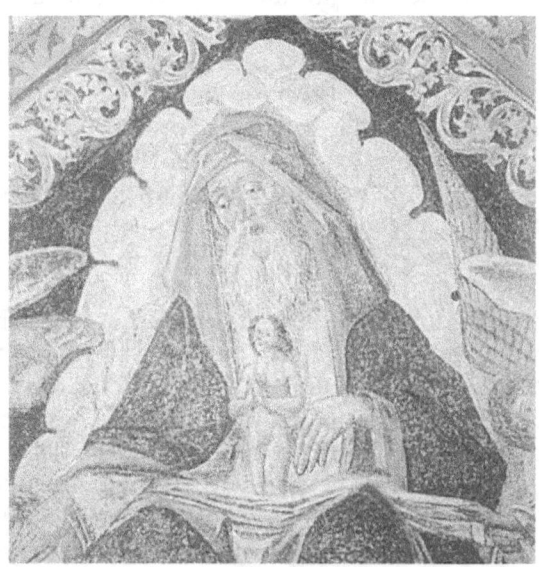

Abb. 29. Friedrich Pacher: Die Seele des armen Lazarus in Abrahams Schoß „... es begab sich aber, dass der Arme starb, und ward getragen von den Engeln in Abrahams Schoß ..." Lukas 16,22, Psalm 91,11. Neustift bei Brixen (Südtirol), Kreuzgang. Photo: Archiv des Verfassers

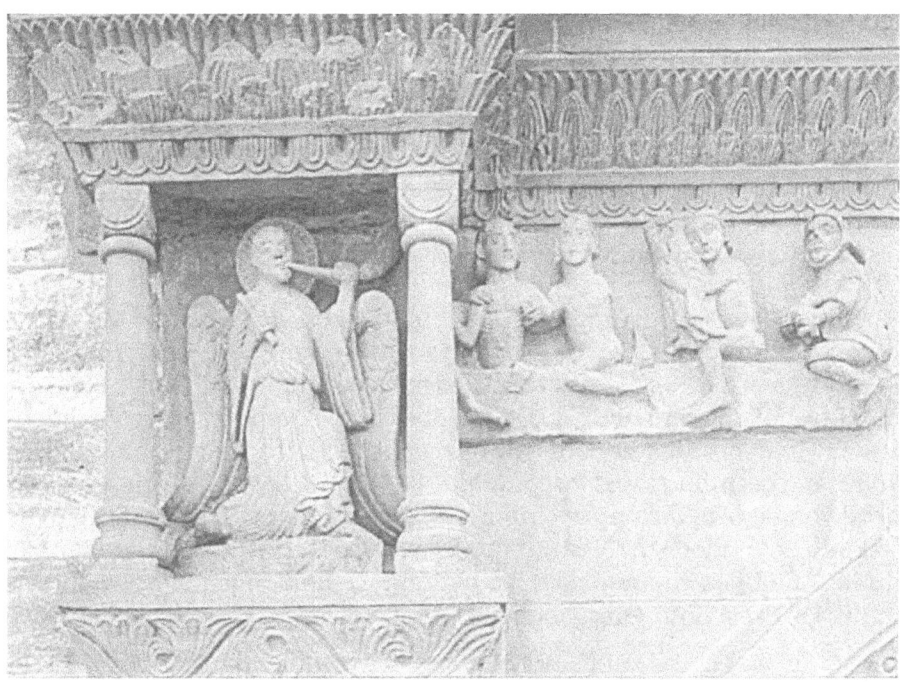

Abb. 30. Basel: Galluspforte des Münsters. 3. Viertel 12. Jh. Der Engel des jüngsten Gerichtes mit den Seelen der Auferstehenden. Photo: Archiv des Verfassers

1999) stellen. Bereits heute werden sowohl die Philosophie als auch die Theologie mit der Situation konfrontiert, dass auf viele Fragen, die in der Vergangenheit in ihrem unmittelbaren Kompetenzbereich lagen, die Naturwissenschaften schlüssige und einleuchtende Antworten zu geben in der Lage sind. C. Söling (1996, S. 381) beklagt die Tatsache, dass sich die Theologie nicht in jenen Dialog einbringt, den die Kognitionswissenschaften durch ihre interdisziplinäre Arbeit ausgelöst haben. In diesem Zusammenhang zitiert er den Hirnforscher Gerhard Roth: „Zumindest wird bei der Gehirn-Geist-Diskussion dieser Standpunkt von Theologen häufig eingenommen: ‚Was Sie als Hirnforscher zum Verhältnis von Gehirn und Geist gesagt haben, kann ich als Theologe akzeptieren! Allerdings bleibt das Eigentliche der Seele davon völlig unberührt'. ‚Seele' wird von den Theologen dabei als das ‚ganz Jenseitige, Andere' beschrieben, das, was naturwissenschaftlich grundsätzlich nicht erklärbar ist." Söling bedauert nicht nur den abgebrochenen Dialog, sondern besonders die Tatsache, dass sich in diesem Bereich die Theologie ihrer Verantwortung für die Gegenwart entzieht. J. Quitterer hebt mit Recht hervor, dass sich die jüngsten interdisziplinären Diskussionen im Bereich der Gehirnforschung in die Richtung einer Bestimmung des menschlichen Geistes bewegen, die der aristotelisch-thomistischen Seelenlehre sehr nahe kommt. Die mentalen

Fähigkeiten können demnach nur vor dem Hintergrund der Gesamtorganisation des Individuums verstanden werden. Die aristotelische Auffassung von der Seele als Lebensprinzip des organischen Körpers und vom intelligiblen Seelenvermögen als erster Entelechie des menschlichen Organismus erfahren auf diese Weise eine neue Aktualität. Die christliche Vorstellung der Seele lehnt sich in vielem der aristotelisch-thomistischen Tradition an, ihr Seelenbegriff hat sich somit schon sehr früh einer biologisch-naturwissenschaftlichen Interpretation geöffnet.

Franz Alt schrieb in seinem C. G. Jung-Lesebuch: „Was alle Menschen aller Zeiten und aller Kontinente miteinander verbindet, ist der religiöse Kern unserer Existenz. Das heißt: ‚Jeder Mensch hat eine Seele.' Religion und Psychologie sind nicht das selbe, aber beider Sorge ist die menschliche Seele." Treffend setzt er fort: „Unsere heutige Psychologie – maßgebend von Freud beeinflusst – ist fast gottlos. Aber die heutige Theologie – maßgebend von der Aufklärung beeinflusst – ist fast seelenlos." In der Seelenvorstellung liegt jedoch die Hoffnungsdimension des christlichen Glaubens, in ihr lebt die Überzeugung, dass die persönliche und allgemeine Geschichte in der Ewigkeit Gottes aufgehoben ist (Kehl, S. 30).

Die Seele im Koran und in der islamischen Mystik

> „Ich entstamme nicht dieser Welt, noch der kommenden, nicht dem Paradies noch der Hölle. Mein Ort ist da, wo kein Ort ist, meine Spur ist spurlos. Nicht Körper bin ich, noch Seele, denn ich gehöre der Seele des Geliebten. Die Zweiheit habe ich verworfen; ich sah, dass beide eine Welt sind."
>
> *Rumi*

Im Koran beschäftigen sich drei Suren mit der Seele des Menschen. In 6:60 lesen wir: „Und er ist es, der euch (die Seele) bei Nacht, wenn ihr schläft, zeitweise abberuft und weiß, was ihr bei Tag an Handlungen begangen habt. Hierauf erweckt er euch am Tag wieder zum Leben, damit eine bestimmte Frist für euer Leben zu Ende geführt werde. Hierauf werdet ihr sterben und zu Gott zurückkehren und dann wird er euch Kunde geben über das, was ihr in eurem Erdenleben getan habt." 6:61: „Er ist es, der über seine Diener Gewalt hat. Und er entsendet Hüterengel über euch (die alle eure Taten verzeichnen). Wenn dann schließlich der Tod zu einem von euch kommt, berufen ihn unsere Gesandten, die Totenengel. Und sie übergehen nichts." 62: „Hierauf werden sie vor Gott, ihren wirklichen Herrn, gebracht."

In der 17. Sure, 85. Kapitel finden wir: „Man fragt dich nach dem Geist. Sag: Der Geist ist Logos von meinem Herrn. Aber ihr habt nur wenig Wissen erhalten." Viele Koranforscher übersetzen hier „Geist" mit „Seele".

In der 39. Sure, 42. Kapitel steht wiederum: „Gott beruft die Seelen ab, wenn sie sterben und – wenn sie noch nicht sterben – vorübergehend während sie schlafen. Diejenigen, deren Tod er beschlossen hat, hält er dann zurück, während er die anderen auf eine bestimmte Frist wieder freigibt. Darin liegen Zeichen für Leute, die nachdenken."

Die Sprüche des Propheten werden im Islam im „Hadith" überliefert. Ein Hadith beschreibt sehr genau, wie und wann dem Embryo die Seele eingehaucht wird: Vier Monate nach der Empfängnis erscheint ein Engel vom Himmel und flüstert dem werdenden Menschen einige Wörter zu, die dann die Qualität seines Erdenlebens festlegen und die Lebensdauer sowie Wohlstand oder Armut, Leistung oder Versagen und Glück oder Unglück bestimmen.

Auch wenn im Koran Aussagen über die Seele sehr dürftig sind, verdanken wir der **islamischen Mystik** großartige Bilder. Die Unio Mystica, das

Einswerden des Menschen mit Gott, sprengt als menschliche Erfahrung die Grenzen von Zeit und Raum, von Kulturen und Religionen. Mystische Bewegungen finden sich als Frucht eines menschlichen Grundbedürfnisses im Taoismus, im Hinduismus und Zen-Buddhismus, im Christentum und im Islam: Die unterschiedlichen mystischen Schulen kommen unabhängig von den jeweiligen religiösen Traditionen zu bemerkenswert ähnlichen Erfahrungen, zu fast gleichen Formulierungen und zu einer weitgehend identischen Symbolsprache.

So schreibt Allaj, ein Vorgänger Rumis:

„Ich bin er, den ich liebe, und er, den ich liebe, ist ich.
Wir sind zwei Seelen in einem Körper.
Wenn du mich siehst, siehst du ihn, und wenn du ihn siehst, siehst du uns beide."

Auch Bayazid überschritt die mystischen Grenzen und erklärte, die göttliche Vereinigung als vollkommene Einswerdung erfahren zu haben: Er betonte, dass nicht nur der Prophet, sondern auch er die nächtliche Himmelfahrt erlebt hätte. Die Seele ist für ihn eine „Majestät", die aus Dunkelheit und Gefangenschaft befreit werden müsse: „Wenn sie einmal frei geworden ist, treten Freude, Leichtigkeit und Rausch in die Seele ein, was einen dazu befähigt, weit hinauf zu gelangen auf der Suche nach der Mutter aller Seelen" (M. Vaziri). Der physische Körper hört dann auf zu existieren, alles ist dann reine Seele: Die Seele verliert ihre Individualität und mündet ein in die Seele Gottes. Die Parallelen zu einigen Aussagen der Upanischaden erklärt M. Vaziri durch den Hinweis, dass Bayazids Lehrer vom Hinduismus zum Islam konvertierte. Für Bayazid ist der Körper des erleuchteten Menschen das Haus der Seele, das wahre Haus Gottes, während die Kaba nur aus Lehm und Ziegeln bestünde.

Maulana Jalal al-Din Rumi (1207–1273) behandelt in seinen Werken nicht nur mystische Erfahrungen, er beschreibt auch Unterschiede und Wechselbeziehungen zwischen der verborgenen und der materiellen Welt, zwischen Seele und Intellekt und zwischen Subjekt und Objekt. Von ihm sind 70.000 sprachlich gewandte, liebliche und ekstatische Verse erhalten. Rumi entdeckte ein grenzenloses Bewusstsein: „Sobald man das Körperbewusstsein verlässt, verschmelzen der Himmel, die Erde und das gesamte Universum zu einer einzigen Farbe, zu einem einzigen Wesen und zu einem Ursprung. Und viel wichtiger noch: Dies alles vereinigt sich mit der Seele zu einem fortwährenden, offenen Dasein" (M. Vaziri).

Wie viele große Mystiker war auch Rumi überzeugt, dass der Mensch zwei Dimensionen habe: Die eine ist das physische Wesen, das zur Natur gehört und die andere, die verborgene Welt, ist Teil der absoluten Wahrheit. Die beiden spiegeln sich, passen sich einander an und ergänzen sich. Die physische Welt ist nur eine Andeutung und ein schwacher Abglanz des nach außen gelagerten Teils der absoluten Wahrheit, welche verborgen ist.

Nachdem der Mensch die verschiedenen Phasen der mystischen Erfahrung durchlebt hat, wird die passive Seele erleuchtet und überschreitet die Grenzen der physischen Welt. Auf diesem Weg lebt der Mensch – so Rumi – nicht mehr nur für sich selbst oder aus Eigeninteresse, sondern um sich selbst zu vergessen. „Das heißt nicht, dass der Mensch die Realität oder seinen eigenen Körper verneinen soll, er soll aber die Seele – und den Verstand – ihre wichtige Rolle auch in dieser materiellen Welt spielen lassen und nicht erst in der nichtmateriellen Welt nach dem Tod" (M. Vaziri). Wie Bayazid spricht auch Rumi vom „Rausch der Seele": In seiner symbolischen Sprache bedeutet dies die Aufhebung des Ichs und des gewöhnlichen Bewusstseins. Es handelt sich dabei um die Aufforderung, nicht an vorübergehenden Ereignissen festzuhalten, sondern nach den verborgenen Schichten und Bedeutungen zu suchen.

Tiefe Gedanken zur Seele finden wir auch im „Diwan" des persischen Mystikers Hafiz, der eine Generation nach Rumi lebte. Belegt ist sein Tod in Schiraz im Jahre 1389. Der Name „Herz" steht auch bei Hafiz für „Seele", auch er bedient sich im 23. Kapitel des uralten Bildes des Seelenvogels.

> „Es ist mein Herz ein heil'ger Vogel
> Der nistet auf dem Himmelsthron;
> Des Körpers Käfich macht ihm bange
> Und satt ist er der Erde schon;
> Und fliegt dereinst der Seelenvogel
> Aus diesem Staubgefäss empor,
> So wählet er zum zweiten Male
> Ein Plätzchen sich an jenem Thor;
> Und fliegt empor der Herzensvogel,
> So sitzt er auf dem Sidra auf:
> D'rum wisse, uns'res Falken Stelle
> Ist nur des Himmelsthrones Knauf.
> Der Schatten ist's des höchsten Glückes
> Der auf das Haupt der Erde fällt,
> Wenn unser Vogel seinen Fittich
> Ausspreitet über diese Welt;
> Er hat nur über'm Himmelsrade
> In beiden Welten seinen Stand;
> Sein Leib entstammt dem Geisterschachte,
> Und seine Seele kennt kein Land.
> Der Ort, wo unser Vogel glänzet,
> Sind höh're Welten nur allein,
> So wie ihm Kost und Trank nur bietet
> Des Paradieses Rosenhain."

Im 16. Kapitel können wir lesen:

> „Wenn das Licht der Gottesliebe,
> Dir in Herz und Seele fällt,
> Dann, bei Gott! erscheinst Du schöner
> Als die Sonn' am Himmelszelt."

Die Seele bei Hildegard von Bingen, Meister Eckhart und Nicolaus Cusanus

> „Die Seele ist wie ein Wind, der über die Kräuter weht, wie der Tau, der auf die Wiesen träufelt, wie die Regenluft, die wachsen macht. Desgleichen ströme der Mensch ein Wohlwollen aus auf alle, die da Sehnsucht tragen. Ein Wind sei er, der den Elenden hilft, ein Tau, der die Verlassenen tröstet. Er sei wie die Regenluft, die die Ermatteten aufrichtet und sie mit Liebe erfüllt wie Hungernde."
>
> *Hildegard von Bingen*

In ihren 10 Visionen zeichnet **Hildegard von Bingen** (1098–1179) ein in sich geschlossenes Bild des Menschen und des ihn umgebenden Kosmos. Dieses Bild ist ganz christozentrisch geprägt. Die aristotelische Naturphilosophie ist ihr gänzlich fremd, obwohl antikes, besonders gnostisches Gedankengut immer wieder einfließt.

Für Hildegard ist es unmöglich, die Anima ohne ihren Corpus zu denken: Leib und Seele bilden eine Einheit, wobei es die Aufgabe der Seele ist, am „Turm der Leiblichkeit" zu bauen. Beide sind sie Unum Opus – die Seele lebt in allen Teilen des Körpers genauso, wie dieser durch sie lebt. Beide stehen in einem innigen Zusammenhang und leben in Übereinstimmung.

In der vierten Schau der Kosmos-Schrift schreibt Hildegard: „Das bedeutet, dass auch die vernünftige Seele (Anima rationalis) als unendliches Leben existiert und durch das Wachstum des Körpers ebenso Gewinn hat, wie sie durch sein Vergehen schwinden würde. Ist sie doch ihrem Wesen nach ein Hauch des allmächtigen Gottes, der alle Seine Geschöpfe in weiser Vorsehung geordnet und durch Sein Wort wunderbar erschaffen hat und so bewegt die Seele sichtbarlich ihren Leib, dem sie unsichtbar durch die Allmacht Gottes eingegossen ist. Und indem sie ihn belebt, verweilt sie unsichtbar in ihm, wie auch Gott all seine Geschöpfe, die Er dem Menschen zu Diensten geschaffen hat, mit der unsichtbaren Kraft seiner Allmacht aus der Grünkraft der Erde und der Wärme der Luft wie auch der Feuchte der Wasser gefestigt hat. Und so hat Er auch eben dieser Seele ihr Gewand, den Leib, zugedacht und geschenkt: Diesen Leib, der ihrem geistigen Wesen doch so unbekannt ist und so fremd."

Bei der Geburt steigt die Seele von den von 9 Engelchören bewohnten Planetensphären herab: „Die Seele ist ein Hauch, von Gott in den Menschen gesandt." „Die Seele stammt vom Himmel, der Leib von der Erde; die Seele wird durch den Glauben, der Leib aber durch das Sehvermögen erkannt." „Die Seele ist so innig in die Gestalt des Menschen eingesenkt worden, als wenn diese Gestalt aus sich selber belebt würde", sie durchdringt den Menschen und dringt „ins Gehirn, ins Herz, in das Blut und in das Mark".

Die Kräfte des Geistes gehören der „Anima rationalis" genauso an wie dem „Opus corporis". Der Mensch wird somit als Homo rationalis gesehen, als ein Wesen, das Entscheidungen zu fällen in der Lage ist und dafür auch die sittliche Verantwortung zu tragen hat.

Ihre großartige Inkarnationsvision schließt sie mit einfachen Worten: „Und so existieren denn beide, der Leib wie die Seele, als eine einzige Wirklichkeit. Dieses begreift man, wenn man sieht, wie die Seele ihrem Leib im Denken das Pneuma zuführt, bei jeder Konzentration die Wärme, mit der Stoffaufnahme das Feuer, bei der Einverleibung das Wasser und bei den Zeugungsvorgängen die Kraft."

Auch Hildegard von Bingen betont das ethische Verhalten: Weicht der Mensch von den sittlichen Normen ab und sündigt, dann schwindet die Seele „wie der Mond sein Abnehmen spürt". Überwindet er die Versuchungen, erhebt sich die Seele „wie der Mond durch die Sonne wieder entzündet wird". Die Seele ist eine moralische Instanz: Hildegard von Bingen vergleicht deren Höhenflug mit dem Verhalten der Vögel in den Lüften: „Wie nun ein Vogel ohne den Luftraum nicht fliegen könnte, so wird auch der Leib nicht durch sich selber, sondern durch die Seele in Bewegung gehalten. Stimmt der Mensch mit den Sehnsüchten der Seele überein, dann brennt er ganz und gar in der Liebe zu Gott." Leib und Seele sind von Gott zu einer Einheit verbunden worden, der Körper „… deckt die Seele und hält sie zusammen, damit sie nicht verhauche". Die Seele durchströmt den Körper wie das Wasser die ganze Erde durchdringt: „Die Seele bewohnt ihren Leib mit großer Sorgfalt, wie ein Familienvater in seinem Hause wohnt."

Die Kraft der Seele ist „wie ein Stahl, durch den jedes Eisen geschärft und gefestigt wird". „Sie zeigt sich gegen alle Bosheit des Teufels als mutige Kämpferin." Im Tod steigt die Seele wieder hinauf, sie läutert sich von Stufe zu Stufe, um in die höchste Sphäre zurückzukehren.

In seiner Monographie kommt Schipperges zum Schluss: „Hildegard kennt nicht das Augustinische ‚Gott und die Seele, und sonst nichts!' Die Seele hat keinen Sitz im Körper und auch keinen Standpunkt außerhalb. Sie ist nicht eingekerkert im Leib wie bei Platon oder aufgezogen im Uhrwerk wie bei Descartes. Sie sucht sich nicht zu retten vor dieser Welt, sie baut sich in keiner Weise schon hier eine Art von himmlischem Eigenheim. Sie baut am Turm ihrer Leiblichkeit, sie ist das *Opus corporis*; ein anderes hat sie nicht!"

Meister Eckhart (gestorben 1327), der große christliche Mystiker, beschreibt „Gottes Geburt in der Seele", er erzählt von den Wogen der Seele, die von Gott kommen. Auch wenn Gott und die Seele des Menschen verschmelzen, bleiben sie immer getrennte Einheiten.

Johannes Eckhart hinterließ kein den scholastischen Schulen vergleichbar durchgearbeitetes System, sein Denken ist Ausdruck eines intensiven religiösen Erlebens, es kreist um die Pole der Mystik, um Gott und die Seele. Nach Eckhart ist die Seele nach dem Ebenbild Gottes geschaffen, auch sie ist – nach seinen Gottesvorstellungen – dreieinig: Sie besteht aus den drei Seelenkräften des „Erkennens", des „Zürnens" und des „Wollens". Diesen Seelenkräften ordnet er die drei christlichen Haupttugenden Glaube, Liebe und Hoffnung zu.

Meister Eckhart findet, dass die Seele nur dann vollkommen selig wird, wenn sie sich in der Weite der Gottheit verliert und versenkt. Um das wahre Wesen der Seele darzustellen gebrauchte Meister Eckhart das Bild der Sonne im Spiegel: Der Spiegel reflektiert die Sonne und deren Strahlen, ohne selbst die Sonne zu sein. Auch die Seele reflektiert die Substanz Gottes, die dabei jedoch Seele bleibt. In diesem Sinne setzte er sich auch mit Jesus auseinander, dessen Seele er mit Gott vereint dachte. Eine Schlüsselaussage fand er in Joh. 14: „Wer mich gesehen hat, hat auch den Vater gesehen. Ich bin im Vater und der Vater ist in mir." Meister Eckhart interpretierte dieses Bibelzitat in dem Sinne, dass Christus den Körper eines Menschen hatte, seiner Seele nach aber Gott selbst war. Ziel der Seele ist es, sich über Raum und Zeit zu erheben: Sie erkennt dann, dass das allem zugrundeliegende Wesen nicht zeitliche Vergänglichkeit ist, sondern ewige, zeitlose Gegenwart (Störig).

Nicolaus Cusanus, der große Humanist, Kardinal und Fürstbischof von Brixen (1401–1464), hat „einen lebendigen, keinen mechanistischen Kosmos zu denken gelehrt (und) einen konkreten Begriff von Ganzheit und von Leben gehabt, an dem sich eine Neubesinnung auf die Natur orientieren könne und zwar in dem Sinne, dass der Mensch nicht der Natur gegenübersteht, sondern dass die Natur oder das Universum *im* Menschen *ist*. Die Cusanische Philosophie der Einheit soll herausführen aus der ‚modernen' Entgegensetzung von Mensch und Natur; nicht mehr Herrschaft über die Natur, die dem Menschen unterworfen gedacht war, sondern die Entfaltung der einen Realität als der wirklichen Natur in Menschen, Tieren und Pflanzen" (Flasch 2001).

In seinem Buch „De beryllo", das Nikolaus Cusanus 1457–1458 auf seiner Burg Buchenstein an der Südgrenze seines Fürstentums in starker Bedrängnis abgeschlossen hat, erörtert er die 4 Hauptsätze seiner Philosophie:

– Der Weltgrund ist Einheit und Geist,
– Was ist, ist Wahrheit oder deren Ähnlichkeit,
– Der Mensch ist das Maß aller Dinge.
– Der Mensch als zweiter Gott erschafft die Kultur- und Begriffswelt.

Im Mikrokosmos kann der Mensch den Makrokosmos sehen. So können wir die wesentlichen Seinsstufen im Menschen erkennen: Wir finden den

Intellekt, der das Höchste des Verstandes (Ratio) ist, dieser ist vom Körper „getrennt und durch sich selbst wahr" (separatum et per se verum).

Nikolaus von Kues definiert somit den Intellekt als eine für sich selbst existierende und aus sich wahre Idee. Der Intellekt teilt sich in der Stufenfolge Seele – Natur – Körper mit. Die sinnlichen Erkenntnisse der Seele weisen somit eine Ähnlichkeit mit dem Intellekt auf. Nikolaus von Kues teilt der Sinneserkenntnis einen hervorragenden Platz zu. So schreibt Flasch zurecht: „Die Sinneserkenntnis wird verkannt, wird in ihr nicht die Teilhabe an der geistigen Erkenntnis gesehen. Durch die Seele teilt der Intellekt sich der Natur mit, durch die Natur dem Körper. Die Seele nimmt eine Doppelstellung ein: Einerseits ist sie Ähnlichkeit des Intellekts; andererseits tritt sie in die Natur ein und bildet den Körper. Als Ähnlichkeit des Intellekts hat sie eine gewisse Universalität der Wahrnehmung; sie kann alles wahrnehmen, was wahrnehmbar ist. Sie nimmt ‚frei' (libere) wahr. Diese ‚Freiheit' besagt nicht, dass sie ihre Wahrnehmungen willkürlich auswählt, sondern dass sie nicht auf einzelne Wahrnehmungen festgelegt ist. Andererseits belebt sie den Körper und begibt sich in die äußerste Einschränkung, sodass die Seele beim Wahrnehmen auf ein Organ angewiesen ist und nur erkennen kann, was die eingeschränkte Natur dieses Organs, z. B. des Auges, gestattet."

In „De beryllo" (n 24) unterscheidet Nicolaus Cusanus drei Erkenntnisstufen: die Sinneserkenntnis, die Vernunfterkenntnis und die Erkenntnis dessen, was über der Vernunft ist. Mit der Sinneserkenntnis bildet der Mensch das Maß für das sinnlich Wahrnehmbare, mit der Vernunft jenes für all das, was wir mit eben der Vernunft erkennen können. Der Mensch als das Maß aller Dinge kann sich auch ein Maß für das bilden, was über der Vernunft liegt, indem er es im Überschreiten berührt.

Durch die Beschäftigung mit dem platonisch-proklischen Lehrgebäude veränderte Nicolaus Cusanus ab 1442 seine hierarchische Gliederung und legt diese wie folgt fest: Das Eine – der Intellekt – die Seele – die Natur – der Körper. Der Mensch erkennt die unendliche Einheit nur, wenn sie im Intellekt ist, er kennt den Intellekt nur dann, wenn er in der Seele ist, er kennt die Seele nur, sofern sie im Körper ist: Dadurch wird der vierstufige Weltentwurf vereinheitlicht. Die Gliederung Einheit – Intellekt – Seele – Körper wurde aber von Nikolaus Cusanus auch umformuliert zu Einheit – Intellekt oder Vernunft – Ratio oder Verstand – sinnliche Erkenntnis – sinnliche Welt. Aufgabe des Verstandes ist es, die Wahrnehmungen zu ordnen und zu Einheiten zusammenzufassen. Der Verstand ist allein imstande, Unterscheidungen zu treffen und Differenzen herauszuarbeiten. Zwischen Seele und Leib setzt Nicolaus Cusanus somit die Natur. Alle drei Begriffe sind allgemeine Prinzipien, die nicht primär Bestandteile des Menschen sind, auch wenn diese Stufen im Menschen in einer strengen Hierarchie zu finden sind. Der Intellekt vereint in sich alle Bestandteile, er ist – wie Flasch es formuliert – Wirk-, Formal- und Finalursache zugleich. Alles Gestaltete, Regelhafte des menschlichen Körpers kommt vom Intellekt als seinem

Prinzip. Der weltbegründende Intellekt zeigt sich im Mikrokosmos genauso wie im Makrokosmos. So kann Cusanus sagen: „Der Mensch hat Intellekt, der im Erschaffen die Ähnlichkeit des göttlichen Intellektes ist."

Nicolaus Cusanus ist von der These der Allbeseeltheit überzeugt und zitiert den dem Anaxagoras zugeschriebenen Satz: „Alles ist in allem". Nach Nicolaus Cusanus bedeutet dieser Satz, dass alles zu allem im Universum in Beziehung steht. Das Universum *ist* die Gesamtheit der Beziehungen, daher ist das Universum in jedem der einzelnen Dinge, es ist – nach einem Ausdruck des Cusaners – mit allem und in allem „verschränkt" (M. Stadler). „Die Seele ist in jedem Einzelnen ungeteilt, jedes Einzelne repräsentiert seinerseits die Totalität."

Leib und Seele, Materie und Form werden bei Cusanus – und mit ihm auch bei Giordano Bruno – auf einen Einheitsgrund zurückgeführt: Im Unendlichen fallen Materie und Form, Körper und Geist zusammen (Coincidentia oppositorum).

Für Nikolaus von Kues ist der menschliche Geist ein erhabenes Abbild Gottes: Er findet dies in der Fruchtbarkeit des geistigen Erkennens bestätigt. Der menschliche Geist entfaltet aus sich selbst seine – mutmaßliche – Welt. So kann der Cusaner sagen: „In dir selbst dringst du zur Kenntnis von allem vor." Er knüpft hier an den Neuplatoniker Proklos an, wenn er feststellt: „Alles ist nämlich in uns nach der Weise der Seele. Dadurch sind wir auch von Natur aus befähigt, alles zu erkennen, indem wir unsere Kräfte und die Bilder von allem wecken."

Nikolaus von Kues beschreibt als Erster auch die Plastizität des menschlichen Geistes: „Ein vollkommenes Bild ist, da es nicht vollkommener und seinem Vorbild ähnlicher sein kann, niemals so vollkommen wie ein beliebiges, unvollkommenes Bild, welches das Vermögen hat, sich immer mehr und mehr ohne Begrenzung dem unerreichbaren Vorbild gleich zu gestalten." Durch das Gedankenexperiment eines mehr und mehr seinem Vorbild sich angleichenden und infolgedessen beweglichen Bildes hat Cusanus in seiner 1450 entstandenen Schrift „Der Laie über den Geist" darzustellen versucht, wie sich der menschliche Geist zum unendlichen Geist Gottes verhält: Den Geist des Menschen kennzeichnet eine große Plastizität.

In seinem Werk „De conjecturis" beschäftigt er sich besonders mit der Entfaltung und Einfaltung der verschiedenen Seins- und Lebensstufen im Universum, besonders des Geistes und der Sinnlichkeit.

Sehr modern muten Nikolaus' evolutionstheoretische Gedanken an, er legt besonderes Gewicht darauf, dass höhere Lebensstufen schon in den niederen angelegt sind: „In dem Dunkel des vegetativen Lebens ist der Geist der Einsicht verborgen; das zeigt sich zum Beispiel daran, wie die Zweige sich tragen, wie Blätter und Schalen die Früchte schützen. Mehr Zeichen von Einsicht finden wir bei den Tieren, deren Lebensgeist klarer ist. In der Vorstellungskraft und erst recht im Denken erfahren wir jeweils klarer und näher die Zeichen intellektualer Kraft." Verblüffend sind die

Ähnlichkeiten mit Teilhard de Chardin: Nikolaus von Kues beschreibt bereits den naturgeschichtlichen Prozess, der von der untersten Stufe, der Urmaterie, über den organischen Aufbau des Lebens bis zum Menschen als Leib-Geist-Wesen aufwärts führt. Das Bewusstsein, das nach Teilhard de Chardin „völlig evident nur im Menschen erscheint", dehnt Nikolaus Cusanus auch dunkel und diffus bis auf die pflanzlichen Lebensstufen aus: In seinen Schriften „De docta ignorantia" und in „De ludo globi" bemüht er die Vorstellung einer „Weltseele" oder jene der Beseeltheit des Alls zur Erklärung der von ihm postulierten Aufwärtsentwicklung. In diesem Sinn schreibt er, dass „die Körperlichkeit nach oben in Geistigkeit übergehe. Da aber der Abstieg des Geistes mit dem Aufstieg des Körpers identisch ist, musst du beides zusammendenken."

In seiner 38. Predigt bietet Cusanus Einblick in seine erkenntnispsychologischen Konzepte: Von der Sinneserfahrung steigt die Erkenntnis über Ratio und Intellectus zur Wahrheit empor, die er mit der Dreieinigkeit gleichsetzt. Nikolaus von Kues sieht insgesamt die Ganzheit des menschlichen Seins als Analogie zur Trinität und entwickelt die Augustinische Lehre der „Memoria, intellectus, voluntas" und „Mens, Notitia, Amor" weiter und beschreibt seine Dreiheit „Spiritus, Corpus, Anima conexio". Seine Kräfte-Trias „Erinnerung – Einsicht – Wille" lässt er mit der anderen verschmelzen. Die Seele ist sich ihrer selbst als memoria, intellectus und voluntas bewusst.

In seiner Schrift „De Mente" versteht Cusanus „Mens" als die Quelle des ganzen menschlichen Lebens, während „Intellectus" die höchste Weise aller Selbst-, Welt- und Gotteserkenntnis darstellt. Immer wieder betont Cusanus die Fähigkeit des Menschen zur geistigen Erfahrung von Begriffen und Ideen, die alles Körperhafte übersteigen. Dies gelingt dem Geist – wie der Cusaner beteuert – nur durch „Teilnahme an der Wahrheit", die Gott ist.

Der Begriff der Seele bei Descartes, Spinoza und Leibniz

In der Zeit des Barocks vollzieht sich der Übergang zu einem neuen Verständnis der psychischen Funktionen: An der Schwelle dieser Entwicklung steht **Renè Descartes** (1596–1650). Er vertrat einen strengen Dualismus von Leib und Seele und formte mit seiner Reduktion der Seele auf das Bewusstsein den modernen Begriff der Psychologie und nahm dadurch auch Einfluss auf die Entwicklung der Psychiatrie.

Descartes interpretiert den Menschen als ein aus einer Seele und einem Körper real zusammengesetzte Individuum, beide heterogene Seiten wirken aufeinander ein. Ausdehnung und Denken lassen sich nach Descartes auf zwei verschiedene Weisen begreifen, insofern „die eine die Natur des Körpers und die andere die der Seele konstituiert". Veränderliche Gestalten verweisen auf unterscheidbare Körper und verschiedenartige Gedanken auf eine real unterschiedene Seele (Prinzipien I, 56,64). Descartes unterschied im Bereich des endlichen Seins die Körperwelt, die Welt der res extensa und die Seele, die Welt des Denkens, der res cogitans, aufgefasst als Bewusstsein.

Für Descartes ist das Denken die Bewusstseinsfunktion par excellence, die mit dem Ich absolut verschmolzen ist. Nach Descartes besteht die Seele aus dem denkenden Ich, er identifizierte sich restlos mit seiner Denkfunktion.

Die Seele ist nicht mehr, wie in der alten Philosophie, das Lebensprinzip und der Mensch stirbt auch nicht, weil die Seele entweicht. Das Bewusstsein hört im Gegenteil dann auf, wenn die körperlichen Bewegungen zu Ende kommen. Obwohl Körper und Seele getrennte Prinzipien sind, findet doch eine Wechselwirkung statt: Dafür definierte er eine umrissene Stelle im Gehirn.

Descartes ging wie viele griechische und römische Denker, beispielsweise Platon, Aristoteles und Augustinus, von der Auffassung aus, dass der Geist des Menschen nicht körperlich ist. Wie bei Augustinus und den mittelalterlichen Philosophen dreht sich auch sein Denken um Gott und die Seele. Körper und Geist definierte er als „Substanzen", äußerte aber auch unmissverständlich, dass nur Gott es verdiene, im vollen Sinne als Substanz bezeichnet zu werden. Eine Substanz ist – wie Descartes es formulierte – „ein Ding, das existiert, ohne zu seiner Existenz von einem anderen Ding abhängig zu sein". Die immaterielle Seele ist somit eine ‚denkende Substanz': Denken setzt Descartes gleich mit „bewusst". Für ihn bedeutete „Denken" alles, das Wahrnehmen und Bezweifeln, das Planen, Beabsichtigen und Wollen und schließlich auch das Erleben von Bedürfnissen und Trieben (K. Popper).

Für Descartes sind im Menschen Ausdehnung und Denken, Körper und Geist verbunden. Sein Problem besteht nun darin, dass Körper und Geist nichts miteinander gemein haben und somit auch nicht in einer Wechselbeziehung stehen können, infolgedessen suchte er nach einer Verbindung zwischen Seele und der menschlichen „Körpermaschine". Im Spiritus, einer ätherisch-luftigen Materie, vermutete er den Vermittler der Nervenleitungen. Der Name „Spiritus animales" signalisiert schon eine Doppeldeutigkeit. Als Korpuskel gehören sie zur res extensa und gehorchen somit der Newton'schen Mechanik, als Geister sind sie ein Teil der res cogitans. Die Nervenerregungen würden über einen Zug- und Druckmechanismus – mit der Zirbeldrüse als Seelensitz im Zentrum – unter Befolgung von mechanischen bzw. thermodynamischen Gesetzen im Nervensystem weitergeleitet: Fast sind wir versucht, anzunehmen, dass Descartes neuronale bioelektrische und neurochemische Phänomene vorwegnahm, wenn er von einer Leitung der „Lebensgeister" durch das Nervensystem sprach. Während heute nervöse Vorgänge biochemisch erklärt werden, führte Descartes die Reizleitung in den Nerven teils auf den Zug der Nervenfasern, teils auf die Fortpflanzung des Druckes der spiritus animales in den als kleine Röhren vorgestellten Nerven zurück (Abb. 31). Diese Thematik wird in der Schrift „Die Leidenschaften der Seele" behandelt.

Da nach Descartes die „Ausdehnung" das Charakteristikum der Materie ist, war er gezwungen, zu erklären, dass die Seele als unkörperliche Substanz „unausgedehnt" sei. Da in der physikalischen Welt, einer Welt von Uhrwerksmechanismen, alles auf den notwendigen Gesetzen des mechanischen Stoßes beruhe, musste er sich dem Problem stellen, wie die nichtmaterielle Seele auf den materiellen, räumlich ausgedehnten Körper einwirken könne. Der menschliche Geist verursacht im Körper Bewegungen und wird sich seinerseits mechanischer Eindrücke bewusst, die durch Licht, Geräusche und Berührungen entstehen.

In die mechanische Kosmologie Descartes' lässt sich infolgedessen das Leib-Seele-Problem nur schwer integrieren. Ein Vergleich mit Aristoteles kann das gut veranschaulichen. Die menschliche Seele Descartes' entspricht in sehr vielem der rationalen Seele oder dem Geist (Nous) der aristotelischen Philosophie: Beide sind mit Selbstbewusstsein ausgestattet, beide sind immateriell und unsterblich und verfolgen viele Ziele, indem sie den Körper zum Erreichen eben dieser Vorhaben verwenden. Descartes bezeichnet die ‚Lebens-Geister' als fortbewegende Seelen, die der vegetativen und empfindenden Seele des Aristoteles entsprechen. Nach Aristoteles ist der Leib aber nicht etwas, das die Seele verwendet, sondern der Leib ist von der Seele geformte Materie (Hylomorphismus). Bei Descartes sind die Lebensgeister Teil des rein mechanischen Apparates des Körpers, sie sind für einen Großteil der mechanischen Hirntätigkeit verantwortlich und verbinden das Gehirn mit den Sinnesorganen und den Muskeln des Körpers. Seine Lebensgeister (spiritus animales) sind also nichts Seelisches, sondern etwas Materielles, sie sind auch nicht triebhaft.

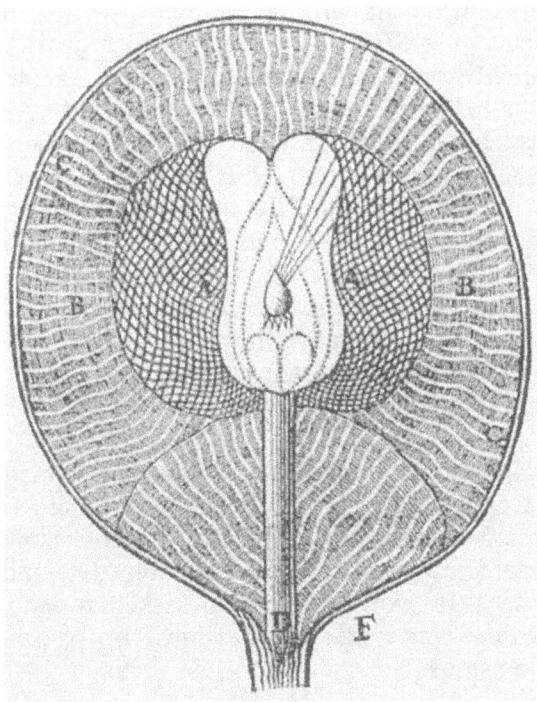

Abb. 31. Schematische Darstellung des Gehirns im Sinne der cartesianischen „Körper-Maschine". In: René Descartes, Traité de l'homme, Paris 1664 (aus M. Kutzer, 2000). Zur sehr vergrößert dargestellten Zirbeldrüse führen die zentralen Poren (A) und die kleinen Nervenkanäle (B) des Gehirns: Darin fließt das Nervenfluidum

Mögen die Ansichten von Aristoteles und Descartes auch insofern ähnlich sein, als sie auf der Anerkennung der Selbständigkeit des Seelischen beruhen, werden deren Unterschiede besonders dann manifest, wenn diese Theorien vor dem Hintergrund der jeweiligen kosmologisch-philosophischen Anschauungen verglichen werden. Aristoteles denkt in einem teleologischen Rahmen: Der vernunftsbegabte Mensch strebt wie alle Lebewesen und der unbelebte Kosmos auf bestimmte Ziele zu. In Analogie zu späteren evolutionären Theorien scheint Aristoteles in Pflanzen und Tiere Entwicklungsstufen geahnt zu haben, die von der nichtbelebten Natur hin zum Menschen führen. Das Weltbild René Descartes' ist demgegenüber anders gestaltet: In seiner Welt ist nur der Mensch wirklich lebendig und beseelt, alles andere, jedes Tier und jede Pflanze sind leblose mechanische Apparate.

Obwohl die Seele nach den Vorstellungen von Descartes unausgedehnt war, teilte er ihr einen Ort zu: Die Epiphyse war für ihn jenes Organ, auf welches die menschliche Seele unmittelbar einwirkte. Die Epiphyse könne über die Bewegung der Lebensgeister auch die körperlichen Bewegungen bewirken. Die Unstimmigkeit der Theorie René Decartes' lag somit darin, dass die unausgedehnte Seele keinen wie immer gearteten „Stoß" auf einen ausgedehnten Körper ausüben könne, sodass zwischen Seele und Körper – da sie gänzlich verschiedener Naturen sind – Wechselwirkung nicht möglich ist. Mit diesem Einwand konfrontiert, betonte Descartes, dass nichts die Seele und den Körper – auch wenn sie zwei Substanzen von verschiedener Natur sind – daran hindern könne, aufeinander einzuwirken. Die Rätselhaftigkeit des Menschen bedingt, dass die Art und Weise, wie Leib und Seele zusammenarbeiten, nicht erklärt werden kann. Descartes schied diese Frage als erkenntnistheoretisch unlösbar aus und überließ die Beantwortung der sinnlichen Erfahrung. Eine Lösung dieser Schwierigkeit könnte nach Popper darin gefunden werden, die „Lebens-Geister" nicht mechanisch, sondern physikalisch als elektrische Phänomene zu interpretieren.

Abschließend und zusammenfassend können wir festhalten, dass durch die Unterscheidung von einer denkenden und einer ausgedehnten Substanz das Leib-Seele-Problem zu einem Körper-Geist-Problem wurde. Der Körper wurde somit von Descartes der objektivierenden Erkenntnis übergeben. Aus der Lehre von Descartes entwickelten sich in der Folgezeit je nach Betonung des einen oder des anderen Prinzips der Materialismus oder der Psychologismus.

In der Nachfolge von Cartesius lehrten die **Okkasionalisten**, besonders De la Forge und Malebranche, dass Gott eingreife, wenn wahrgenommene Gegenstände auf die körperlichen Sinnesorgane einwirken. Dies geschehe auch bei Einwirkungen des Bewusstseins auf den Körper oder des Körpers auf das Bewusstsein. Die psycho-physikalische Wechselwirkung wurde durch einen psycho-physischen Parallelismus abgelöst: Die Okkasionalisten vertraten die Ansicht, dass es keine Wechselwirkung zwischen Geist und Körper geben könne. Durch den Parallelismus würde nur ein Schein von Wechselwirkung hervorgerufen. Immer dann, wenn der Geist beziehungsweise das Bewusstsein oder der Wille ein Glied in Bewegung versetzen möchte, würde sich das Glied wie vom Willen veranlasst bewegen. Umgekehrt hätte der Geist bei allen Gelegenheiten, bei denen ein körperliches Sinnesorgan gereizt würde, eine Wahrnehmung, als ob sie durch eben das genannte Organ verursacht worden sei. In Wahrheit gebe es aber keine Verursachung, sondern nur den Parallelismus, der ein Wunder sei: Dieser Parallelismus sei eine Folge des Eingreifens Gottes und spiegle dessen Wahrhaftigkeit und Güte wider.

In Deutschland nahm – auf Descartes aufbauend – Georg Ernst Stahl (1660–1734) ein immaterielles Lebensprinzip an, das mit der Seele identisch sei und den Körper bewege und lenke: Die unsterbliche Seele steuert alle normalen und krankhaften Vorgänge des Menschen. Besondere Aufmerksamkeit widmete er der krankmachenden Wirkung der Affekte oder

„Leidenschaften". Die eigentlichen Geisteskrankheiten oder „Delirien" können auf 2 Ursachen zurückgeführt werden: „Einige Delirien (sind) einfach-leidenschaftliche Zustände, andere sympathetisch." Stahl unterschied somit also zwischen idiopathischer Formen mit nicht-körperlicher Ursache und „sympathetische" Formen, die in Abhängigkeit von anderen körperlichen Erkrankungen entstehen und welche wir heute als „symptomatische Psychosen" bezeichnen würden. Stahl begründete somit eine dualistische Krankheitsauffassung. In seiner „Theoria medica vera" vertrat er noch die Überzeugung, dass der Lebenshauch auch die Muskelbewegungen auslöse.

Aus dem von ihm gegründeten **Animismus** entwickelte sich später die Überzeugung, dass die Seele auf die Lenkung der geistigen Tätigkeit beschränkt sei, während die Lebenskraft, die vis vitalis, die Steuerung der körperlichen Lebensfunktionen übernehme.

Genauso wie die Okkasionalisten knüpfte auch **Baruch de Spinoza** (1632–1677) an Descartes' Fragestellung an. Nach Spinoza trifft der Ausdruck „Substanz" allein auf Gott zu. Gott ist die Substanz von allem und ist identisch mit dem Wesen der Natur und des Universums. Die *eine Substanz*, nämlich Gott, besitze unendlich viele Attribute. Der menschliche Verstand sei nur in der Lage, zwei davon zu verstehen und zu begreifen, nämlich die *Cogitatio* (also das Denken, das Bewusstsein, den Geist) und die *Extensio* (die Ausdehnung und Körperhaftigkeit).

Cogitatio und Extensio sind Attribute Gottes, sodass der Parallelismus ohne Rückbesinnung auf Wunder und ein göttliches Eingreifen erklärt werden könne. Spinoza war infolgedessen nicht nur ein Pantheist, für den es außer Gott kein anderes Wesen und keine andere Substanz im Universum gab, sondern auch ein Panpsychist: der Geist ist nicht nur ein Aspekt, sondern auch ein Attribut der einen Substanz. Für Spinoza sind infolgedessen Seele und Körper, sind Geist und Materie nur zwei Attribute der einen Substanz, die Gott ist.

In der „Kurzen Abhandlung" beschreibt Spinoza die Einwirkung eines Attributs auf ein anderes: Die Attribute „Denken" und „Ausdehnung" können wechselseitig aufeinander wirken, sobald sie „beide zusammengenommen werden" und sie „Teile eines Ganzen" bilden.

Nach Deleuze verweigert sich Spinoza durch seinen strengen Parallelismus jeder Analogie und jeder Form der Überordnung: Die Seele ist dem Körper genauso wenig übergeordnet wie das Attribut „Denken" dem Attribut „Ausdehnung". In seinem „psycho-physischen Parallelismus" ist die Seele die Idee des Körpers, das heißt, die Idee *eines* bestimmten Modus der Ausdehnung und nur *dieses* Modus (Ethik II, 13).

Für Spinoza ist im Unterschied zu Descartes die Seele „ein Teil von Gottes unendlichem Verstand". Deleuze schreibt diesbezüglich über die Grundanschauungen Spinozas: „Unsere Seele selbst ist eine Idee. In diesem Sinne ist unsere Seele eine Affektion oder Modifikation Gottes unter dem

Attribut Denken, wie unser Körper eine Affektion oder Modifikation Gottes unter dem Attribut Ausdehnung ist. Jene Idee, die unsere Seele oder unseren Geist konstituiert, ist in Gott gegeben. Er besitzt sie, aber er besitzt sie eben, insoweit er von einer anderen Idee affiziert ist, die deren Ursache ist." So schreibt Spinoza in der „Ethik" (II, 36) weiter: „Alle Ideen sind in Gott und sind, soweit sie sich auf Gott beziehen, wahr und adäquat." Alles wird somit von der Teilhabe an Gottes Vermögen abgeleitet: So partizipiert etwa unser Körper am Vermögen zu existieren und unsere Seele am Vermögen zu denken. Auf unsere Seele wirken unterschiedliche Ideen ein, wie andere Körper auf unseren Körper einwirken: Was wir „Ich" nennen, ist allein die Idee, welche wir von unserem Körper und von unserer Seele haben, insofern sie eine Wirkung erleiden (Deleuze).

Den Teilen des Körpers entsprechen Fähigkeiten der Seele: Die Einbildungskraft entspricht der momentanen Einprägung eines Körpers auf den unseren, das Gedächtnis ist eine Aufeinanderfolge der Einprägungen in der Zeit. Somit sind Gedächtnis und Einbildungskraft eigentliche Teile der Seele. Da die Seele die Existenz des Körpers in der Dauer ausdrückt, hat sie extensive Teile, sie hat aber auch einen ewigen intensiven Teil, der als Idee des Wesens des Körpers verstanden werden kann: Das Wesen der Seele ist notwendigerweise ewig. In seiner Schrift „Ethik" vermeidet Spinoza es aber, das Wort „Unsterblichkeit" zu gebrauchen, da es zu Verwechslungen führen könnte. Deleuze (S. 277) interpretiert dies folgendermaßen: „Erstens ruht die Theorie der Unsterblichkeit auf einem gewissen Postulat der Einfachheit der Seele: Allein der Körper wird als teilbar begriffen; die Seele ist unsterblich, weil unteilbar, und weil ihre Fähigkeiten keine Teile sind. Zweitens wird die Unsterblichkeit der absolut einfachen Seele in der Dauer begriffen: Die Seele existierte bereits, als der Körper noch nicht zu existieren begonnen hatte, sie dauert an, auch wenn der Körper zu existieren aufhört. Darum zieht die Theorie der Unsterblichkeit häufig die Hypothese eines rein intellektuellen Gedächtnisses nach sich, mittels dessen die vom Körper getrennte Seele sich ihrer eigenen Dauer bewusst sein kann. Schließlich kann die so definierte Unsterblichkeit nicht Gegenstand einer direkten Erfahrung sein, so lange der Körper dauert. In welchen Formen überlebt sie den Körper, welche sind die Modalitäten des Überlebens, welche die Fähigkeiten der nicht mehr inkarnierten Seele? Einzig die *Offenbarung* könnte uns das jetzt sagen. Alle drei Thesen haben in Spinoza einen erklärten Gegner. Nach Spinoza hat unsere Seele im Tod alles verloren, was ihr als Idee eines existierenden Körpers gehörte, es bleibt jedoch die Idee des Wesens, eben dieses Körpers. Durch die Idee von sich, durch die Idee Gottes, durch die Ideen der anderen Dinge ist unsere Seele von Ewigkeit her affiziert."

Deleuze formuliert abschließend: „Wenn die prästabilierte Harmonie von Leibniz und der Parallelismus von Spinoza *das* gemeinsam haben, dass sie mit der Hypothese einer realen Kausalität zwischen der Seele und dem Körper brechen, so bleibt doch eine fundamentale Differenz: Die

Aufteilung der Tätigkeiten und der Leidenschaften bleibt bei Leibniz das, was sie der traditionellen Hypothese gemäß war (der Körper leidet, wenn die Seele tätig ist und umgekehrt) – während Spinoza die gesamte praktische Aufteilung umstößt und die Parität der Leidenschaften der Seele mit denen des Körpers, die Tätigkeiten des Körpers mit denen der Seele behauptet" (S. 293).

Spinoza übte besonders im deutschen Idealismus und in der Romantik einen entscheidenden Einfluss aus. Auch auf den jungen Goethe hatte Spinoza eine starke Wirkung.

G. W. Leibniz (1646–1716) entwickelte die Lehre von der prästabilierten Harmonie: Bei der Erschaffung der Welt sah Gott alles voraus und legte alles vorausschauend fest. In dieser prästabilierten Harmonie wurde auch jeder Seele eingeschrieben, dass ihre Wahrnehmungen, Empfindungen und Erlebnisse die physischen Vorgänge des Universums genau, wenngleich teilweise unklar, widerspiegeln. Die Wahrnehmungen der Seele entsprechen daher realen Objekten, Gott muss somit auch nicht unentwegt eingreifen.

Im Unterschied zu Spinoza war Leibniz Individualist und Pluralist: Jede der unendlich vielen Substanzen ist individuell, jede von ihnen ist seelenartig. Die tierischen Seelen sind mit Wahrnehmung und Gedächtnis ausgestattet, zur menschlichen Seele gesellt sich noch die Vernunft. Die Seele spiegelt das Universum von einem besonderen „Standpunkt" aus, wobei nicht an einen Punkt im Raum zu denken ist. Aus diesen Gründen nannte Leibniz die Seelen oder seelenartigen Substanzen mit ihrem unterschiedlichen Klarheitsgrad des Bewusstseins „Monaden". Für ihn sind Monaden nicht nur Punkte, Kräfte und Individuen, sie *sind Seelen*: Auch wenn die punktuellen Ursubstanzen als beseelt zu denken sind, ist ihre Beseeltheit jedoch von unterschiedlicher Ausprägung. Die niedersten Monaden verharren in einem Zustand des Traumes oder der Betäubung, sie haben nur dunkle, unbewusste Vorstellungen. Die höheren Monaden, wie die Menschenseelen haben Bewusstsein. Gott als die höchste Monade zeichnet ein unendliches Bewusstsein, die Allwissenheit aus. Für Leibniz ist also Gott eine Seele und somit eine Monade, ein Ding an sich, das sich durch Allwissenheit und Allmächtigkeit von den anderen Monaden unterscheidet.

Die Materie ist für Leibniz eine Erscheinungsweise geistähnlicher Substanzen. Der Körper des lebenden Organismus besteht nach seiner Ansicht aus einer Anhäufung von Seelen, die sich in großer Harmonie befinden. Eine von diesen Seelen beherrscht den Körper, der ja aus einer Unendlichkeit von Seelen besteht. Harmonie findet sich auch zwischen der beherrschenden Seele und dem von ihr beherrschten Körper.

Im Unterschied zur „unbeseelten Materie", die aus Monaden ohne Vorstellungen und ohne Gedächtnis besteht, ist der Geist eine Monade mit teilweise klaren und deutlichen Vorstellungen und besitzt Gedächtnis. Die

Monaden stehen somit in einer Kontinuität, die von bewusstlosen Monaden über die Tierseelen zu den menschlichen rationalen Seelen führt.

Wille und Wahrnehmung sowie alle Erfahrungen sind in den Monaden prästabiliert, sie brauchen infolgedessen keine „Fenster" oder Sensoren zur Erfassung der Welt. Die Monaden spiegeln die Welt, da Gott ihnen bei der Erschaffung diese Eigenschaft gegeben hat.

Die Seele in der deutschen Philosophie

„Woran glaube ich, wenn ich an eine Seele im Menschen glaube?"
Ludwig Wittgenstein
(Philosophische Untersuchungen)

Nach **Immanuel Kant** (1724–1804) hat „die menschliche Vernunft das besondere Schicksal, ... dass sie durch Fragen belästigt wird, die sie nicht abweisen kann, denn sie sind ihr durch die Natur der Vernunft selbst aufgegeben, die sie aber auch nicht beantworten kann, denn sie übersteigen alles Vermögen der menschlichen Vernunft" (Kritik der reinen Vernunft, A VII; Ges. Schr. IV, 7). Dem Menschen eignet aber der unwiderstehliche Drang, hinauszugelangen über die Welt der Erscheinungen: „Was ist die Seele? Was ist die Welt? Was ist Gott?" Diesen Fragen versucht Kant in seiner transzendentalen Dialektik näher zu treten.

Die Vernunft bildet über Sinnlichkeit und Verstand ein höheres Stockwerk. Die Vernunft ist das „Vermögen zu schließen": Der Verstand bildet Begriffe und verknüpft diese zu Urteilen; die Vernunft verbindet die Urteile zu Schlüssen und versucht eine weitgehende Einheit in unseren Erkenntnissen herzustellen – sie strebt nach einem Unbedingten hin. Dieses Streben der Vernunft wird von den „Ideen" geleitet, die Kant auch „leitende Vernunftbegriffe" oder „regulative Prinzipien" nennt.

Kant beschreibt neben der kosmologischen Idee, der *Idee der Welt* und der theologischen Idee, der *Idee Gottes*, noch die psychologische Idee, die *Idee der Seele*. Die Idee der Seele ist die Idee einer unbedingten, allen unseren Vorstellungen zugrundeliegenden Einheit des denkenden Subjektes. Die Ideen sind nur Sollvorschriften. So sagt die Idee der Seele dem Menschen: Du *sollst* alle psychischen Erscheinungen so verknüpfen, *als ob* ihnen eine Einheit, die Seele, zu Grunde läge. Die Kritik der reinen Vernunft zeigt, dass die genannten Ideen *denkmöglich* sind, sie enthalten infolgedessen keinen inneren Widerspruch, sie ergeben sich beim Gebrauch der Vernunft sozusagen zwangsläufig. Man darf sich aber Gott, Welt und Seele nicht als Gegenstände vorstellen. Denken und Erkennen sind jedoch nicht zu verwechseln. Die Vernunft ist nicht in der Lage, zu beweisen, dass es Gott, die Freiheit und die Unsterblichkeit der Seele gibt, sie kann die entsprechenden Annahmen auch nicht widerlegen. Dadurch ist Platz geschaffen, sie zu glauben: Dabei ist an einen Vernunftsglauben, nicht an den religiösen Glauben zu denken.

Für Kant sind Begriffe wie Gott, Welt und Seele somit also rein regulative Ideen, ihnen entsprechen keine Objekte, auch die Seele ist eine „Idee", aber kein Begriff von einem Gegenstand. Immanuel Kant erachtete eine wissenschaftlichen Kriterien gerecht werdende psychologische Forschung als problematisch, da Seelisches nicht exakt definierbar sei und nur *das* mathematisch berechenbar sei, das auch gemessen werden könnte. Für Kant war es somit naheliegend die Psychiatrie nicht als Disziplin der Medizin, sondern als Teilgebiet der Philosophie zu definieren. Er akzeptiert psychologische Aussagen infolgedessen nur dann, wenn sie wissenschaftlich belegt sind, und postuliert – da Selbsterkenntnis als Ziel der menschlichen Bemühungen anerkannt wird – eine Seelenforschung auf empirischer Grundlage. Wir wissen also nicht, was die Seele ist, auch nicht, wie Seele und Körper verknüpft sind: „Die berüchtigte Frage, wegen der Gemeinschaft des Denkenden und Ausgedehnten, würde also, wenn man alles Eingebildete absondert, lediglich darauf hinauslaufen, wie in einem denkenden Subjekt überhaupt äußere Anschauung, nämlich die des Raumes möglich sei. Auf diese Frage aber ist es keinem Menschen möglich, eine Antwort zu finden" (Kant, Kritik der reinen Vernunft A. 392).

Mit Kant hat der Begriff „Seele" seine vorrangige philosophische Bedeutung verloren. Die Philosophie wurde somit zu einer „Philosophie ohne Seele". Es blieb jedoch der vernünftige Glaube, dass etwas vom menschlichen Geist den Tod überdauert. Fichte und Schelling versuchten noch zu einer rechtfertigungsfähigen Seelenkonzeption zu gelangen, Substantialität und Unsterblichkeit haben sie als nicht mögliche personale Eigenschaften verworfen. Für Fichte ist der Begriff „Seele" eine Metapher für das Individuum, er kann durch die Aussage „Ich denke" ersetzt werden. Das Selbstbewusstsein baut auf Intelligenz auf, ja kann weitgehend mit ihr bzw. mit der Vernunft gleichgesetzt werden. Die Naturgeschichte der Vernunft inkludiert infolgedessen auch die Geschichte der Seele. Für Schelling ist die Natur der sichtbare Geist und der Geist die sichtbare Natur. Die Seele kann die Vorstellung eines Universums erzeugen, diese aber in keiner Weise darstellen. Die Seele ist für ihn das Göttliche im Menschen, das immer wieder bestrebt ist, seine göttliche Natur wiederzugewinnen (Ch. Wulf).

Georg Christoph Lichtenberg (1742–1799) sieht im Menschen ein reines Vernunftswesen. Dennoch vertritt er eine dichotomische Anthropologie, der zufolge der Mensch immer beides zugleich ist: Kopf und Herz, Verstand und Gefühl, Seele und Leib, kurz: „halb Affe und halb Engel". Sein aphoristisch-experimenteller Denkstil entzieht sich jedem „System-Despotismus": Die letzten Fragen unterlagen für Lichtenberg dem Gebot der intellektuellen Diskretion, sie waren ihm gleichsam „Vertrauens-Geheimnisse zwischen Gott und der Seele".

Für Hegel nimmt die Seele eine Grenzstellung zwischen Natur und Geist ein. Hegel negiert die Möglichkeit der Selbsterkenntnis im psychologischen Sinne, da sich die Seele dem Bewusstsein verschließe. Für Hegel ist das Ziel der Entwicklung der Geist des Menschen.

Die **Romantik** stellte eine Gegenbewegung dar, sie postulierte, dass das menschliche Wesen nicht auf Vernunft allein reduziert werden könne. Traum und Unbewusstes gewinnen neue Bedeutung. Der Begriff „Seele" steht nun für die Unmöglichkeit der Reduzierung des Menschen auf Vernunft und Intellekt. Ziel der Bildung ist eine verbesserte Selbstbeobachtung und Selbstreflexion: Geglückte gesellschaftliche Prozesse führen zu „**schönen Seelen**". In diesen stehen die Affekte und die sittlichen Kräfte in einem harmonischen und damit ästhetisch – schönem Verhältnis. Der Gedanke der „schönen Seele" ist aber viel älter, er gewann in der spanischen Mystik als „Alma bella" hohe Bedeutung, er charakterisierte bereits im Mittelalter eine gesteigerte religiöse und psychische Sensibilität.

Shaftesbury bezeichnete die „schöne Seele" als „beauty of the heart", Rousseau in der Novelle Héloise als „belle ame". Wieland führte diesen Begriff in die deutsche Literatur ein. Das Ideal der schönen Seele kennzeichnet die Seelenkultur des 18. Jahrhunderts, deren Wurzel im Pietismus und in der Strömung der ‚Empfindsamkeit' liegen. Schiller definierte dieses Ideal als wesensmäßige Übereinstimmung von Pflicht und Neigung, er sah in der „schönen Seele" das Ziel einer ästhetischen Erziehung zur Anmut und Würde, wobei Sinnlichkeit und Vernunft, Pflicht und Neigung in einem geglückten Verhältnis stehen.

Johann Wolfgang von Goethes „Wilhelm Meisters Lehrjahre" (1795/96) atmen diesen Geist, besonders das sechste Buch „Bekenntnisse einer schönen Seele". In einem vergleichbaren Kontext schrieb auch I. Kant: „Ein unmittelbares Interesse an der Schönheit der Natur zu nehmen (ist) jederzeit ein Kennzeichen einer guten Seele" (Kritik der Urteilskraft, S. 298). Die Seele empfindet Freude nicht nur an der Form des natürlichen Wesens, sondern an seinem Dasein, „ohne dass ein Sinnenreiz daran Anteil hätte, oder er auch irgend einen Zweck damit verbände."

Weitreichend und folgenschwer war die von **A. Schopenhauer** (1788–1860) ausgehende triebdynamische, voluntaristische Auffassung. Im Unterschied zu den meisten früheren Philosophen sieht er das Wesen des Menschen nicht mehr durch den Geist oder die Geistseele, sondern vom Drang oder vom Willen bestimmt. Schon Leibniz fand am Grund des Geistes den „appetitus". Auch Schelling hat Schopenhauers Ansichten vorbereitet. Für Immanuel Kant sind die Dinge an sich unerkennbar, er vermutete, dass wir selbst aber als moralische Wesen Dinge an sich seien. Schopenhauer führte den Gedanken weiter und postulierte, dass das Ding an sich, also der Gott Spinozas, der Wille sei. Der Wille zeigt sich in allen Dingen, er ist die Wirklichkeit von allem; der Wille ist auch das, was für den Betrachter als Körper oder Materie erscheint. Der Schopenhauer'sche Wille ist vorwiegend unbewusst: völlig unbewusst in der unbelebten Materie und weitgehend bei den Tieren und beim Menschen. Der Geist des Menschen ist unbewusster Wille – somit mehr den Trieben und Strebungen ausgeliefert – und weniger bewusste Vernunft.

Das menschliche Wollen ist nach Schopenhauer Manifestation eines universalen *Willens*, der das An-sich der Wirklichkeit ist. Trieb oder Wille gliedern den Menschen dem Naturreich ein. Das Bewusstsein ist ein lenkbarer, somit abhängiger Faktor. Es ist ebenso abgeleitet wie die Materie, die als „Objektivation" dynamischer Vorgänge beschrieben wird. Schopenhauer vertrat darüber hinaus die Meinung, dass zwar der Intellekt, aber nicht der als unveränderlich gedachte „Charakter" des Menschen etwas mit dem Gehirn zu tun hätte.

Die Thesen Schopenhauers wurden von **Friedrich Nietzsche** weiterentwickelt, wodurch der Begriff „Seele" in der Philosophie noch weiter zurückgedrängt worden ist. Nietzsche führte den Leib gegen die konventionelle Vernunft – die er als „kleine Vernunft" bezeichnet – ins Feld: Den Leib nennt er die „große Vernunft". So spricht er im Zarathustra: „Aber der Erwachte, der Wissende sagt: Leib bin ich ganz und gar, und Nichts außerdem; und Seele ist nur ein Wort für ein Etwas am Leibe. Der Leib ist eine große Vernunft, eine Vielheit mit Einem Sinne, ein Krieg und ein Frieden, eine Herde und ein Hirt. Werkzeug deines Leibes ist auch deine kleine Vernunft, mein Bruder, die du ‚Geist' nennst, ein kleines Werk- und Spielzeug Deiner großen Vernunft."

In „Menschliches, Allzumenschliches" sagt Nietzsche von sich selbst, er sei „einer, dem bei der Historie nicht nur der Geist, sondern auch das Herz sich immer neu verwandelt und der, im Gegensatz zu den Metaphysikern, glücklich darüber ist, nicht ‚Eine unsterbliche Seele', sondern viele sterbliche Seelen in sich zu beherbergen." In „Jenseits von Gut und Böse" nennt Nietzsche die Seele kurzerhand eine „Subjektsvielheit". In diesem Sinne schreibt er in den „Nachgelassenen Fragmenten": „Die Annahme des Einen Subjekts ist vielleicht nicht notwendig; vielleicht ist es ebenso gut erlaubt, eine Vielheit von Subjekten anzunehmen, deren Zusammenspiel und Kampf unserem Denken und überhaupt unserem Bewusstsein zugrunde liegt?" So führt Nietzsche „das Subjekt als Vielheit" als erste seiner „Hypothesen" an.

Ernst Mach (1838–1919) reduzierte dann das Ich und alles Seelische auf assoziativ entstandene Empfindungskomplexe.

Seelisches Sein und Bewusstsein erscheinen in der **analytischen Ontologie** Nicolai Hartmanns (1882–1950) als unterschiedene Schichten. Hartmann hat eine Gliederung der Welt des Seienden vertreten: Die Welt kann auf den Ebenen des Anorganischen, des Organischen, des Seelischen und des Geistigen beschrieben werden. Hartmann führte aus, dass die niedrigeren Schichten des Anorganischen und Organischen wissenschaftlich besser beschreibbar und fassbar sind als die höheren. Ein kleiner Ausschnitt aus der kategorialen Vielfalt ist nur dann von Bedeutung, wenn die Gesamtheit des Bestandes berücksichtigt wird. Der Mensch wird durch alle

Schichten der Gliederung der realen Welt beschrieben. Die Entwicklung der Natur- und Geisteswissenschaften legen eine differenziertere Gliederung dieser Ebenen nahe, es müssen die submolekularen bzw. molekularen Ebenen genauso berücksichtigt werden, wie jene der Chemie und Physik, der Biologie und Sozialwissenschaften sowie der Geisteswissenschaften und der Philosophie. Das Postulat von Hartmann, den Menschen von all den unterschiedlichen Ebenen aus zu sehen und zu beschreiben, besteht mit unveränderter Gültigkeit fort. Der Begriff „Seele" behält bei Hartmann einen traditionell gebundenen metaphysischen Inhalt.

Dem Umkreis der **Lebensphilosophie** und des **Historismus** zuzuordnen ist Ludwig Klages (1872–1956), der Neubegründer der Charakter- und Ausdruckskunde. Seine Lehre vom Ausdruck sieht den Leib als Erscheinung der Seele, die Seele als Sinn des Leibes. Klages stellt somit Leib und Seele in einen engen Sinn- und Ausdruckszusammenhang. In seinem Hauptwerk „Der Geist als Widersacher der Seele" plädiert Klages für eine Rückkehr zum naturhaft-unbewussten Leben: Die Seele erlebt die Welt als eine Folge von Bildern, von „beseelten" Gestalten. Dieser kontinuierliche Strom von Bildern, Gefühlen und Instinkten wird vom Geist zerhackt, der das Erleben in eine Anzahl voneinander getrennter Gegenstände zerlegt. So setzte Klages die unmittelbaren Lebens- und Seelenimpulse (Gefühle, Ausdrucksbewegungen, Tiefenreaktionen etc.) dem Geist geradezu entgegen.

Wie Klages wendet sich auch Hermann Graf Keyserling (1880–1946) gegen eine bloße Verstandeskultur, er bekämpft aber nicht den Geist als lebensfremde, ja außerraumzeitliche Macht, sondern versucht Geist und Seele zu einer neuen Einheit zu verbinden und einen Weg zur Vollendung, zur „Weisheit" zu zeigen.

Die Philosophie Heideggers wird von den Fragen nach dem Sein geprägt, sein Werk übte eine starke Faszination auf Binswanger aus, der in seiner Daseinsanalyse die innere Erlebenswelt des Menschen, auch des Kranken, rekonstruieren und verständlich machen wollte. Jaspers bemühte sich in seiner „verstehenden Psychopathologie" die „subjektiven Erscheinungen des kranken Seelenlebens" zu thematisieren. Heidegger, Binswanger und Jaspers sind hervorstechende Vertreter der **Existenzphilosophie**, die sie nachdrücklich geprägt haben. Nach der Existenzphilosophie versuchen verschiedene Wissenschaften den Menschen zu erfassen, so die Anthropologie, Psychiatrie, Psychologie und Soziologie. Jede dieser Wissenschaften sieht aber nur einen begrenzten Teilausschnitt des Menschen, sie erkennt etwas an ihm, ohne ihn selbst zu erfassen. Der Mensch ist mehr, als er von sich wissen kann. Ziel der Existenzphilosophie ist infolgedessen, im Menschen das Bewusstsein zu schärfen, dass er mehr ist als alles, was objektiv erfasst und gewusst werden kann. Durch die Kategorien der Freiheit, der Geschichtlichkeit und der Kommunikation kann die Existenz des Menschen erhellt werden.

Karl Jaspers (1883–1969), ursprünglich Psychiater, hat ein breites und in sich geschlossenes System vorgelegt. Der Mensch besitzt ein *Dasein* in der Zeit, er ist auch Träger eines allgemeinen Bewusstseins (nach Jaspers „des Bewusstseins überhaupt") und verfügt noch über Geist. Über diese Seinsweisen hinausgehend stößt der Mensch auf die *Existenz*. Existenz ist etwa in philosophischer Sprache das, was in mythologischer Sprache Seele heißt. Sie ist eigentlich kein Sein, sondern ein Sein-Können. Sie ist ständig in der Wahl, sie ist frei, immer zur Entscheidung aufgerufen, sie kann sich in jedem Augenblick bewahren oder verlieren. Sie kann auch nicht gedacht werden, sie verwirklicht sich nur im Tun (Störig).

Auch Viktor E. Frankl steht diesen Ansichten nahe: Nach Frankl liegt das Wesen des Menschen in der Selbsttranszendenz. Die ausschließliche Beschäftigung mit dem Wesen des Leibes und der Seele wird nie dem gesamten nach Sinn suchenden Wesen des Menschen gerecht. „Der Mensch hat entweder einen Glauben oder einen Aberglauben. Und je weniger vom Geist die Rede ist, um so mehr wird von den Geistern gesprochen."

Die Seele in der romantischen Medizin

> „Und meine Seele spannte
> Weit ihre Flügel aus,
> Flog durch die stillen Lande
> Als flöge sie nach Haus."
> *Joseph von Eichendorff*

Die Gedankenwelt der Romantik beherrschte am Beginn des 19. Jahrhunderts die deutsche Medizin: Auch Psychiater flüchteten sich in Metaphysik und Mystik und taten sich als Dichter hervor. Nichtwissen wurde oft mit neuen, bedeutungsschwangeren Wortgebilden kaschiert. Spekulative und moralisierende Vorstellungen beherrschen vielfach das Denken der deutschen Psychiater, obwohl zur gleichen Zeit an anderen Orten, beispielsweise in Frankreich, die Psychiatrie naturwissenschaftlichen Erklärungen geöffnet wurde. Innerhalb der romantischen Psychiatrie gehörten dieser Richtung besonders die „Psychiker" an, die die Geisteskrankheiten als reine Erkrankungen einer körperlosen Seele betrachteten und die „Somatiker" bekämpften, die ihrerseits die Geisteskrankheiten als eine ausschließliche körperliche Angelegenheit mit mehr oder weniger wichtigen seelischen Symptomen betrachteten (Ackerknecht). Die Terminologie der „Psychiker" ist in vielem missverständlich: Die Begriffe „Psychologie" und „psychisch" oder „psychologisch" bedeuten für sie moralisierende Bewertungen. Umgekehrt dazu versteht die gleichzeitige französische Psychiatrie unter „moral" psychologische Verhaltensweisen und psychologische Therapiemethoden. Die bedeutendsten Vertreter der Medizin der Zeit waren vor allem Carl Gustav Carus, Christoph Wilhelm Hufeland und Johann Christian August Heinroth sowie Josef Ennemoser. Die Erscheinungen des Lebens und der Natur betrachteten sie als Produkt eines gemeinsamen Prinzips, der „Weltseele" (Schelling). Die Weltseele schafft in dieser Vorstellung die Materie, die lebendige Natur und das Bewusstsein des Menschen.

Johann Christian Reil (1759–1813) zählte zu den berühmtesten Ärzten seiner Zeit, er war befreundet mit Fichte, Goethe und Humboldt. In seinen „Rhapsodieen über die Anwendung der psychischen Curmethode auf Geisteszerrüttungen" beschreibt er 1803 die Differenzierung des Gehirns zum Seelenorgan, diese würde durch spezifische Reize, durch Wahrnehmungen und Sinneseindrücke erfolgen: dadurch entstünden wiederum Ideen, Assoziationen und Vorstellungen. „Erregungen der Seele", die durch Gefühle und Vorstellungen ausgelöst würden, seien die „eigentümlichen Mittel", durch welche die zerrütteten Seelenkräfte wieder in Einklang gebracht werden könnten. Reil versuchte eine psychische Zentralkraft zu finden, von welcher die einzelnen seelischen Vorgänge gesteuert würden. Das „Selbstbewusstsein" ist für Reil von fundamentaler Bedeutung, da es die Verbindung zum Körper herstellt: „Nicht nur lenken naturgemäß alle Bewusstseinsveränderungen unseren Blick auf die psychophysischen Zusammenhänge – es ist auch das Selbstbewusstsein in seinen Äußerungen gar nicht ohne den Körper zu denken, ohne die Unterstützung durch dessen Organe, besonders das Nervensystem und die Sinneswerkzeuge. Es vereint Seele und Körper zu sinnvoller Führung".

Johann Friedrich Herbart (1776–1841) vertrat eine mechanistische Elementen-Assoziationspsychologie, welche die Idee von Bewegungen zwischen Bewusstsein und Unbewusstsein enthielt: Er beeinflusste stark das Denken von W. Griesinger, E. Bleuler und C. G. Jung.

Carl Gustav Carus (1789–1869) ist unbestritten der Entdecker des Unbewussten. In seinem 1851 publizierten Buch „Psyche" schreibt er programmatische Sätze: „Der Schlüssel zur Erkenntnis vom Wesen des bewussten Seelenlebens liegt in der Region des Unbewussten. Alle Schwierigkeit, ja alle scheinbare Unmöglichkeit eines wahren Verständnisses vom Geheimnis der Seele wird von hier aus deutlich. Wäre es eine absolute Unmöglichkeit, im Bewusstsein das Unbewusste zu finden, so müsste der Mensch verzweifeln, zum Erkennen seiner Seele, d. h. zur eigentlichen Selbsterkenntnis zu gelangen." An anderer Stelle lesen wir den Satz: „Ein ehemals Gewusstes (in der Kindheit) ist also nun ein Unbewusstes und nichts desto weniger ist dieses Unbewusste die Basis unseres jetzigen Bewusstseins." Dem Selbstbewusstsein des Menschen und seiner Seele schreibt er Unsterblichkeit zu.

Krankheit wurde von vielen romantischen Psychiatern vorwiegend als eine Folge der Sünde gesehen. J. Heinroth (1773–1843), der wesentliche Exponent der „religiösen Psychiker", interpretierte Geisteskrankheiten als Krankheiten der Seele, die mit dem Verlust der Freiheit verbunden wären. Psychisch Kranke sind für ihr Verhalten, ihr Handeln und ihrer Fehler aber verantwortlich, da sie als Sünder von Gott mit dem Verlust der Willensfreiheit bestraft werden mussten. Für Heinroth waren psychiatrische Erkrankungen auch Krankheiten der Person, die ihre Wurzeln in einem „Dysequilibrium der psychischen Ökonomie" aufweisen. System- und Familientheoretiker gebrauchen 150 Jahre später das Bild der gestörten Homöostase. Genetische Faktoren wurden von Heinroth verneint, da die Seele für jeden Menschen neu geschaffen wird. Sophismen und moralisierende Wertungen durchziehen seine Werke. Auch wenn er den Terminus „psychosomatisch" erstmals 1818 verwendet hat, sind seine – oft schwer nachvollziehbaren – Gedanken so von Metaphysik und Moral geprägt, dass er nicht als einer der Väter der psychosomatischen Medizin betrachtet werden kann.

K. Ideler (1795–1860) ist der Vertreter der „ethischen Psychiker". „Maßlose Leidenschaft" war für ihn die Erklärung für das Auftreten psychischer Erkrankungen: Diese sind Ausdruck einer „bis aufs äußerste gesteigerten Individualität".

Bei Justinus Kerner (1786–1862) und K. K. Eschenmeyer (1768–1852) finden wir wiederum den Glauben an Besessenheit: Beide sprachen sich für den Exorzismus aus, da sie in der Teufelsaustreibung die sinnvollste Maßnahme zur Behandlung seelischer Störungen sahen.

Aber selbst die „Somatiker" waren nicht ganz frei von idealistischen Vorstellungen. Auch W. Griesinger (1817–1869), der psychische Krankheiten als Erkrankungen des Gehirns erkannte, gelangte über die Überzeugung, dass die unsterbliche Seele nicht erkranken könne, zur somatischen Richtung und zu einer naturwissenschaftlichen Interpretation psychischer Erkrankungen.

Im Jahr 1796 publizierte der Anatomie- und Physiologieprofessor Samuel Thomas von Soemmering (1755–1830) sein Werk „Über das Organ der Seele", das er Immanuel Kant widmete. Soemmering behandelt das Leib-Seele-Problem und den „Übergang" zwischen Soma und Psyche sowie Fragen des Lebensantriebes und der „Lebens- und Seelenkraft". In diesem Werk vertritt er eine monistische Auffassung, die ihm erlaubte, die Probleme des cartesianischen Leib-Seele-Dualismus zu umgehen, ohne die Trennung von Körper und Seele aufgeben zu müssen. Soemmering vermutet ein „Sensorium commune", das alle Sinnesreize zur erlebten Wahrnehmung vereinigt. Soemmering, dem wir die heute noch übliche Zählung der Hirnnerven verdanken, folgert, dass sich das Sensorium commune in der Flüssigkeit der Hirnventrikel befinde, oder aus ihr bestehen müsse, da die von ihm verfolgten Nerven in diesem Bereich zu enden schienen. Die „durch die Nerven erfolgende Bewegung" müsse sich in die Ventrikelflüssigkeit fortsetzen, da es schwer denkbar sei, dass sie an den Nervenenden ein Ende finden könnten. Die Ventrikelflüssigkeit bezeichnet Soemmering als das „Mittelding", das Körper und Seele vereinigt. Den Liquor empfand er „animiert", also belebt und beseelt, da er den Geist und die Seelen- oder Lebenskraft enthalte und in sich organisiert sei. Auch alle Bewegungen, die aus dem Hirn kommen, müssten in der Ventrikelflüssigkeit, dem Sensorium commune, beginnen: In ihr ist das verborgene, feine Seelenorgan anzunehmen, das als unmittelbares Werkzeug der Seele und als eigentliches Verbindungsmittel zwischen ihr und dem sichtbaren Körper dient (Weber). Im Zusammenwirken mit der Seelenkraft führt es zu den Bewegungen in den Nerven, die ihrerseits die Bewegungen der Muskeln bedingen. Das „Soemmering'sche Seelenorgan" hat spätere Autoren noch lange beschäftigt. Soemmering selbst baute auf den antiken Pneuma- und Spirituslehren sowie der frühmittelalterlichen Zellentheorie auf. So vermutete bereits Herophilus (330–250 v. Chr.) in den Hirnventrikeln den Sitz der Seele: Das „Pneuma" würde aus der Luft über das Blut zum Gehirn gebracht werden, von dort käme es über Nervenröhren zu den Muskeln. Galenus von Pergamon (130–201 n. Chr.) entwickelte – in Fortsetzung der Pneumalehre – die Ansicht, dass der Spiritus, das beweglichste und dünnste Medium, zwischen der unstofflichen Seele und dem stofflichen Körper vermittle. Auch er nahm ein gemeinsames Sinnesorgan, das Sensorium commune an, das er in die Umgebung des vorderen Ventrikels lokalisierte. Unter dem Einfluss des Arztes Poseidonios kam es zu unterschiedlichen Zuordnungen einzelner Seelenleistungen zu den drei Hirnventrikeln (siehe auch S. 51).

Auch Ernst Platner (1744–1818) nahm als Sitz der Seele ein Sensorium commune im Gehirn an, in dem sich ständig ein unbewusster Kampf von Ideen abspiele. Platner bezeichnete den Körper als tote Materie, die erst durch die Seele zum Leben erweckt würde. Unbewusste seelische Vorgänge erklären die unwillkürlichen Bewegungen des Körpers. Nervenreize regen die Seelenkraft an, da über Nerven die Verbindung zwischen Körper und Seele hergestellt werde. Die Veränderungen, die in den Nerven fortgeleitet würden, sind Folgen von Veränderungen der Seele. Für Platner besteht die Substanz des „Nervengeistes" oder des Seelenorgans aus allerfeinster Materie.

Zwischen den Richtungen der Psychiker und der Somatiker versuchte E. von Feuchtersleben (1806–1849) zu vermitteln, wenngleich auch bei ihm moralisierende und metaphysische Begriffe weit verbreitet waren. Zwischen äußeren Einflüssen und spontaner Seelentätigkeit stehe die „Coenästhesie", die er als „inneren Seeleneindruck" bezeichnete.

Obwohl der Romantischen Medizin zuzuordnen, versuchte Joseph Ennemoser Erkrankungen nicht nur aus den „Leidenschaften" des Menschen zu erklären. Er distanzierte sich von den moralisierenden Grundhaltungen und trat durch subtile Beschreibung seelischer Zustände hervor.

Joseph Ennemoser, 1787 im Passeiertal in Tirol geboren, Adjutant Andreas Hofers und Professor der Medizin in Bonn, schreibt in seinem Buch „Zur Entwicklungsgeschichte des Menschen in psychischer Hinsicht":

> „Ich sehe den Geist (...) an als das Übersinnliche, das Bestimmende und Immaterielle. Der Körper ist dagegen das rein Materielle, das Bestimmbare und Sinnliche – der Stoff. Mit der Vereinigung des Geistes und Körpers entsteht das Leben, (nach unsern physiologischen Begriffen); der Körper wird belebt – beleibt – und die in dem belebten Körper sich offenbarenden geistigen Thätigkeiten, heißen Seele – Seelenthätigkeiten. Der Leib ist also beseelt, und die Seele beleibt, und ein Leib ohne Seele ist eben so unzulässig, wie eine Seele ohne Leib. Denn hört die Seelenthätigkeit auf, so stirbt der Leib, und er wird ein Körper – ein Leichnam; so wie es ohne Leib – ohne lebendigen Körper auch keine Seelenthätigkeiten mehr gibt. Diesemnach ist die Seele sterblich und endlich wie der Leib; denn die Seelenthätigkeiten des Menschen hören auf bei dem Tode, sobald der

Leib aus seiner lebendigen Form zerfällt. Aber der Geist, als freie Substanz, als die bestimmende Thätigkeit, ist nach unseren abstrakten Vernunftbegriffen ewig: – ein Lichtstrahl aus der Sonne Gottes, welcher mit dem Verfall der irdischen Hülle zurückfließt in das ewige Sonnenmeer der Gottheit, von wo er ausgegangen ist; gleichwie der Leib in den materiellen Schoß der Natur zurücksinkt, und mit dieser in neuen Verwandlungen fortdauert. Als ein Mitbeweis der ewigen Fortdauer des Geistes mag, beiläufig angeführt, gelten, dass der Mensch das Hohe seines göttlichen Ursprunges zu ahnen, und seine Fortdauer zu denken vermag.

Bei dem ersten Entstehen oder beim Anfangspunkt des Lebens, sind Seele und Leib noch ganz ununterschieden, in einer Verschlossenheit begriffen. Allein wie sich der Keim entfaltet, treten sie in der Folge immer mehr auseinander; das anfangs Gleichartige geht leiblich in räumliche Regionen, in Organe und Glieder, auseinander, und die Seele offenbart sich zeitlich als Thätigkeits-Äußerung in diesen Organen. Die anfangs in dem Leib versenkte Seele strebt aus der irdischen Verhüllung hervor, zu immer reinerer Klarheit und Vergeistigung, und entfaltet so den reichen Inhalt seiner mannigfaltigen Eigenschaften, aber nur insofern auch der Leib räumlich in der Mannigfaltigkeit seiner Organe sich entwickelt, und zu brauchbaren Werkzeugen heranwächst."

An anderer Stelle schreibt Josef Ennemoser: „Ich halte daher dafür, dass wir die geistige Natur des Menschen überhaupt, und dessen Entwicklungsgeschichte insbesondere, nur dann klarer und deutlicher erkennen werden, wenn wir, die Wechselbeziehung des Geistes mit dem Leibe und der körperlichen Natur nie außer Acht lassend, sie besonders auch bei der Entwicklungsgeschichte recht ins Auge fassen. Denn wir können den Geist nur erforschen, insofern er an die körperliche Natur gebunden und mit ihr in Wirksamkeit ist." Ennemoser vertrat auch die Überzeugung: „Die Seele ist ebenso wenig Materie oder eine Qualität der Materie, als sie eine bloße physische Energie und eine Funktion des Gehirns ist, sie ist … eine hyperphysische Potenz."

Der Philosoph Artur Drews zitierte noch 1897 Ennemoser: „Je weiter die Anatomie in die Struktur des Körpers eindringt, desto mehr überzeugt sie sich, dass von einem Zusammenlaufen der Nerven in einem einzigen Punkt nicht die Rede sein kann, und so leuchtet schon aus diesem Grunde die Wahrheit des Ausspruches von Ennemoser ein, dass die ganzen Bemühungen um die Entdeckung des Seelensitzes nur ein interessantes Kapitel in der Geschichte der menschlichen Narrheiten bilden."

Freud und sein Seelenapparat

> „Psychische Behandlung heißt Seelenbehandlung. Man könnte also meinen, dass darunter verstanden wird: Behandlung der krankhaften Erscheinung des Seelenlebens. Dies ist aber nicht die Bedeutung dieses Wortes. Psychische Behandlung will vielmehr besagen: Behandlung von der Seele aus, Behandlung – seelischer und körperlicher Störungen – mit Mitteln, welche zunächst und unmittelbar auf das Seelische des Menschen einwirken."
>
> *Sigmund Freud*
> (Schriften zur Behandlungstechnik)

Der von Sigmund Freud im Anschluss an den Analyse-Begriff der Chemie eingeführte Terminus „Psychoanalyse" vereinigt in sich die beiden entscheidenden Momente eines rationalen, naturwissenschaftlichen Ansatzes für ein Thema, das unter strikt positivistischen Vorzeichen zuerst geradezu geleugnet werden musste: Die Seele ist als das Unbegreifliche, nicht Feststellbare zu einem vor – und damit antiwissenschaftlichen Begriff geworden. Nach H. Mettler sind „mit der *Psyche* als Inbegriff des Irrationalen und der *Analyse* die beiden gegenläufigen Hauptströmungen des 19. Jh., einerseits die Romantik – in der der Begriff des Unbewussten zu Hause ist – und andererseits die positive Wissenschaft zusammengebracht worden". Indem Freud das Seelenleben auf die Basis des Unbewussten stellt, wird die der Psychoanalyse innewohnende Gegensatzspannung deutlich herausgestellt. Schon Freuds erstes Modell der Seele war geprägt von den physikalisch-physiologischen Kenntnissen seiner Zeit: Das Denkmodell der Psychoanalyse orientiert sich an den Erkenntnissen der Naturwissenschaft der Wende des 19. zum 20. Jahrhundert. Freuds Bemühen war es, zwischen Physischem und Psychischem eine Brücke zu schlagen:

> „Ein Wort über das Verhältnis dieser Bewusstseinstheorie zur anderen. Nach einer mechanistischen Theorie ist das Bewusstsein eine bloße Zutat zu den physiologisch-psychischen Vorgängen, deren Wegfall am psychischen Ablauf nichts ändern würde. Nach anderer Lehre ist Bewusstsein die subjektive Seite alles physischen Geschehens, also untrennbar vom physiologischen Seelenvorgang. Zwischen beiden steht die hier entwickelte Lehre" (G. W. Nachtragsband 1987, S. 403).

An seinen Briefpartner Groddeck schrieb Freud: „Es scheint mir ebenso mutwillig, die Natur durchwegs zu beseelen, wie sie radikal zu entgeistern.

Lassen wir ihr jedoch ihre großartige Mannigfaltigkeit, die vom Unbelebten zum organischen Belebten, vom Körperlichlebenden zum Seelischen aufsteigt. Gewiss ist das Ubw (das Unbewusste) die richtige Vermittlung zwischen dem Körperlichen und dem Seelischen, vielleicht das langentbehrte ‚missing-link'."

Als „psychischer Apparat" wird das grundlegende Anschauungsmodell der Psychoanalyse über psychische Vorgänge definiert. Der psychische Apparat wurde als „Instrument, welches den Seelenleistungen dient" von Freud mit einem Mikroskop oder einem Fotoapparat verglichen: Dessen Zweck ist „die Komplikation der psychischen Leistung verständlich zu machen, indem wir diese Leistung zerlegen, um die Einzelleistung den einzelnen Bestandteilen des Apparates zuweisen" (GW. II/III 541). Freud gliederte den psychischen Apparat in Systeme oder in Instanzen. So ist beispielsweise das Über-Ich die zum Teil selbst unbewusste Instanz, die Triebwünsche, welche aus dem Unbewussten kommen, zum Bewusstsein gelangen lässt oder diese verwirft. Der Apparat besitzt auch die Fähigkeit, bestimmte psychische Energien zu übertragen oder umzuwandeln, seine wichtigste Aufgabe ist jedoch, das innere Energieniveau möglichst niedrig zu halten.

In Freuds „Modell der Seele" fließen spätromantische Traditionen ein, es finden sich Gedanken der „romantischen Medizin", die er mit größter Selbstverständlichkeit mit naturwissenschaftlichen Erkenntnissen verbindet. Anleihen tätigt Freud beim Physiker, Philosophen und Psychologen Fechner (1801–1887) der sich 1859 bemühte, eine „psychophysische Maßformel" zu entwickeln: Durch eine einfache mathematische Beziehung erhoffte er sich, den Übergang von Körperlichem in Seelisches darstellen zu können. Darüber hinaus wurde Freud besonders aber vom Neurologen Meynert, seinem ersten Lehrer, sowie von Wernicke und Broca beeinflusst:

„Die Kette der physiologischen Vorgänge im Nervensystem steht ja wahrscheinlich nicht im Verhältnis der Kausalität zu den psychischen Vorgängen. Die physiologischen Vorgänge hören nicht auf, sobald die psychischen begonnen haben, vielmehr geht die physiologische Kette weiter, nur dass jedem Glied der selben (oder einzelnen Gliedern) von einem gewissen Moment an ein psychisches Phänomen entspricht. Das Psychische ist somit ein Parallelvorgang des Physiologischen."

In seiner Schrift „Zur Auffassung der Aphasien" (1891), aus der auch obiges Zitat stammt, stellt Freud die Frage:

„Ist es gerechtfertigt, eine Nervenfaser, die über die ganze Strecke ihres Verlaufes bloß ein physiologisches Gebilde und physiologischen Modifikationen unterworfen war, mit ihrem Ende ins Psychische einzutauchen?"

Wenn auch in der Traumdeutung (1900) psychologische Momente in den Vordergrund rücken, bleibt Freud seinen psychophysischen Vorstellungen treu. In den Schriften zur Metapsychologie (1915), im Entwurf einer Aggressionstheorie (Jenseits des Lustprinzips 1920) und auch in den späteren Abhandlungen hat Freud am psychophysischen Modell gearbeitet, seine Gedanken wurden von der Vorstellung der neurophysiologischen Reaktionsmuster beherrscht. So griff er in „Jenseits des Lustprinzips" nach vielen Jahren auch seine frühen Vorstellungen des „energetischen Neuronenmodells" wieder auf. Das Prinzip der energetischen Konstanz als Grundbestandteil der psychoanalytischen Theorie zeugt von diesen Denkansätzen. In seiner „Verneinung" schrieb Sigmund Freud im Jahr 1925:

„Wo hatte das Ich ein solches Tasten vorher geübt, an welcher Stelle die Technik erlernt, die es jetzt bei den Denkvorgängen anwendet? Dies geschah am sensorischen Ende des *seelischen Apparates*, bei den Sinneswahrnehmungen. Nach unserer Annahme ist ja die Wahrnehmung kein rein passiver Vorgang, sondern das Ich schickt periodisch kleine Besetzungsmengen in das Wahrnehmungssystem, mittels denen es die äußeren Reize verkostet, um sich nach jedem solchen tastenden Vorstoß wieder zurückzuziehen."

Der 1895 mit größter Begeisterung in sehr kurzer Zeit geschriebene, posthum veröffentlichte „Entwurf einer Psychologie" wurde und wird immer noch kontrovers diskutiert: „Der Entwurf ist" – wie Sulloway schreibt – „weder ein rein neurologisches Dokument, noch die Projektion gänzlich psychologischer Einsichten auf imaginierte neuroanatomische Strukturen; eher kombiniert er klinische Einsichten und Taten, Freuds grundlegendste psychophysikalistische Voraussetzungen, bestimmte unwiderlegbare mechanische und neuroanatomische Konstrukte und eine Reihe von organischen, evolutionären und biologischen Gedankengängen – und das alles zu einem bemerkenswert gut integrierten psychobiologischen System." Um Wahrnehmung, Gedächtnis und Bewusstsein begrifflich darstellen zu können, postulierte Freud drei unterschiedliche Neuronensysteme: Dem Phi-, dem Psi- und dem Omegasystem werden definierte neurophysiologische Eigenschaften zugeschrieben, beispielsweise Durchlässigkeit und Undurchlässigkeit. Diese Eigenschaften stehen im Einklang mit den ihnen eigenen psychischen Funktionen. So sind die Gedächtnis-Psi-Neuronen anfangs an ihren Kontaktschranken undurchlässig, werden aber bei jedem Durchgang von psychischer Quantität durchlässiger. Sulloway schreibt mit Recht, dass diese Fähigkeit der Modifikation von Kontaktschranken dem psychischen Modell Freuds die physiologischen Grundlagen vom Gedächtnis und höheren kognitiven Funktionen geliefert hat. Das Phi-Psi-Omega-Modell wird auch zur Realitätsprüfung und zum einfachen Urteil fähig, da es lustvolle und unlustvolle Erinnerungen an neueren Wahrnehmungen misst.

Im ersten Teil des „Entwurfes" wird das Prinzip der Neuronenträgheit als grundlegendes Gesetz eingeführt: Alle Neuronen haben die natürliche Tendenz, sich durch Reflexbewegung aller psychischer Quantität zu entledigen. Daraus ergibt sich die biologische Basis der Dichotomie von sensorischen und motorischen Funktionsweisen des Nervensystems. Das Trägheitsmuster der Neuronenentladung bezeichnet Freud als die Primärfunktion des Nervensystems, während die Sekundärfunktion die Versuche des Organismus lenkt, allen Formen exzessiver Stimuli zu entgehen.

Der „Entwurf einer Psychologie" ist ein gewaltiges, ehrgeiziges Projekt, das im Sinne des neurophysiologischen Modells die verschiedenen Ich-Funktionen (wie das Erkennen, das Beobachten, das Erwarten, das Erinnern, das Urteil, die Abwehr, das Kritisieren und das theoretische Denken) genauso beinhaltet wie die Psychopathologie des Schlafes und des Wachens sowie der Hysterie, der Wunschvorstellungen und der halluzinatorischen Zustände. In seinem „Entwurf" berücksichtigt Freud die Ergebnisse der zeitgenössischen neurologischen Wissenschaft, er spricht von „Kontaktschranken" (Sherrington wird zwei Jahre später den Ausdruck „Synapse" prägen), von Bahnung im Sinne des Energieaustausches zwischen einzelnen Neuronen, von den Komplementärprinzipien der Energiesummierung und von neuronaler Reizschwelle.

Der Neurophysiologe und Naturwissenschafter Sigmund Freud hat das Konstrukt des *seelischen Apparates* nicht im Rahmen einer jugendlichen „Entgleisung" dargestellt, sondern in wissenschaftlicher Auseinandersetzung mit den Strömungen seiner Zeit. Darauf wies besonders Frank J. Sulloway 1982 hin, der Freud als den „Biologen der Seele" bezeichnete. (Ulrike Hoffmann-Richter). Freuds Modell der Seele war und blieb ein neurophysiologisches: „Für das Psychische spielt das Biologische wirklich die Rolle des unterliegenden gewachsenen Felsens" (Die endliche und die unendliche Analyse, G. W. XVI., S. 99).

Der Frage, wie der physiologische Ablauf und das psychische Geschehen verwoben sind, wie der *seelische Apparat* funktioniere, ging er bis in das hohe Alter nach: Auch der Philosoph Freud war mit dem *„Seelenapparat"* nicht zu Ende (Ulrike Hoffmann-Richter).

Dem Buch von Hans Martin Lohmann verdanke ich den Hinweis auf Freuds tiefe geistige Verwandtschaft zu Baruch de Spinoza. Wie Freud hat Spinoza – so Lohmann – in einer bezwingenden Gegenbewegung gegen den Kartesianismus und dessen strengen Dualismus von „res cogitans" und „res extensa", von Geist und Natur, die Idee verfochten, es gäbe eine Art Komplementarität von mentalen und körperlich-naturhaften Phänomenen.

Den Geist beziehungsweise die Seele beschrieb Spinoza als „Idea corporis"; Denken und Fühlen gehen gleichsam durch den Körper hindurch, entfalten sich jedenfalls nicht autonom von ihm als ein rein Geistiges. Die Affekte der Lust- und Unlustreihe werden von Freud sehr ähnlich beschrieben, nach ihm sind sie die bewussten Manifestationen eines zugrundeliegenden psychophysiologischen Prozesses. Auch der Trieb ist für Freud ein „Grenzbegriff zwischen Seelischem und Somatischem", er ist „psychischer Repräsentant, der aus dem Körperinneren stammenden, in die Seele gelangenden Reize ... ein Maß der Arbeitsanforderung, die dem Seelischen infolge seines Zusammenhanges mit dem Körperlichen auferlegt ist" (Triebe und Triebschicksale, G. W. X, S. 214).

Die Nähe zu Spinoza, dem ersten wissenschaftlichen Psychologen der Neuzeit, wird durch eine Reihe von gemeinsamen Ansätzen dokumentiert, den Freud'schen Parallelvorgang finden wir beispielsweise bei Spinoza als das „Komplementaritätsprinzip". So konnte die 1962 erschienene Ausgabe der „Encyclopaedia Britannica" schreiben, Spinoza habe die Psychoanalyse vorweggenommen.

Bezeichnet man Freud als Spinozisten, „erscheint seine Anstrengung, die Psychoanalyse naturwissenschaftlich zu fundieren, in einem anderen Licht als in dem eines ‚szientistischen Selbstmissverständnisses', wie Jürgen Habermas es formulierte: Im Licht des Versuchs nämlich, die neuzeitliche Fragmentierung von Leib und Seele, von Natur und Geist – auch im wissenschaftlichen Feld von Natur- und Geisteswissenschaften – aufzuheben. Diese Anstrengung Freuds mag man als gescheitert betrachten, aber als solche verdient sie höchsten Respekt" (Lohmann).

C. G. Jung und seine „Psychologie mit Seele"

> „Wenn in der Seele nicht erfahrungsgemäß höchste Werte lägen, so würde mich die Psychologie nicht im geringsten interessieren, da die Seele dann nichts als ein armseliger Dunst wäre. Ich weiß aber aus hundertfacher Erfahrung, dass sie das nicht ist ..."
>
> *Carl Gustav Jung*

Carl Gustav Jung (1875–1961) entwickelte seine – wohl von der klassischen Psychoanalyse Freuds befruchtete, konzeptionell aber davon unabhängige – Lehre der Analytischen Psychologie. C. G. Jung ging von der Vorstellung aus, dass der Mensch in einem lebenslangen Prozess der Individuation sich in zunehmendem Ausmaß des Unbewussten bewusst wird. C. G. Jung öffnete seine Seelenkunde, die analytische Psychologie, auch philosophischen und kulturhistorischen Betrachtungsweisen.

Wie C. G. Carus ist auch er von den göttlichen Spuren in der Seele überzeugt: „... Auf alle Fälle muss die Seele eine Beziehungsmöglichkeit, d. h. eine Entsprechung zum Wesen Gottes in sich haben, sonst könnte ein Zusammenhang nie zustande kommen. Diese Entsprechung ist – psychologisch formuliert – der Archetypus des Gottesbildes" (Psychologie und Alchemie).

In seinem Schlüsseltraum des mehrschichtigen Hauses offenbarte sich ihm das „Etagenmodell" der Seele und der Begriff des kollektiven Unbewussten sowie der Archetypen. Bei letzteren kann sich C. G. Jung auf Platon und Augustinus berufen. Die Archetypen sind überindividuelle Urbilder, ewige Symbole aus einem gemeinsamen Urstoff, die in allen Mythen und Märchen der Menschheitsgeschichte enthalten sind.

Der „Archetypus der Seele" fasst „Animus" und „Anima" zusammen: Während „Persona" in der analytischen Psychologie die nach außen gewandte Seite der Persönlichkeit darstellt, ist „Animus" und „Anima" die nach innen gerichtete, die fest an das Geschlecht gebunden ist. Animus und Anima stellen im Lehrgebäude der analytischen Psychologie alle Erfahrungen dar, die die Ahnen vom anderen Geschlecht gemacht haben. Überraschend simplifizierend teilt C. G. Jung der Anima die Funktion zu, Launen zu generieren, dem Animus aber wohl begründete Meinungen. Auch eine sehr weiblich erscheinende Frau kann eine männliche Seele, einen Animus besitzen und umgekehrt ein Mann eine weibliche, die Anima. Mischungen beider Anteile sind nach C. G. Jung jedoch häufiger.

C. G. Jung kämpft für die Gleichwertigkeit von Seele und Körper bzw. für die Dominanz des Seelischen über das Leibliche und beklagt: „Heute baut sich nicht die Seelenkraft einen Körper auf, sondern umgekehrt, der Stoff erzeugt aus seinem Chemismus eine Seele." Bedauernd – und ironisierend – setzt er in seiner Schrift „Das Grundproblem der gegenwärtigen Psychologie" fort: „Das haben wir entdeckt, dass es eine willkürliche, intellektuelle Anmaßung unserer Voreltern war, anzunehmen, dass der Mensch eine substantielle Seele habe, dass sie von göttlicher Natur und darum unsterblich sei, dass es eine eigene Seelenkraft gäbe, die den Körper aufbaue, sein Leben unterhalte, seine Krankheiten heile und die Seele befähige, ein vom Körper unabhängiges Leben zu führen, dass es unkörperliche Geister gäbe, mit denen die Seele verkehre, und eine geistige Welt jenseits unseres empirischen Diesseits, aus der der Seele eine Wissenschaft um geistige Dinge zukomme, deren Ursprünge in dieser sichtbaren Welt nicht aufgefunden werden können." Er beklagt weiters: „Die moderne Überzeugung vom Primat des Physischen führt in letzter Linie zu einer Psychologie ohne Seele, das heißt, das Psychische kann darin gar nichts anderes sein als ein biochemischer Effekt. Eine moderne, wissenschaftliche Psychologie, die vom Standpunkt des Geistes aus erklärt, gibt es überhaupt nicht."

In einem Brief bekannte C. G. Jung 1959: „Es ist meine feste Überzeugung, dass von jetzt an bis in unbestimmte Zukunft das wahre Problem ein psychologisches sein wird. Die Seele ist Vater und Mutter all der anscheinend unlösbaren Schwierigkeiten, die sich vor unseren Augen zum Himmel türmen."

Der selbstbewusste Geist bei John C. Eccles: Ein Beitrag zum Verständnis der Seele

„Das Ich ist nicht ein ‚reines Ich', d. h. ein loses Subjekt, es ist vielmehr unglaublich reich. Wie ein Steuermann beobachtet und handelt es gleichzeitig. Es ist tätig und erleidend, erinnert sich der Vergangenheit und plant und programmiert die Zukunft; es ist in Erwartung und disponiert. Es enthält in rascher Abfolge oder mit einem Mal Wünsche, Pläne, Hoffnungen, Handlungsentscheidungen und ein lebhaftes Bewusstsein davon, ein handelndes Ich zu sein, ein Zentrum der Aktion. Und es verdankt diese Ichheit weitgehend der Wechselwirkung mit anderen Personen, mit dem Ich anderer und mit der Welt 3. Und das alles steht in enger Wechselwirkung mit der ungeheuren ‚Aktivität', die im Gehirn des Ichs stattfindet."

K. Popper

Die Bewusstseinserfahrungen gliedert Armstrong in das minimale, das wahrnehmende und das introspektive Bewusstsein. Das introspektive Bewusstsein „ist ein der Wahrnehmung ähnliches Sich- Bewusstwerden von Zuständen und Vorgängen im eigenen Geist. Da die Introspektion selbst ein mentaler Vorgang ist, kann auch sie zum Gegenstand des introspektiven Sich-Bewusstwerdens werden." Das introspektive Bewusstsein kann auch als Selbstbewusstsein bezeichnet werden, es findet sich bei Gefühlen, Erinnerungen, Gedanken und Absichten und noch vielem mehr. Die Zustände und Vorgänge, von denen der Mensch introspektiv Kenntnis hat, haben nach Meinung von Eccles und Popper eine einheitliche Grundlage im Selbst, das eine einzige durchgängige Entität darstellt. Armstrong stellt eindrücklich fest, dass „wir ohne introspektives Bewusstsein nicht wüssten, dass wir existieren – unser Selbst wäre für sich kein Selbst". Das introspektive Bewusstsein ist somit eine Bedingung für alles, was mental existiert, ja sogar für alles, was überhaupt existiert.

Eccles hat als Hirnforscher das gesamte vorliegende Material im Hinblick auf „das Bedeutendste der großen Probleme – die Evolution des menschlichen Gehirns und des menschlichen Geistes" – (Popper) zusammengetragen. Dieses detailreiche Gesamtbild gipfelt schließlich in der Frage nach dem großen Geheimnis, das im Entstehen des menschlichen Selbstbewusstseins liegt. Die Leib-Seele-Beziehung ist somit ein Problem von Gehirn und Bewusstsein, da diese Wechselwirkungen ja im Gehirn lokalisiert sind. J. C. Eccles entwickelte eine – dualistische – Theorie wie selbstbewusster Geist und Gehirn interagieren.

Entgegen den materialistischen oder parallelistischen Vorstellungen vertritt der **dualistische Interaktionismus** die Ansicht, dass Geist und Gehirn getrennte Entitäten sind. Nach der Popper'schen Klassifikation gehört das Gehirn zu Welt 1, also zur gesamten materiellen oder physikalischen Welt, der Geist wird der Welt 2 zugerechnet, die alle subjektiven oder mentalen Erfahrungen umfasst. Geist und Gehirn stehen in einem Interaktionsprozess, die Grenze zwischen Welt 1 und Welt 2 ist somit aufgehoben: Ein Fluss von Informationen fließt in beiden Richtungen über diese Grenze hinweg. Die Welt der Materie und Energie ist somit nicht in sich abgeschlossen, wie es die klassische Physik vertritt. Die materialistischen Lehren haben das Dogma der Abgeschlossenheit der gesamten materiellen oder physikalischen Welt jedoch vehement vertreten. In seinen Ausführungen über die Welten 1, 2 und 3 bekennt K. R. Popper, „dass es neben den physikalischen Gegenständen und Zuständen noch psychische Zustände gibt, und dass diese Zustände wirklich sind, da sie ja mit unseren Körpern in Wechselwirkung stehen".

Da im Englischen das dem Begriff „Seele" entsprechende Wort „Soul" eine starke religiöse Bindung aufweist, sprechen sowohl Popper wie auch Eccles bevorzugt von „Geist" bzw. im Englischen von „Mind".

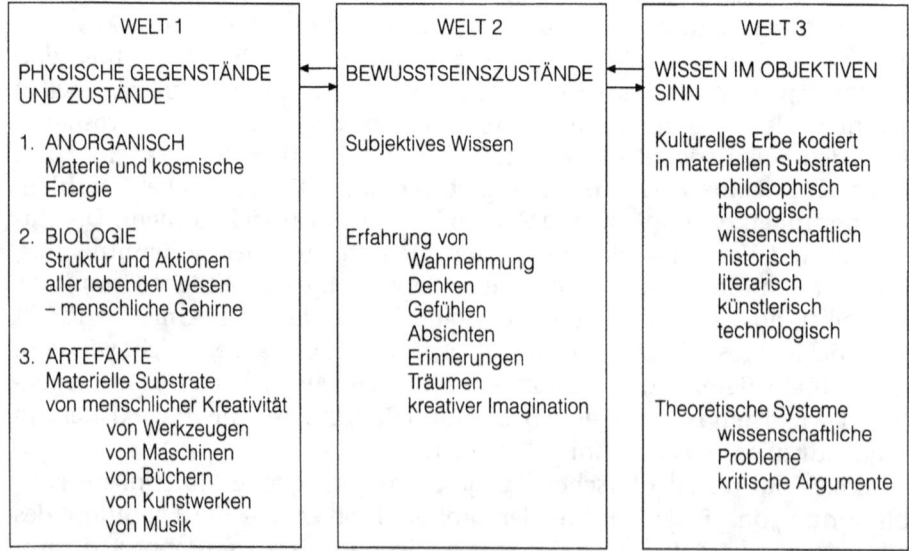

Abb. 32. Der selbstbewusste Geist und sein Gehirn: Tabellarische Darstellung der drei Welten, die alles Existierende und alle Erfahrungen umfassen, wie von Popper definiert. Aus: K. R. Popper und J. C. Eccles, 1989

Die Eccles'sche Theorie wurde in Übereinstimmung mit der Drei-Welten-Hypothese von Karl R. Popper entwickelt, wonach – wie bereits erwähnt – die Welt 1 die Summe der physischen Gegenstände und Zustände ist, die Welt 2 die Welt des selbstbewussten Geistes jedes individuellen Ichs darstellt und die Welt 3 schließlich das Wissen im objektiven Sinn, also die Gesamtheit des kulturellen Erbes umfasst (Abb. 32).

Eccles's Hypothese will darstellen, dass der selbstbewusste Geist eine unabhängige Einheit ist, er befasst sich in Abhängigkeit von Aufmerksamkeit und Interesse mit dem Selektionieren von Information aus den Zentren des Liaison-Gehirnes, um – wie Eccles selbst es formuliert – „von Augenblick zu Augenblick die Einheit bewusster Erfahrung zu vermitteln". Er betont, „dass der selbstbewusste Geist eine überlegene interpretierende und kontrollierende Funktion in Bezug auf die neuralen Ereignisse ausübt, mit Hilfe einer in beiden Richtungen erfolgenden Interaktion über die Kluft zwischen Welt 1 und Welt 2 hinweg". Nach Eccles ist die Einheit der bewussten Erfahrung nicht ein Produkt der neuralen Maschinerie, sie ist vielmehr das Ergebnis der integrierenden Aktionen des selbstbewussten Geistes im Rahmen der gewaltigen Vielfalt neuraler Aktivitäten im Liaison-Gehirn.

Über seine neurologischen und neuro-physiologischen Arbeiten kam Eccles zum Schluss, dass nur eine spezialisierte Zone der Großhirnhemisphären in Liaison mit dem selbstbewussten Geist treten könne. Der Begriff „Liaison-Hirn" beschreibt somit alle jene Abschnitte der Großhirnrinde, die in der Lage sind, mit dem „selbstbewussten Geist" eine Beziehung aufzunehmen (Abb. 33). Dazu schreibt Eccles Folgendes: „Da ist *erstens* der äußere Sinn, der spezifisch mit den unmittelbar durch die Inputs der Sinnesorgane vermittelten Wahrnehmungen in Beziehung steht, den visuellen, akustischen, Berührungs-, Geruchs-, Geschmacks- und Schmerzrezeptoren etc. *Zweitens* gibt es den inneren Sinn, der eine weite Vielfalt kognitiver Erfahrungen umfasst: Gedanken, Erinnerungen, Absichten, Vorstellungen, Emotionen, Gefühle und Träume. *Drittens*, im Zentrum von Welt 2, befindet sich das Selbst oder das Ich: Dies ist die Basis der personalen Identität und Kontinuität, die jeder von uns durch das gesamte Leben erfährt und die täglichen Bewusstseinslücken, wie z. B. im Schlaf, überspannt. Jeden Tag kehrt das Bewusstsein zu uns zurück, mit seiner im Wesentlichen durch die Stunden der Bewusstlosigkeit im Schlaf ungebrochenen Kontinuität."

Eccles sieht in einer reizvollen Analogie den Körper und das Gehirn als einen durch genetische Codierung aufgebauten großartigen Computer, der von dem wunderbaren Prozess der biologischen Evolution geschaffen wurde. „Nach dieser Analogie ist die Seele oder Psyche der Programmierer des Computers. Unser Computer, mit dem wir als Programmierer geboren werden, befindet sich zunächst im embryonalen Zustand. Wir entwickeln ihn, solange wir leben. Er ist unser Leben lang bei allen Transaktionen unser vertrauter Gefährte. Er empfängt von der Welt und gibt der Welt, zu

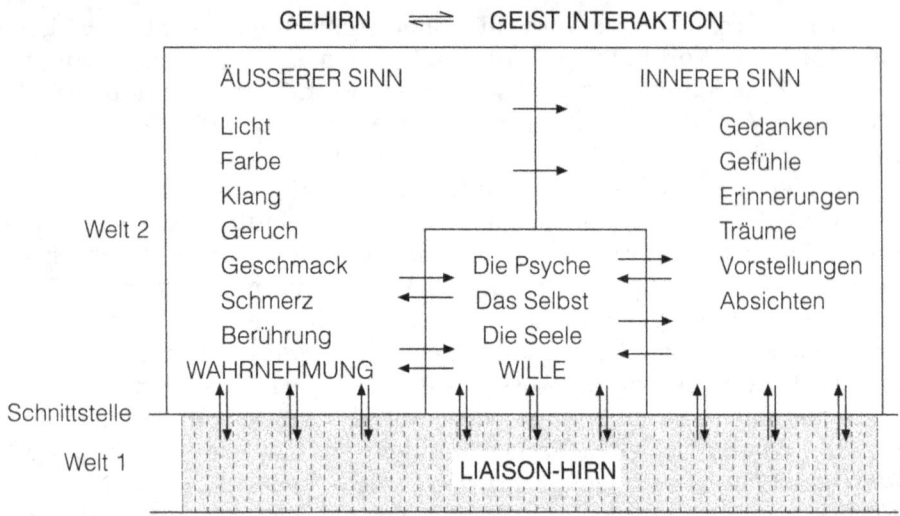

Abb. 33. Informationsflussdiagramm für Gehirn-Geist-Interaktion. Die drei Komponenten von Welt 2: äußerer Sinn, innerer Sinn und das Ego oder Selbst sind mit ihren Verknüpfungen schematisch dargestellt. Ebenfalls gezeigt sind die Kommunikationslinien über das Bindeglied zwischen Welt 1 und Welt 2 (das heißt vom Liaison-Hirn von und zu den Komponenten der Welt 2). Das Liaison-Hirn besitzt die gezeigte säulenförmige Anordnung (nach K. R. Popper und J. C. Eccles, 1989)

der auch andere mit einem Selbst gehören. Das große Geheimnis ist nur, wie wir als Programmierer oder erlebendes Selbst entstehen und wie wir, jeder Einzelne mit seinem ‚Computer' unser Leben lang über die Grenze zwischen Welt 2 und Welt 1 hinweg verbunden bleiben."

Eccles stellt auch fest, „dass die Interaktion zwischen Geist und Gehirn einem Wahrscheinlichkeitsfeld der Quantenmechanik analog ist, einem Feld, das weder Masse noch Energie besitzt und dennoch im mikroskopischen Maßstab eine Wirkung hervorrufen kann. Genauer gesagt: Die mentale Konzentration, die bei Intentionen oder planmäßiger Überlegung auftritt, kann durch einen Prozess, der den Wahrscheinlichkeitsfeldern der Quantenmechanik analog ist, neurale Ereignisse bewirken."

Eccles baut seine stark dualistische Hypothese auf folgende Tatsachen auf:
1. „Die Erfahrungen des selbstbewussten Geistes bezeugen einen einheitlichen Charakter. Der Mensch konzentriert sich auf unterschiedliche Gegebenheiten, er kann seine Aufmerksamkeit fokussieren.
2. Die Erfahrungen des selbstbewussten Geistes stehen in Beziehung zu neuralen Ereignissen im Liaison-Gehirn, in dem eine Beziehung der Interaktion vorhanden ist, die bis zu einem gewissen Grad Korrespondenz ergibt, jedoch nicht Identität.

3. Es kann eine zeitliche Diskrepanz zwischen neuralen Ereignissen und den Erfahrungen des selbstbewussten Geistes vorhanden sein.
4. Es gibt die ständige Erfahrung, dass selbstbewusster Geist wirksam auf Hirnereignisse einwirken kann."

Die Einheit der bewussten Erfahrungen wird nach dieser Hypothese nicht durch die neurale Maschinerie der Liaison-Zentren der Großhirnhemisphäre vermittelt, sondern durch den integrierenden Charakter des selbstbewussten Geistes. Die erlebte Einheit der bewussten Erfahrungen beruht nicht auf einer neurophysiologischen Synthese. Der selbstbewusste Geist tastet die modulären Aktivitäten in den Zentren des Liaison-Großhirnes ab und selektiert diese seinem Interesse und seiner Aufmerksamkeit entsprechend, um durch Integration eine einheitliche bewusste Erfahrung zu gewährleisten. Für das Ablesen verfügbar sind alle Leistungen der Abschnitte der dominanten Großhirnhemisphäre, die für Sprachprozesse und Denkleistungen verantwortlich sind bzw. polymodale Inputs besitzen. Diesbezüglich sind die Brodmann'schen Felder 39 und 40 sowie der Präfrontallappen von besonderer Bedeutung. Der selbstbewusste Geist liest nicht nur aus den ablaufenden Aktivitäten des neuronalen Netzwerkes heraus, sondern er kann diese auch modifizieren.

Eccles begründet diese seine Hypothese durch eine Vielzahl neurologischer Studien: So spiegelt für ihn die lange Dauer des Bereitschaftspotentials, das einer Willkürbewegung vorausgeht, eine weitere Eigenschaft des selbstbewussten Geistes wider. Wenn der Mensch eine Bewegung intendiert, oder er durch sein Wollen eine motorische Leistung anstrebt, führt dies zu einer Zunahme neuronaler Aktivität über ausgedehnte Zonen der Großhirnrinde. Der selbstbewusste Geist peilt im Rahmen dieses langen und komplexen Modellierungsprozesses die motorischen Pyramidenzellen an, wodurch es schließlich zur gewünschten Bewegung kommt.

Der selbstbewusste Geist ist somit aktiv beschäftigt, nach Hirnereignissen zu suchen, denen er gegenwärtig seine Aufmerksamkeit widmet; er stellt aber auch das integrierende Moment dar, da er aus der Mannigfaltigkeit der neuronalen Prozesse die Einheit der bewussten Erfahrung strukturiert.

Diese dualistisch-interaktionelle Hypothese birgt Erklärungen für die Gehirn-Geist-Beziehung in sich und hilft auch, Aspekte des Gedächtnisses und der kreativen Imagination zu verstehen.

Da – wie Eccles vermutet – der selbstbewusste Geist keinen Teil von Welt 1 darstellt, besitzt er wahrscheinlich noch viele andere fundamentale Eigenschaften. Er integriert sofort all das, was er aus den verschiedensten Elementen des Neocortex der dominanten Hemisphäre abliest; ja er sondiert auch während des gesamten Schlafes die Großhirnrinde auf der Suche nach Modulen, die offen und für Erfahrungen bereit sind. Im tiefen Koma oder nach einem epileptischen Anfall wird der selbstbewusste Geist die Zentren des Liaison-Hirnes ohne Wirkung abtasten.

J. C. Eccles stellt sich abschließend noch dem Problem des Todes und versucht eine Antwort zu geben: „Dann steht alle cerebrale Aktivität für immer still. Der selbstbewusste Geist, der gewissermaßen eine autonome Existenz in Welt 2 besaß, findet nun, dass das Gehirn, das er abgetastet und sondiert und so wirkungsvoll und erfolgreich während eines langen Lebens kontrolliert hat, überhaupt keine Meldung mehr gibt. Was dann geschieht, ist die letzte Frage."

Diesen „letzten Fragen" widmet sich J. Eccles am Schluss seines Buches „Die Evolution des Gehirns – die Erschaffung des Selbst." Dort bekennt er: „Da unsere erlebte Einmaligkeit mit materialistischen Lösungsvorschlägen nicht zu erklären ist, bin ich gezwungen, die Einmaligkeit des Selbst oder der Seele auf eine übernatürliche spirituelle Schöpfung zurückzuführen. Um es theologisch auszudrücken: Jede Seele ist eine neue göttliche Schöpfung, die irgendwann zwischen der Empfängnis und der Geburt dem heranwachsenden Fötus ‚eingepflanzt' wird. Es ist die Gewissheit des inneren Kerns der einmaligen Individualität, welche die ‚göttliche Schöpfung' notwendig macht. Ich behaupte, dass keine andere Erklärung haltbar ist, weder die von der genetischen Einmaligkeit mit ihrer phantastisch unwahrscheinlichen Lotterie, noch die der umweltbedingten Differenzierungen, die die Einmaligkeit nicht determinieren, sondern lediglich modifizieren."

Die natur- und geisteswissenschaftliche Sicht der Seele

> „Die astronomische Kenntnis des Gehirnes, die höchste, die wir davon erlangen können, enthüllt uns darin nichts als bewegte Materie. Durch keine zu ersinnende Anordnung oder Bewegung materieller Theilchen aber lässt sich eine Brücke in's Reich des Bewusstseins schlagen."
>
> Emil Dubois-Reimond, 1872

Aufbauend auf die Forschungsergebnisse der Neurobiochemie und der Neurophysiologie erstellte Francis Crick die „erstaunliche Hypothese": Die geistigen Aktivitäten einer Person verdanken sich ganz und gar dem Verhalten der Nerven- und Gliazellen und den Atomen, Ionen und Molekülen, aus denen diese Zellen bestehen und durch die sie beeinflusst werden. Dieser „erstaunlichen Hypothese" widmete Crick sein Buch „Was die Seele wirklich ist". Auch wenn die „erstaunliche Hypothese" – wie Crick selbst schreibt – „derart plausibel ist, dass man sie nicht erstaunlich nennen sollte", überrauscht seine reduktionistische Auffassung der „Seele", die er auf das Bewusstsein – beziehungsweise auf das visuelle Informationsverarbeitungssystem – eingeengt wissen möchte. Aufgrund seiner materialistischen Sichtweise wirft Crick Eccles vor, dieser glaube an das „Gespenst in der Maschine". Auch Patricia Smith-Churchland wendet sich mit harschen Worten gegen „unabhängig vom Gehirn existierende Seelen":

> „Wenn ich unterstelle, dass die Neurowissenschaft die Mechanismen aufdecken kann, die psychologischen Funktionen zugrunde liegen, dann unterstelle ich damit, dass es in der Tat das Gehirn ist, das diese Funktionen ausübt – dass die Fähigkeiten des menschlichen Geistes tatsächlich Fähigkeiten des menschlichen Gehirns sind. Diese Annahme und die damit einhergehende Verabschiedung cartesischer, unabhängiger vom Gehirn existierender Seelen, Geister und sonstigem Hokuspokus ist keine verschrobene Idee. Im Gegenteil, sie ist eine höchstwahrscheinliche Hypothese."

Das eigene Denkvermögen und die zugrundeliegende Wertwelt werden hier zur obersten Urteilsinstanz erhoben; gewagt wird versucht, Neuroanatomie und Psychologie bzw. Psychopathologie mit Hilfe der Psychophysik zu überbrücken.

In der Beurteilung des Leib-Seele-Problems stehen sich heute grundsätzlich zwei Positionen gegenüber. Die Anhänger des **Substanzialismus** halten an einer „mentalen Substanz" fest, die von den Gesetzen der Physik nicht berührt würde. Vertreter eines *interaktionistischen Dualismus* sind – wie bereits erwähnt – Popper und Eccles, die die moderne Neurophilosophie begründet haben. Diese Position wird heute kritisch beurteilt, da Eccles postulierte, der selbstbewusste Geist sei nicht den üblichen Naturgesetzen unterworfen, er könne aber mit der physikalischen Welt, also mit dem Gehirn in Wechselwirkungen treten. Den Vorwürfen, seine Hypothese verletze den Energieerhaltungssatz, begegnete Eccles mit der Berufung auf die Quantenphysik: Die Verletzung des Energieerhaltungssatzes sei so klein, dass sie praktisch nicht messbar ist. Für die Gegner der Hypothese von Eccles und Popper bleibt diese eine wissenschaftliche Anomalie. Eine „mentale Substanz" kann mit den heute zur Verfügung stehenden Methoden der bildgebenden Verfahren nicht nachgewiesen werden, es gelingt andererseits aber auch nicht, diese zu widerlegen (H. Walter, S. 206). Diese Erkenntnis lässt aber den interaktionistischen Dualismus als wissenschaftlich unfruchtbar erscheinen.

Der *Parallelismus* vermutet, dass sich parallel zu den psychischen Befindlichkeiten auch die neurophysiologischen Prozesse änderten, ohne dass eine Interaktion eintreten würde. Die Anhänger dieser Theorie gehen vorerst von der Annahme zweier verschiedener Welten aus. Da sich uns die mentale Welt nur mental eröffnet, wird es notwendig, Korrelate zwischen den psychischen Befindlichkeiten und den durch bildgebende Verfahren nachgewiesenen Substratveränderungen herzustellen.

Der **Monismus** postuliert nur eine einheitliche Substanz, so komplex sie auch sein mag. Der *eliminative Materialismus*, den P. M. und P. S. Churchland (1986, 1992, 1995) sowie P. Feyerabend, R. Rorty und W. V. O. Quine vertreten, leugnet mentale Zustände grundsätzlich und erklärt alle diesbezüglichen Theorien als eo ipso falsch: Alle seelisch-geistigen Zustände, also auch Wünsche, Überzeugungen und Glaubensinhalte, könne es genauso wenig geben, wie das Bewusstsein, das eine Erfindung des vorwissenschaftlichen Alltagsverstandes sei. Anstelle dieser „metaphysischen Konstrukte" haben neuronale Aktivitäten zu treten. Die basalen Einheiten menschlicher Kognition seien Aktivierungsvektoren von Neuronenpopulationen, mentale Prozesse somit Transformationen eines Aktivierungsvektors in einen anderen.

Anhand einer Freud-Lektüre legte R. Rorty dar, dass das Selbst ein „Netzwerk" aus „idiosynkratischen Kontingenzen unserer je individuellen Vergangenheit" ist, „Ergebnis einer zufallsblinden Prägung, die sich (…) in allem (zeigt), was wir tun". Das Ich ist „ein mittelpunktloses Netz", durch schiere Kontingenz bestimmt. Anstelle „einer geformten, einheitlichen, gegenwärtigen, unabhängigen Substanz, die die Möglichkeit bot, stetig als Ganzes gesehen zu werden", interpretiert Rorty das Selbst als „ein Netz aus kontingenten Beziehungen, ein Gewebe, das sich rückwärts in die Vergangenheit und vorwärts in die Zukunft erstreckt". Nach Rorty müssten wir heute dazu tendieren, „uns alles menschliche Leben als das immer unvollständige (…) Neuweben eines solchen Netzes zu denken".

Mentale Zustände werden vom eliminativen Materialismus als cerebrale Zustände rekonstruiert. Diese Form des Materialismus wurde auch als *revisionistisch* bezeichnet. Der genannte theoretische Ansatz birgt logische Fehler in sich: Da es keine Überzeugungen gibt, können selbst die Vertreter dieser Theorie von ihren Postulaten nicht „überzeugt" sein. Auch fehlt eine Antwort auf die Frage, was anstelle des Bewusstseins zu setzen sei, da sich der Mensch auch vieler neurophysiologischen Zustände bewusst ist. Eine Lösung dieses Dilemmas könnte darin bestehen, dass das Bewusstsein, die Gefühle, Gedanken und Wünsche im letzten mit bestimmten neuronalen Prozessen identisch seien. Nach dieser Identitätsbeziehung könnte alles, was den zugrundeliegenden neuronalen Prozess erklärt, auch als Erklärung des mit ihm identischen geistigen Vorganges herangezogen werden.

So vertreten Feigl (1967), Mac Donald (1989) und andere Forscher die *Identitätstheorie*, die besagt, dass die Zustände direkter Erfahrung, die vom Menschen mit Bewusstsein „erlebt" werden und jene, die wir zuversichtlich einigen der höheren Tiere zuschreiben, identisch sind mit bestimmten Prozessen im Zentralnervensystem, besonders in der Großhirnrinde.

Nach der Sichtweise der Identitätstheorie ist ein definierter geistiger Zustand immer identisch mit einem definierten neurophysiologischen Geschehen. D. Lewis gebraucht diesbezüglich ein Beispiel aus dem Alltagsleben: Die Absicht, morgen Fasan zu essen, würde bei allen Menschen verbunden sein mit einer identen Aktivierung einer bestimmten Art von „C-Fasern". Eine solche Identitätsbeziehung zwischen Psychischem und Physikalischem ist aber mehr als unwahrscheinlich: Die Vorstellung der neuronalen Plastizität hat die strenge Zuordnung definierter psychischer Fähigkeiten zu definierten neuronalen Strukturen abgelöst. Die unterschiedlichsten Regionen des Gehirns kooperieren, um bestimmte Funktionen in paralleler Bearbeitung zu erfüllen.

Diese Theorie erkennt im Unterschied zum radikalen Materialismus die Existenz und die Eigenständigkeit mentaler und psychischer Prozesse an. Die Identitätstheorie nimmt somit eine Position zwischen dem Parallelismus und dem eliminativen Materialismus ein: Ein bestimmtes, konkretes mentales Ereignis ist mit einem bestimmten, konkreten neurophysiologischen Ereignis ident. Die Vertreter der funktionalistischen Identitätstheorie fordern, dass eine Theorie mentaler Zustände unabhängig von Gehirnstrukturen bestehen müsse: Diese Theorien sollten sich infolgedessen auch in der Erklärung der künstlichen Intelligenz bewähren.

Mentale Zustände oder Prozesse mit neurophysiologischen Zuständen oder Prozessen zu identifizieren setzt voraus, eine Reduktion vorzunehmen, im Konkreten eine Reduktion der Psychologie auf die Neurobiologie. In der jüngsten Vergangenheit wurden jedoch einige Theorien gebildet, die wohl monistisch sind, aber die Möglichkeit einer Reduktion mentaler Eigenschaften auf neurobiologische bestreiten.

Hauptvertreter dieser Schule ist der *nichtreduktionistische Materialismus* oder *Physikalismus*, der auch als *anomaler Monismus* bezeichnet wurde.

Die *Emergenztheorien* stehen diesen Hypothesen nahe: Nach den Emergenztheorien sind psychische Zustände und Befindlichkeiten eine Teilmenge der Gesamtheit aller Hirnzustände. Geistige Prozesse und psychische Phänomene werden als eigene kategoriale Zustände des Organismus im Sinne eines Eigenschaftsdualismus gesehen, die aber ausschließlich auf einer neurobiologischen Grundlage zu betrachten sind (Bunge). Psychische Phänomene besitzen eine emergente Qualität, sie sind neuartige Eigenschaften des Gehirns. Auch wenn sie aus neuronalen Prozessen des Gehirns hervorgehen, können sie nicht auf die zugrundeliegenden zellulären Funktionen des zentralen Nervensystems reduziert werden (Bunge, Goller).

Kann aber eine mentale Verursachung monistisch interpretiert werden, ohne gleichzeitig einen Reduktionismus zu vertreten? Diesbezüglich kann der Begriff der *Supervenienz* vermitteln. Nach Davidson (1970) gibt es keine zwei Ereignisse, „die in allen ihren physischen Hinsichten gleich sind, sich aber in mentaler Hinsicht unterscheiden"; auch ist er überzeugt, „dass ein Objekt sich nicht in mentaler Hinsicht ändern kann, ohne sich zugleich auch in physischer Hinsicht zu ändern".

Der Begriff der Supervenienz beinhaltet die Elemente der Kovarianz, der Dependenz und der Nichtreduzierbarkeit: Mentale und physische Phänomene ändern sich gemeinsam, die ersten hängen von den zweiten ab und sind auf diese nicht reduzierbar. Nach Kim beinhaltet diese Theorie – wenn ein Dualismus abgelehnt wird – einen reduktionistischen Ansatz oder er mündet in einen Eliminatismus ein. Dem widersprechen auch die Anhänger der Emergenztheorien (Stephan 1994). Verschiedene Anhänger der Supervenienztheorien glauben aber, dass diese Interpretationsweise zu einem Eigenschaftsdualismus führen müsse. Da der Begriff der Supervenienz das Element der Kovarianz beinhaltet, wird gerade diese Theorie von den Neurowissenschaftern geschätzt, da sie zumindest das Studium von Korrelationen zulässt. Die Frage, wie die Relation mentaler und physischer Eigenschaften beschaffen sein soll, wird vorerst ausgeklammert. Die Supervenienztheorien stellen somit heute den kleinsten gemeinsamen Nenner der Neurophilosophie und der Neurowissenschaften dar.

Die neuropsychologischen Erklärungsmodelle beruhen auf der gegenseitigen Beeinflussung und Verursachung physiologischer und psychischer Prozesse. Die bildgebenden Verfahren der Neuroradiologie ermöglichen einen faszinierenden Einblick in die Topographie und in die Stoffwechselveränderungen bei bestimmten psychischen Aktivitäten. Besonders die Magnetresonanz-Tomographie und die Positronen-Emissionstomographie haben das Wissen um psychische Prozesse und um die organischen Verursachungen psychiatrischer Erkrankungen einschneidend verändert und vertieft. Die faszinierenden Errungenschaften der Neurowissenschaften erzwingen auch eine philosophische Antwort: Walter fordert in diesem Sinne das Beschreiten des Weges einer *„minimalen Neurophilosophie"*, die definierte philosophische Fragestellungen auf deren Kompatibilität mit den Prozessen des zentralen Nervensystems überprüft.

Ungelöst ist immer noch die Frage nach dem Selbstbewusstsein. Ist das Ich, ist der freie Wille, das vorausschauende, planende Denken, ist die Selbstreflexion nur eine Illusion, somit ein Ausfluss vorwissenschaftlichen Denkens und mythischer Ergriffenheit? Kann aber *Bewusstsein* mit den Begriffen *„Person"* und *„Seele"* oder dem *Ich* und dem *Selbst* gleichgesetzt werden? Können dem Bewusstsein nur chemische und elektrische Vorgänge entsprechen?

Die Neurowissenschaft tut sich sehr schwer aus der unübersehbaren Vielzahl neuronaler Aktivitäten ein einheitliches „Ich" zu erklären. Den Geist anschließend auf die Materie zu reduzieren bereitet auch in der Gegenwart noch unlösbare Schwierigkeiten: Die Eigenschaften des Geistigen müssten durch Eigenschaften des Materiellen eindeutig definiert werden. Auch Kim glaubt nicht – wie schon Eccles und andere – dass die Eigenschaften eines so komplexen Systems wie des zentralen Nervensystems ausschließlich auf die Grundeigenschaften der Materie zurückgeführt werden könnten. Bezüglich der Erklärungsmodelle der Naturwissenschaften schreibt Scharfetter (2000, S. 28): „Als primär gesetzt ist das Gehirn, sekundär ist das Produkt der Gehirnfunktion: Mind (Bewusstsein). Es wird gar nicht mehr nach Alternativmodellen gefragt, z. B. ob nicht das Gehirn statt im Gleichnis des Generators besser als Transformator vorgestellt werden könnte (so gedacht, würden Gehirnfunktionen wie ein Dolmetsch wirken, der den Menschen Bewusstsein zu erfassen ermöglicht). Die Fülle externer und interner Wahrnehmungen (sensory events) werde wie eine ‚multi-media-mind-show' via Repräsentanzen (interne dem Gehirn angepaßte Bilder) verarbeitet. Alle diese Repräsentationen tragen den Charakter des Selbstbezuges (sense of self). Suggestivkräftige Formeln und Tautologien sollten nicht die Setzung verdecken: Das Gehirn kreiere Bewusstsein. Was aber kreiert das Gehirn, die Moleküle, die Gene, was ermöglicht das Funktionieren des lebendigen Organs Gehirn, welche vis vitalis schafft – in non-dualistischer Formulierung ausgedrückt – den Funktionskomplex mind-brain, dessen eine Seite, dessen eine Ansicht die Morphologie und Physiologie des Gehirns ist, dessen anderer Aspekt das Bewusstsein? Es geht nicht um das Recht-Behaupten des Non-Dualismus gegen den Dualismus der Neurobiologie mit ihrer Reduktion auf einen Bewusstseins-Emergentismus. Jedoch kann der skizzierte Denkweg zeigen, dass wir nicht beim Dualismus und Kreationismus stehen bleiben müssen. Das Fragen, Entwerfen von Denkmodellen geht weiter."

Die neurowissenschaftlichen Paradigmen, die in ähnlicher Form bereits um 1900 bestanden, sind – wie wiederum Scharfetter (2000, S. 43) schreibt – „ergiebig für die Fertilisation des Forschungsprozesses. Aber wenn sie allein dominieren, werden sie zu Ideologien – und die sind allemal forschungsfeindlich, weil sie die Perspektive einseitig festlegen und andere Ansätze eliminieren, marginalisieren oder verkümmern lassen."

Die Notwendigkeit einer Neurophilosophie

„Die Natur hat sich soviel Freiheit vorbehalten, dass wir mit Wissen und Wissenschaft ihr nicht durchgängig beikommen oder sie in die Enge treiben können."
Johann Wolfgang von Goethe
(Betrachtungen der Wissenschaften)

„Es waren verständige, geistreiche, lebhafte Menschen, die wohl einsahen, dass die Summe unserer Existenz, durch Vernunft dividiert, niemals rein aufgehe, sondern dass immer ein wunderlicher Bruch übrigbleibe."
Johann Wolfgang von Goethe
(Wilhelm Meister)

Die Funktionen des Gehirns stehen im Mittelpunkt des Interesses von Philosophen und Neurowissenschaftern: Die Geist-Gehirn-Problematik ist heute sowohl eine philosophische, als auch eine eminent wichtige naturwissenschaftliche Fragestellung. Die Ergebnisse der Neurowissenschaften werden von vielen als Beweis interpretiert, dass mentale Prozesse nichts anderes seien als das Resultat klar festgelegter Hirnvorgänge. Nach Walter ist aber das Hauptproblem, „dass die allgemeine Struktur neuronaler Repräsentationen eben noch unbekannt ist und es daher unklar ist, inwieweit Teilprozesse mentaler Aktivität mit Teilprozessen neuronaler Aktivität korreliert werden können". Immer mehr setzt sich in der gegenwärtigen Diskussion die Überzeugung durch, dass besonders das funktionelle Neuroimaging zwangsläufig mit philosophischer Fragestellung verknüpft ist, auch wenn diese Tatsache häufig verdrängt wird. Philosophen kümmern sich immer noch kaum um die Ergebnisse neurowissenschaftlicher Forschung, ja sie ignorieren oft weitgehend die Befunde des Neuroimaging, der Elektrophysiologie und der Neurobiologie. Aber auch die kognitive Neurowissenschaften werden bei der Erforschung mentaler Phänomene unvermeidlich – wie auch Henrik Walter schreibt – mit philosophischen Fragen konfrontiert. Philosophen müssen heute, wenn sie die Natur mentaler Vorgänge verstehen wollen, die Relevanz empirischer Forschungen berücksichtigen.

Der Begriff „Neurophilosophie" wurde 1986 von Patricia Churchland neu definiert: In ihrer Monographie bezeichnet sie Neurophilosophie kurz und treffend als „die gemeinsame Wissenschaft des Geist-Gehirns". Humberto Maturana (1982) sieht in der Neurophilosophie einen auf den

Erkenntnissen der Neurowissenschaften aufbauenden radikalen Konstruktivismus. Für Klaus Mainzer wiederum ist die Neurophilosophie eine „notwendige, kritische Instanz in einem fachübergreifenden Forschungsprogramm mit erkenntnistheoretischer und ethisch-praktischer Absicht".

Die „Neurophilosophie" geht somit über den „Naturalismus" hinaus, der bereits die menschliche Person und die ihr eigentümlichen Fähigkeiten wie natürliche Phänomene, behandelte, das heißt wie solche, die den Methoden der positiven wissenschaftlichen Forschung zugänglich sind (J. Quitterer 2000).

Die Philosophy of Mind folgt prinzipiell zwei Richtungen, einmal versucht sie die verschiedenen Bewusstseinsphänomene und die damit zusammenhängenden Erklärungsmöglichkeiten zu hinterfragen, zum zweiten werden auch die methodischen und wissenschaftstheoretischen Grundlagen der Kognitionswissenschaften selbst überprüft und erweitert.

Die Philosophy of Mind widmet sich den Problemen des Bewusstseins, der Intentionalität und der Willensfreiheit. Das funktionelle Neuroimaging kann dazu in Verbindung mit elektrophysiologischen Untersuchungstechniken einen wesentlichen Beitrag zur Klärung dieser Phänomene leisten: Die bildhafte Darstellung der „inneren" Gehirnprozesse legt nahe, dass diese auch identisch mit unserer subjektiven „inneren" Welt sind (I. Kryspin-Exner). Dies zu verifizieren oder zu falsifizieren ist nach H. Walter eine der Aufgaben der Neurophilosophie.

Walter versteht unter „Neurophilosophie" jede Philosophie des Mentalen, die in ihrer Theorienbildung *auch* empirisches Wissen über das Gehirn berücksichtigt, ohne gleich im eliminativen Materialismus zu landen. Walter plädiert, mentale Phänomene zu differenzieren: Nicht alle mentalen Phänomene sind gleich, für einige könnten identitätstheoretische, für andere wiederum eliminative und für weitere vielleicht auch funktionalistische Lösungen gefunden werden (These der differenziellen Metaphysik). Auch könnten allgemeine Theorien wie beispielsweise die Theorie dynamischer Systeme eine bessere Erklärung mentaler Phänomene bieten, als dies der Hirnforschung gelingt. Darüber hinaus sind bewährte Theorien immer noch als Fundgrube und Ausgangspunkt neuer Fragestellungen zu betrachten.

Die „minimale Neurophilosophie" (Walter), vertritt einen engen Zusammenhang zwischen Geist und Gehirn. Als kleinster gemeinsamer Nenner der verschiedensten Ansätze dient die Theorie der Supervenienz. Aufgabe der „minimalen Neurophilosophie" ist die Untersuchung, welche Anteile philosophischer Theorien sich mit den neurowissenschaftlichen Erkenntnissen in Einklang bringen lassen. Die Neurowissenschaften können mit ihren neuen Erkenntnissen das als gesichert geltendes Wissen verändern, es erweitern oder insgesamt zu neuen Theorien zusammenführen. Grundlegend ist für die „minimale Neurophilosophie" die Hypothese, dass mentale Phänomene sich als neuronale Phänomene identifizieren lassen. Eine mögliche Fallsifikation dieser Annahme sollte nicht zwangsläufig zu einem Substanzdualismus führen. Die Neurophilosophie muss darüber hinaus wie die Neuropsychologie vordringlich zwischen den verschiedenen, die Funktion des Gehirns berührenden Wissenschaften, der Neurologie, der Neurobiologie, der Informatik, der Kybernetik sowie der Psychologie und Psychiatrie und vieler anderer mehr vermitteln.

Da philosophische Begriffe durch hirnphysiologische Vorgänge nicht erklärt werden können, muss eine Überprüfung der Kompatibilität philosophischer Konstrukte mit den empirischen Funktionsmodellen des Gehirns erfolgen. Im Lichte der neurowissenschaftlichen Forschungsergebnisse sind somit diese Begriffe neu zu definieren, um eine empirische Plausibilität zu erlangen. Aber auch die Neurowissenschafter müssen sich zunehmend in die grundlegende philosophische Diskussion einbinden.

Gedanken zur Evolution des Gehirns und des Selbstbewusstseins – mit einem Blick auf Teilhard de Chardin

> „Die Emergenz eines vollen Bewusstseins ist eigentlich eines der größten Wunder."
> *K. Popper*

Die Voraussetzung für die Erlangung der Sonderstellung des Menschen war die Evolution des Zentralorgans zu dem dem Menschen eigenen Gehirn. Dieser Vorgang hat allmählich im Laufe von hunderttausenden von Jahren zur Menschwerdung geführt. Bei der Evolution des Menschenhirns wirkten keine anderen Gesetzmäßigkeiten als bei der Evolution anderer Organe.

Dieser biologische Prozess ist – wie H. Spatz schrieb – die „Basis für den einzigartigen und unvergleichbaren, in so relativ kurzer Zeit ablaufenden Werdegang der Menschheitsgeschichte, der sich ohne Erwerb neuer Gene und deren Selektion vollzogen hat und sich in steigendem Tempo noch vollzieht."

Die Darwin'sche Evolutionstheorie verschließt sich aber vor dem gewaltigen Problem, das jene Lebewesen darstellen, die geistige Fähigkeiten, mentale Erlebnisvollzugsweisen und Reflexionsmechanismen entwickelten, welche einer anderen Welt angehören als der der Materie und Energie: Die Vertreter der Evolutionslehre ignorieren weitgehend die große Frage der Emergenz geistiger Fähigkeiten in der tierischen Evolution. Die Klassiker der Evolutionslehre, Mayr, Monod oder Wilson vermeiden in ihren Werken jeglichen Hinweis auf die Evolution des Geistes. Griffin erklärt diese Ausblendung durch die starke Abhängigkeit der Evolutionsforscher von den Dogmen des Behaviorismus. Dies überrascht umso mehr, da für höhere Tiere längst ein „tierisches Bewusstsein" anerkannt ist. Nur Lack hat als Darwinist von der „Seele" folgendes geschrieben: „Sie ist eng verknüpft mit der eigentlichen Persönlichkeit jedes Einzelnen, und jede Seele ist einmalig. Sie ist auch verantwortlich für moralische Entscheidungen und rationale Forderungen, und sie ist unsterblich. Da die Seele spirituell aufgefasst wird, ist die Frage, ob sie existiert, wohl der wissenschaftlichen Nachprüfung entzogen: und damit wirft sie keinerlei Probleme für den Darwinismus auf."

Nach Popper (1982) ist „die Emergenz von Bewusstsein im Tierreich vielleicht ein ebenso großes Mysterium wie die Entstehung des Lebens selbst. Man muss aber trotz der unüberwindlichen Schwierigkeiten annehmen, dass sie ein Produkt der Evolution, der natürlichen Selektion ist."

Eccles räumt diesbezüglich ein, dass die Emergenz von Bewusstsein aus holistischer Sicht zwar sinnvoll ist, aber nicht erklärt werden kann. Für einen orthodoxen Evolutionisten bleibt dies rätselhaft, solange sie als ein rein natürlicher Prozess in einer rein materialistischen Welt betrachtet wird (Eccles 1994).

Vom Verhalten der höheren Tiere, der Säuger und Vögel, können wir ein Bewusstsein ablesen. Das menschliche Selbstbewusstsein ist mindestens bis zum Homo sapiens Neandertalensis nachweisbar. Wann es im phylogenetischen Prozess der Hominidenentwicklung, jener gewaltigsten Glanzleistungen der Geschichte, zur Anlage eines „zentralen Kernes" gekommen ist, aus dem sich das Selbstbewusstsein und all das entwickelt hat, was wir im psychologischen, philosophischen oder religiösen Zusammenhang als Psyche, Selbst oder Seele bezeichnen, ist heute noch unbekannt.

Die Entfaltung des Selbstbewusstseins beim Kleinkind könnte ein verlässliches Modell für die emergente Evolution des Selbstbewusstseins bei den Hominiden sein. Ein Kind erkennt sich im Spiegel im Alter von 12 bis 18 Monaten. Dem Wissen vom Selbst folgt nach Jahren das Wissen um die eigene Endlichkeit und die Sterblichkeit des Menschen. Durch genaue Verhaltensbeobachtung gibt es Hinweise, dass bei Schimpansen ein – wenngleich bruchstückhaftes – Wissen von einem Selbst vorhanden ist. Schimpansen, nicht aber niedrigere Primaten, erkennen sich selbst im Spiegel, den sie auch zur Körperpflege benützen können.

Der Wiener Hirnforscher C. von Economo (1876–1931) war von der künftigen Weiterentwicklung des Menschenhirns überzeugt und prägte den Begriff der *progressiven Cerebration*: „Die Möglichkeit ist gegeben, dass neue Organe in der Hirnrinde entstehen und neue, bisher ungeahnte psychische Fähigkeiten vom Menschengeschlecht erworben werden. Neue Möglichkeiten des Daseins könnten sich damit eröffnen." Auch P. Lecomte du Noüy sah den Menschen als „Träger des Gehirns, des Organs des Gewissens und der Intelligenz, des Sitzes der Menschenwürde und des Werkzeuges der weiteren Entfaltung. Der Mensch und sein heutiges Gehirn stellen nicht das Ende der Entfaltung dar, sondern nur eine Zwischenstufe zwischen der Vergangenheit, welche schwer belastet ist mit der Erinnerung an das Tier, und der Zukunft, welche reich ist an hoher Verheißung. Solches ist die Bestimmung des Menschen."

Die letzte Etappe der Evolution des Menschenhirns scheint im basalen Neocortex zu liegen. Ist auch – wie schon H. Spatz es formuliert hat – die Art und Weise der Beziehungen zwischen Hirnfunktionen bzw. Funktionen gewisser Hirnabschnitte und dem höchsten seelischen Vermögen des Menschen, den spezifisch menschlichen Grundhaltungen, den Phänomenen der sittlichen Hemmungen und des Wissens um die Verantwortlichkeit noch dunkel, bleibt doch die Tatsache, das höchste seelische Vermögen von der Unversehrtheit einer bestimmten Hirnregion in höherem Maße abhängig sind als von der Intaktheit anderer. Wenn es einen Teil des Menschenhirnes gibt, von dem erwartet werden darf, dass bei ihm die

Evolution noch nicht zum Stillstand gekommen ist, so ist dies der basale Neocortex.

Es war Teilhard de Chardin, der als Paläontologe und Theologe – die Grenzen des Erforschbaren überschreitend – einen Blick in ferne Menschheitstage wagte: Er glaubt an die Möglichkeiten der Vervollkommnung nach leidvollen Umwegen und einer Auslese cerebraler Begabungen. Trotz der vollkommen unterschiedlichen Grundpositionen eint Julian Huxley und Teilhard de Chardin die gemeinsame Überzeugung, dass der heutige Zustand des Menschen wie der Menschheit überschritten werden kann: Beide glauben an eine Metamorphose des Menschen. Ein „Ultrahumanes" ist für Teilhard de Chardin im Kommen, Julian Huxley erkennt im „Transhumanismus" die künftige Wirklichkeit. Im Übersteigen der humanen Stufe zum Supra-Humanen liegt für Teilhard de Chardin das Walten des höchsten Geistes, das er auch als „Superdeterminismus" bezeichnet.

Ausgangspunkt bleibt die Idee einer menschlichen Entwicklung, die in ihrer „Verinnerlichung", in der Interieurisation einen Akt vollzieht, der im Keim im Weltstoff bereits angelegt, aber infinitesimal gering in seiner Wirkung, mit unerhörter Gewalt im Leben höhere Stufen erreicht, im Tierleben weiter an Macht gewinnt und der in der Menschenwerdung eine neue Ära anfängt (Teilhard de Chardin). Diese Entwicklung wird unsere jetzige geistige Existenz so sehr überschreiten, dass sie eine „Supra- oder eine Ultra-Hominisation" bringen wird.

Nach Teilhard de Chardin ist die Entstehung der Noosphäre das Neue, Außerordentliche, das Letzte der bisherigen großen Geschehnisse der Evolution. Der Paläontologe und Theologe lehnte den Gedanken an den rein richtungslosen Ursprung der Mutationen ab: Die Evolution ist für ihn ein schöpferisches Geschehen, nicht – wie Henry Bergson es formulierte – von unbekanntem Ursprung, für ihn ist das göttliche Wirken spürbar. Für Teilhard de Chardin ist die Anerkennung der Tatsache wesentlich, dass der Fortgang der humanen Evolution nicht auf der Erblichkeit von selektiv begünstigten vitalen Anlagen beruht, wohl aber auf einer besonderen „sozialen Vererbung", auf der Weitergabe eines reichen Traditionsgutes an die werdenden Individuen (A. Portmann). Die erworbenen Eigenschaften, nicht die Erbanlagen, sind das selektiv Begünstigte.

Teilhard de Chardin beschäftigte sich auch eingehend mit dem Bewusstsein und versuchte das allgemein Gültige zu entdecken. Deshalb argumentiert er bezüglich der menschlichen „Selbsterkenntnis": „‚Das Bewusstsein erscheint völlig evident nur im Menschen', könnten wir versucht sein zu sagen, ‚es ist daher ein Einzelfall und interessiert die Wissenschaft nicht'. ‚Das Bewusstsein erscheint evident im Menschen', müssen wir uns verbessern, ‚es hat daher, wenn auch nur blitzartig gesehen, eine kosmische Ausdehnung und damit die Aura unbegrenzter räumlicher und zeitlicher Fortsetzung'" (Teilhard de Chardin 1964, S. 30 f.). Wenn im Menschen die Innenseite der Wirklichkeit offenbar wird, ist es für Teilhard de Chardin naheliegend, dass die ganze materielle Welt eine solche Innenseite hat. So teilt er auch dem Materiellen und dem ganzen Kosmos eine Art von Bewusstsein zu: „Die sogenannte rohe Materie ist gewiss auf ihre Weise beseelt" (Teilhard de Chardin 1970, S. 75). Mit der Annahme einer Innenseite glaubt Teilhard de Chardin aufzeigen zu können, dass die Materie von Anfang an auf den Geist – und somit seinem Weltbild entsprechend auf die Vereinigung mit Gott – ausgerichtet ist. Durch den Prozess wachsender schöpferischer Einigung strebt alles zu einem Ziel, von dem es angezogen wird: Durch die „Vergeistigung durch Vereinigung" ist der Gegensatz von Geist und Materie aufgehoben. Auch Karl Rahner nimmt eine Innenseite der Wirklichkeit an: In diesem Sinn bezeichnet er die Materie als „gefrorener Geist" (K. Rahner 1965, S. 203).

Trotz aller Irrwege in der Vergangenheit und der Gegenwart mit all dem unaussprechbarem Leid hofft Teilhard de Chardin, dass die Ausformung der Noosphäre zu einer wachsenden Sympathie für positive Strebungen führen wird. In der „Unanimisierung", in der Überwindung der vielen heute so kräftigen Egoismen und Antagonismen sieht er eine weitere Etappe des „In-sich-Zurückkehrens" des Humanen: Es muss ein neuer Durchbruch, eine wahre Renaissance des Menschen eintreten. In einer mystischen Zukunftsschau sieht er in der Umformung der Seinsart des Menschen nicht eine Verwischung der Individualität, sondern eine Steigerung der Person.

Verglichen mit dem Endzustand, der zum Punkt Omega führt, den die unwiderrufliche Richtung der gesamten Geschichte bestimmt hat, erscheint Teilhard de Chardin der jetzige Zustand der Menschen als „embryonal". Die Endzeit beschreibt er mit Worten wie „Ausbruch von Innerlichkeit", „Umkehr" oder „Ekstase", er spricht vom Super-Zustand eines psychischen Überdrucks und schließlich vom „Paroxysmus der Noosphäre".

Neue Namen für die „Seele"

> „Die höchste Aufgabe der Bildung ist, sich seines transcendentalen Selbst zu bemächtigen, das Ich seines Ich's zugleich zu seyn."
>
> *Novalis*

> „Meine Gedanken sind in alle Richtungen der Welt gewandert; aber nirgends habe ich etwas gefunden, das dem Menschen teurer ist als sein eigenes Ich."
>
> *Siddharta Buddha*

Das Selbst, das Ich und die Identität

Der Begriff **„Selbst"** wird heute häufig in der Nachfolge des „Ich" der älteren Literatur gebraucht, oft auch einfach als neue Benennung der antiquiiert oder religiös empfundenen *Seele*. Das Selbst wird andererseits auch als das Ziel der spirituellen Entwicklung verstanden. Das „spirituelle Selbst" wurzelt in der Vorstellung Fichtes vom höheren, göttlichen Ich. Der Selbst-Kern der Person entspricht dem Kant'schen Begriff des empirischen Ich. Die Selbst-Identität spiegelt jenes Bild, das eine Person von sich beziehungsweise das andere von ihr entworfen haben. Letztes Ziel der Entwicklung eines Menschen muss sein, eine einheitliche Identität zu erreichen.

Die Literatur zum Selbst ist heute unüberschaubar, sie ist aber auch immer weniger klar und kohärent. Christian Scharfetter (1999) listet die Hauptcharakteristika auf: „das Selbst als Erfahrung, das Selbst als Gedachtes, als Resultat sozialer Interaktion, als Nährboden des Ich, als übergeordnete Instanz des Ich (bei Nietzsche, Jung), als Instanz in der Nachfolge des Ich der frühen Psychoanalyse, gedacht als enigmatisches primordiales Wesen, später geprägt von den Früherfahrungen (Kohut) oder als Resultat der Introjektion der primären Objekte (Klein, Kernberg)". Winnicott unterscheidet das wahre vom falschen Selbst: Das falsche Selbst kennzeichnet Unreife, Unechtheit, Inkonsistenz und fehlende Autonomie, es äußert sich in Abhängigkeiten, im Mangel an Eigenem und in der Notwendigkeit, sich „Leihidentitäten" zu schaffen. Im Gegensatz zum falschen Selbst steht das wahre Selbst, es ist eine ideale Bildung, die nur wenige Menschen erreichen, es ist gekennzeichnet von Echtheit, Stärke, Ganzheit und Selbständigkeit. Das „echte Selbst" besitzt also Authentizität, Autonomie, Homogenität, Konsistenz und einheitliche Selbstidentität.

Dieses „wahre Selbst" scheint im abendländisch geprägten Kulturraum die Idealnorm zu sein, die aber im Leben eines Menschen nur annäherungsweise verwirklicht werden kann. Im *Selbst* vereinen sich somit verschiedene Begriffstraditionen, wie der postfreudianischen Psychoanalyse und der transpersonalen Psychologie, die den Begriff des Selbst von Jung übernahm. Das Selbstkonzept der Sozialpsychologie ist stark von der sozialen Einbettung geprägt: Das Ich wurde dort zum Produkt von sozialen Interaktionen reduziert (Scharfetter 1999, S. 75).

Das Selbst besitzt also viele Bedeutungen, diese werden in der derzeitigen Diskussion jedoch selten klar definiert. Für die Psychoanalyse ist das Selbst das unbewusste Germinativum des Ich. Dies lässt sich auch bei Winnicott (1965) gut darstellen. Festzuhalten ist auf jeden Fall, dass der psychoanalytische Begriff des Selbst vollkommen von jenem abendländischen „Selbst" zu unterscheiden ist, wie er bei Schopenhauer und bei Nietzsche und schließlich auch bei Jung gebraucht wird.

C. G. Jung bezeichnete mit dem Begriff „das Selbst" die Gesamtheit des Psychischen beim Menschen: Die bewussten und unbewussten Anteile der Psyche werden in diesem Begriff vereint. Auch wenn C. G. Jung schon in den sehr frühen Schriften vom „Selbst" spricht, umschrieb er diesen Begriff erst 1920 und 1958 als den „Gesamtumfang aller psychischen Phänomene des Menschen. Es drückt die Einheit und Ganzheit der Gesamtpersönlichkeit aus. Insofern aber Letztere in Folge ihres unbewussten Anteils nur zum Teil bewusst sein kann, ist der Begriff Selbst eigentlich zum Teil potentiell empirisch und daher im selben Maße ein *Postulat*" (GW 6, 512). Nach C. G. Jung ist das „Selbst" aber auch der zentralste Archetypus.

Karen Horney verwendet den Terminus „Selbst" ursprünglich gleichbedeutend mit „Persönlichkeit", später jedoch als Überbegriff. Für Karen Horney besteht eine Dreiteilung des Selbst, sie unterscheidet ein „aktuelles Selbst", ein „idealisiertes Selbst" und ein „reales Selbst".

Das „*aktuelle Selbst*" umfasst die gesamte Person mit ihren bewussten, den unbewussten und den körperlichen Anteilen, ganz wie sie zu jedem Augenblick existiert. Das aktuelle Selbst beinhaltet alle Erfahrungen, Bedürfnisse, Gewohnheiten, Reaktionsweisen und Fähigkeiten sowie das Temperament und die Stimmung.

Im „*realen Selbst*" liegen alle in einer Person vorhandenen Möglichkeiten, die sich später entwickeln können und realisiert werden. Diese innere Kraft ist jedem zu eigen, sie ist jeweils einzigartig. Für die Verwirklichung des realen Selbst sind verschiedene Eigenschaften notwendig, Karen Horney erwähnt die Spontaneität, das Interesse, den Antrieb und die Anstrengungen, die Entscheidungen sowie die Klarheit und die Tiefe des Fühlens. Aufgrund der Bedeutung des realen Selbst nennt K. Horney dieses oft auch das „zentrale Selbst".

Im „*idealisierten Selbst*" findet K. Horney den Schlüssel zur Erklärung neurotischer Phänomene: Eine Person identifiziert sich dabei mit einem idealisierten Ich, sie lebt in der Überzeugung, dass sie so und nicht anders sein sollte. Neurose bedeutet bei Horney, dass der Betroffene seine Identifikation mit dem idealisierten Selbstbild mit vielen Verhaltensmechanismen aufrecht erhält, obgleich gerade dies ihn vom realen Selbst entfernt. Das aktuelle Selbst wird in diesem Zusammenhang verworfen.

Nach H. Hartmann ist das „Selbst" alles, was den Menschen ausmacht, sein Körper, sein Es-Ich-Über-Ich-System, also die eigene Person. Hartmann setzt das Selbst im Gegensatz zum Objekt. Für ihn gibt es infolgedessen zwei Gegensatzpaare, einerseits das „Selbst-Objekt" und das „Ich" (als ein psychologisches System) im Gegensatz zu den anderen Teilstrukturen der Persönlichkeit.

O. Kernberg definiert das Selbst als jene intrapsychische Struktur, welche einen Teil des Ich darstellt. Ziel einer normalen Entwicklung ist ein wohlgefügtes Selbst, in dem die unterschiedlichen Selbstaspekte dynamisch zu einer harmonischen Ganzheit organisiert sind. Störungen dieser Entwicklung führen zu pathologischen Phänomenen, besonders zu Spaltungen.

Für K. Kohut ist das „Selbst" klar und deutlich die zentrale Repräsentanz des Menschen.

Aus neurowissenschaftlicher Sicht lässt sich das „Selbst" des Menschen nicht als eine zentrale Instanz des Gehirns auffassen, zu der alle Informationen hintendieren: Ein neuronal definierter Ort, der als das „Selbst" bezeichnet werden könnte, ist inexistent. Ist nun das „Selbst" ein Konstrukt oder gar eine Fiktion?

D. Dennet und O. Flanagan bezeichnen das menschliche Selbst als eine theoretische Entität, welcher lediglich die Funktion einer möglichst kohärenten Erklärung des Gesamtverhaltens des kognitiven Systems „Mensch" zukommt (Quitterer).

Neuere neurowissenschaftliche Forschungsergebnisse scheinen die erwähnte Relativierung des Selbst zu widerlegen: Wesentlich für die Ausformung eines Selbst als jene Instanz, auf die alle Wahrnehmungen und Erlebnisse des Menschen bezogen werden, sind nach heutiger Auffassung die somatosensorischen und somatomotorischen Repräsentationen des Körpers im Gehirn. Für die subjektive Gewissheit, dass alle Erlebnisse *meine* Erlebnisse sind, sind fortwährende Aktivierungen der Körperrepräsentation im Gehirn Voraussetzung.

Nach Ch. Metzinger ist das „Selbst" oder das „Ich" ein Modell, das das System von sich selbst entwirft. Die Tatsache, dass für die Entwicklung des „Selbst" als einer zentralen Instanz das System sich selbst mit diesem Selbstmodell gleichsetzt, bezeichnet Metzinger als „naiv-realistisches Selbstmissverständnis".

Das **Ich** ist in der psychoanalytischen Theorie jene Schicht des psychischen Apparates, die zwischen Individuum und Realität und zwischen Es und Über-Ich vermittelt. Das Ich besitzt Organisation, während das Es chaotisch ist. Dem Ich eignet die Wahrnehmung der Außenwelt, es garantiert die Anpassung an diese.

Zum Funktionssystem des Ich gehören die Affekte, das Denken und das Gedächtnis genauso wie auch die Bewegungskontrolle. Im Ich werden alle Stimuli, die von Innen oder Außen kommen, zu einer Synthese geführt: Es ist somit jener intrapsychische Regulator, der die Erfahrungen organisiert und diese Organisation bewahrend schützt, einmal gegen den Einfluss der Triebe, dann gegen ein übermächtiges Gewissen. Die Ich-Funktionen entfalten und entwickeln sich im Laufe des Lebens, sie sind nicht von Geburt an ausgebildet.

Der gesunde Mensch erlebt seine seelischen Vorgänge als dem eigenen Ich zugehörig, ohne darüber zu reflektieren. Das „Ich" baut sich innere und äußere Grenzen auf: Die innere, die es gegen das Unbewusste abgrenzt, verhindert das Eintreten von verdrängtem Material in das Bewusstsein. Die äußere Grenze bestimmt, ob Stimuli, die von den einzelnen Sinnesorganen kommen, „real" oder „nicht-real" bewertet werden. Eine Lockerung der äußeren Ich-Grenze führt zu Wahrnehmungsstörungen (P. Federn).

Spätere Identifizierungen mit Eltern und anderen Vorbildern konstituieren das „*Ich-Ideal*", das wohl dem Gewissen ähnlich, aber mit diesem nicht identisch ist. Die Inhalte des Ich-Ideals prägen den Menschen besonders in Bezug auf seine Wertorientierung und des Entwurfes seines sozialen Lebens, da er sich immer dem Ich-Ideal anzupassen sucht.

Für C. G. Jung vereint der Begriff „Ich" eine Reihe von Unterpersönlichkeiten, die in unterschiedlicher, sich wandelnder Beziehung zum „Ich" stehen. Dazu zählt das „Selbst" genauso wie die Persona, der Schatten, die Anima und der Animus. Die alten Griechen verwendeten für „Bewusstsein" das Wort „Synaisthesis", also die zu Einem verbundene – und vereinte – Aisthesis, die Gefühl *und* Wahrnehmung einschließt (Scharfetter 2000).

Die Bewusstseinsgestalt „Ich" erscheint nach Scharfetter (2000, S. 73) „als Selbstgefühl, Selbsterfahrung, als Gegenstand der Selbstreflexion, als synthetisches Potenzial oder als Resultat transzendentaler Kohärenz-stiftender Subjektivität (im Sinne des transzendentalen Ich von Kant), als narrative Gestalt in einem Werdensprozess, als Attraktor, Selektor, Akteur, Dramaturg individueller physiognomischer Formung, Gestaltung und Schöpfung, als Opfer von Impulsen, Trieben und Wünschen wie als verantwortliche Instanz für die Selbstaufführung im Handeln in der Welt und als Konstrukt sozialer Zuschreibungen".

Die **Ich-Identität** ist gleichbedeutend mit dem Rollenbewusstsein und bezeichnet die Stellung des Individuums in einer Gemeinschaft: Trotz unterschiedlicher Rollen besteht das Wissen der eigenen Identität, die von anderen auch als solche identifiziert werden kann. Das Wissen um unsere Identität gründet – wie Pöppel schreibt – auf Bildern unserer Lebensgeschichte, die in höchstem Maße subjektiv sind und die wir deshalb mit niemandem teilen können. Die Distanz zum anderen, zum Du, kann nur deshalb überwunden werden, da eine gemeinsame Grundlage für das gegenwärtige Erleben besteht: Sonst würde die Ich-Nähe der eigenen Bilder zur Einsamkeit und Abgeschiedenheit führen.

Das Individuum weiß von seiner eigenen **Identität**, es ist sich seines Ichs bewusst: Jaspers unterscheidet 4 Kategorien:

- Das Aktivitätsbewusstsein, das mit dem Tätigkeitsgefühl einhergeht
- Das Bewusstsein der Einfachheit: Ich bin einer im gleichen Augenblick
- Das Bewusstsein der Identität: Ich bin der selbe wie von jeher
- Das Ich-Bewusstsein im Gegensatz zum Anderen und zur Außenwelt

Voraussetzung des „inneren Gespräches der Seele mit sich selbst" ist das „Ich-Bewusstsein". Im Ich liegt die Gewissheit der Selbsterfahrung des Menschen. Nach Scharfetter (1995) strukturiert es sich aus den 5 Dimensionen:

- Ich bin lebendig (Ich-Vitalität)
- Ich bin eigenständig und bestimme mein Verhalten und Denken (Ich-Aktivität)
- Ich bin in der geistigen und körperlichen Beschaffenheit einheitlich (Ich-Konsistenz)
- Ich bin von allen anderen Wesen und Dingen abgegrenzt und unterscheidbar (Ich-Demarkation)
- Ich bin derselbe im Verlauf des Lebens und in den verschiedenen Lebenslagen (Ich-Identität)

Christian Scharfetter hat – auf diese Kategorien aufbauend – seine **Ich-Psychopathologie** entwickelt, die tiefere Einsicht in das veränderte, schizophren gestörte Ich erlaubt: Ein Mensch, der in den genannten 5 basalen Bereichen auf Grund verwirrender äußerer und innerer Informationen seine Sicherheit verloren hat, läuft Gefahr, eine schwere psychiatrische Erkrankung zu entwickeln.

Ist die **Ich-Vitalität** gestört und somit das Gefühl des eigenen Lebendigseins bis hin zur Existenzbedrohung verändert, erstarrt der Betroffene in Ratlosigkeit und Schreck. Klinisch kann sich dies als katatoner Stupor oder katatone Erregung manifestieren. Er muss sich immer wieder vergewissern, noch lebendig zu sein, indem er hyperventiliert, sich selbst beschädigt oder sich Schmerzen zufügt. Die Störung der Ich-Vitalität kann wahnhaft als Leiberkrankung oder Weltbedrohung interpretiert werden und zu hypochondrischem oder nihilistischem Wahn bzw. zu Weltuntergangsstimmung führen. In Überkompensation erlebt sich der Betroffene in einem Omnipotenz- und Heilswahn als Weltverbesserer. Störungen der Ich-Aktivität werden von Patienten folgendermaßen umschrieben: „Ich fühle mich nicht mehr als lebendiger Mensch", „Ich muss mein Blut sehen, damit ich weiß, dass ich noch lebe", „Durch das schnelle Atmen weiß ich, dass ich noch am Leben bin".

Die Störung der **Ich-Aktivität** führt zu einer Alteration des Denkens, Sprechens und der Motorik. Der Betroffene, häufig ein an einer schizophrenen Störung Erkrankter, glaubt, die Eigenständigkeit im Denken und Handeln verloren zu haben; er vergewissert sich durch eine Fülle von Stereotypien, dass ihm noch Bewegungsmöglichkeiten offen stehen, oder er erstarrt wiederum in Angst und Panik. In der Folge kann wieder ein katatoner Stupor oder eine katatone Erregung auftreten. In wahnhafter Interpretation entwickelt er Fremdbeeinflussungsideen oder einen Verfolgungswahn. Störungen der Ich-Aktivität werden vom Patienten mit Formulierungen beschrieben wie „Ich bin ferngesteuert", „Man nimmt mir meine Gedanken und macht meine Bewegungen", „Ich bin besessen, ich kann nichts mehr selbst bestimmen."

Bei Störung der **Ich-Konsistenz** fühlt sich der Schizophrene zerrissen, zersplittert, gespalten. Ist die Gewissheit, ein zusammenhängendes Ganzes zu sein, gestört, kommt es zu einer Dissoziation von Affekt, Stimmung, Gefühl und Gedanken. Die Selbstwahrnehmung der Zersplitterung führt nicht nur zu Depersonalisationserscheinungen, sondern auch zu Halluzinationen im Bereich der Körperfühlsphäre. Trugwahrnehmungen lassen sich auf Grundlage der Ich-Zersplitterung besser erklären: Durch die Störung des Erfahrungsbewusstseins erscheinen Gedanken nicht mehr als die eigenen. Patienten beschreiben die Ich-Konsistenzstörung wie folgt: „Ich bin zerrissen", „Wenn ich mich bewege, zersplittert die Welt", „Mein Körper läuft aus".

Durch die Störung der **Ich-Demarkation** ist der Betroffene jedem Außeneinfluss offen, die Unterscheidung von innen und außen gelingt nicht mehr, er fühlt sich verloren und entheimatet. Klinisch kann sich dies als Derealisation, Depersonalisation oder Autismus äußern. In dieser Ich-Grenzstörung kann der Schizophrene wahnhaft neue Gemeinschaften erleben (Liebeswahn, mystischer Heilswahn, Abstammungswahn). Eine Störung der Ich-Demarkation wird vom Kranken mit Worten definiert wie: „Es gelingt mir nicht, mich abzugrenzen", „Alles dringt in mich ein", „Die Gedanken der anderen übertragen sich auf mich".

Durch die Störung der **Ich-Identität** verliert der Betroffene die Sicherheit seiner historischen und physiognomischen Einmaligkeit sowie seiner beruflichen und sexuellen Rolle. Im Spiegel kontrolliert er seine Gesichtszüge, er erlebt eine Veränderung seines Körpers, wähnt sich anderer Abstammung (genealogischer Wahn) und berichtet von einer Duplizität oder Pluralität des Ichs. Patienten erleben und beschreiben die Ich-Identitätsstörung wie folgt: „Ich weiß nicht mehr, wer ich bin", „Ich muss mich im Spiegel kontrollieren, um zu wissen, dass ich noch ich bin", „Ich habe einen anderen Körper". Wie bei allen erwähnten Störungen ist eine Erstarrung in Ratlosigkeit und Panik bzw. ein Bewegungssturm möglich. Auch Selbstverletzungen zum Zwecke der Selbstwahrnehmung dienen der Vergegenwärtigung des Ichs. Schizophrene Störungen sind somit nicht – wie Ciompi es sieht – Affekt- oder Kognitionskrankheiten, sondern schwere Ich-Krankheiten (Scharfetter 1995).

Pathologie des Ich	Psychiatrische Nosologie
Das unreife Ich	Infantilismus, Retardierung, Regression
Das schwache Ich	Narzisstische Störungen diverse Persönlichkeitsstörungen
Das instabile, fluktierende, segmentierte Ich	Borderline-Störung
Das dissoziierte Ich	Dissoziierte Identität (multiple Persönlichkeit)
Das zerspaltene, zersplitterte, zerstörte Ich	Schizophrenie
Das niedergedrückte und eingeschlossene Ich	Depression
Das überhöhte, gesteigerte, exaltierte Ich	Manie
Werkzeugsstörungen des Ich	Zerebrale Schäden, dementielle Syndrome
Das erloschene Ich	Koma

Abb. 34. Pathologie des Ich – Psychiatrische Nosologie (aus C. Scharfetter, 2000)

Bei allen psychiatrischen Erkrankungen, bei aller Psychopathologie geht es – wie Scharfetter (2000) sehr treffend schreibt – um das Ich, um dessen Festigkeit und Flexibilität, Einheit und Vielseitigkeit, um dessen Kommunikationsfähigkeit, Reifung, Autonomie, Selbstakzeptanz und Selbstwert, um dessen übermäßiges In-sich-Eingeschlossensein in der Depression, um dessen Außer-sich-Geraten in der Manie. Es geht um den Verlust der basalen Ich-Dimensionen Vitalität, Aktivität, Konsistenz, Kohärenz, Demarkation und Identität in den heute (noch) sogenannten Schizophrenien. Im dementiellen Abbau gehen die „Werkzeuge" des Ich verloren, im Koma sind sie paralysiert (Abb. 34).

Nur im harmonischen Zusammenspiel der Ich-Strukturen entwickelt sich die Persönlichkeit des einmaligen Menschen, seine Individualität und seine geglückte Beziehung zum Nächsten und zu seiner Welt.

Person und Persönlichkeit

Im philosophischen und psychologischen Diskurs hat der Ausdruck „Personalität" den Begriff „Seele" weitgehend verdrängt: Der einzelne Mensch ist eine unverwechselbare, unaustauschbare, einmalige Persönlichkeit, die mit Selbstbewusstsein und Freiheit ausgestattet ist und der Würde zukommt. Ob ihr auch noch etwas „Unzerstörbares" zu eigen ist, wird von Platon bis heute kontrovers diskutiert.

„Persönlichkeit" fasst die Summe der Eigenschaften zusammen, die dem Menschen seine charakteristische, unverwechselbare Individualität geben. Im Begriff „Persönlichkeit" liegt etwas statisches, das dem einzelnen jeweils sein eigenes Wiedererkennen ermöglicht (das Selbstbewusstsein), dem anderen aber auch das Wiedererkennen eben dieser Person erlaubt. In diesem Sinne beschrieb bereits Ch. Wolff 1743 die Persönlichkeit als jene Instanz, die „eine Erinnerung an sich Selbst bewahrt und sich erinnert, früher und heute ein und dasselbe zu sein".

„Persönlichkeit" wird aber auch dynamisch definiert, wobei besonders der „Prozesscharakter" hervorgehoben wird. Die Person mit einem ichhaften Zentrum geht – wie Scharfetter (2000, S. 58) schreibt – aus einem präpersonalen, prä-egohaften Zustand hervor und entwickelt sich schließlich zu einem personalen Stadium. Er präzisiert: „Zunächst ist es ein ‚kleines', unreifes, unvollständiges, abhängiges, uneigenständiges und außenbestimmtes Ich, das sich dann, im Falle einer günstigen Lebensentwicklung, zu einem ‚größeren' Ich entfalten kann: Konsistent, reif, individualisiert, authentisch, autonom."

Im Laufe des Lebens kommt es zu einer ständigen Ausbildung neuer Merkmale. Ziel eines geglückten Reifungsprozesses ist die integrierte Persönlichkeit, die in sich klar gefügt ist und in der die einzelnen Persönlichkeitsanteile harmonisch zusammenwirken.

Der Begriff **„Person"** bezeichnet somit die Einheit aller Eigenschaften eines Menschen, die seine Einmaligkeit ausmachen; dazu gesellt sich noch die Einheit aller seiner Handlungen und Aussagen.

„Person" ist somit das, was den Menschen in seiner Individualität ausmacht. Dem schließt sich der Begriff „Persönlichkeit" an, der einen durch Reife, Geschlossenheit und Produktivität hervorragenden Menschen kennzeichnet. Im Terminus „Person" gründet die Achtung der Individualität des anderen und der Würde des Menschen.

Unter „Persona" verstand Cicero die Rolle, die jemand im Leben spielt, die Vielfalt und Vielschichtigkeit seiner Eigenschaften, seine Besonderheit und Würde sowie die Art, wie jemand erscheint. Schon Augustinus lehrte, dass die Person wesensmäßig auf andere Personen bezogen ist und Verantwortung für diese trägt.

Die *Scholastik* betrachtete die Person als Substanz, die einheitlich, unzerstörbar und vernunftsbegabt ist. Selbstbewusstsein und Vernünftigkeit brauchen jedoch nicht entwickelt sein: Auch das Kind und der Geistesschwache sind Personen. Demgegenüber neigte die *Aufklärung* dazu, als Person nur den Menschen zu bezeichnen, der Vernunft besitzt. Nach Kant gehört die Person zur Sinnenwelt, während die Persönlichkeit unabhängig und befreit vom Mechanismus der ganzen Natur ist. Die Person ist der Persönlichkeit untergeordnet. Kant verstand somit unter Person das Subjekt, welches wiederum die Voraussetzung einer individuellen und einmaligen Persönlichkeit ist. Trotz der lebendigen, facettenreichen Vielfalt einer Persönlichkeit, eines Charakters, einer Identität, trotz vieler Widersprüche kann die Person „ich selbst" sagen. Das Personsein ist genauso stabil wie die individuell-charakteristische Persönlichkeit. Letztere wird oft auch mit „Wesensart" oder „Charakter" bezeichnet.

Goethe, Schiller und W. von Humboldt postulierten die harmonische und umfassende Entwicklung und Ausbildung der Anlagen und Kräfte des Individuums zur Persönlichkeit. Seit Nietzsche und Dilthey sowie deren Schüler wird der Begriff „Person" häufig gleichbedeutend mit „Individuum" und „Individualität" gebraucht.

Im 19. Jahrhundert wurden diese Begriffe neu festgelegt: Persönlichkeit wird psychologisch als „die ihrer selbst und ihrem Zwecke bewusste Individualität" definiert, nach Wundt ist sie die „Einheit von Fühlen, Denken und Wollen, als deren Träger der Wille erscheint".

Persona ist für C. G. Jung die Summe des konventionellen Verhaltens, das sich aus dem Zusammenwirken von unbewusster Identifikation und bewusster Anpassung an Menschen und Situationen bildet. C. G. Jung gebraucht diesen Begriff in Anlehnung an das lateinische Wort „Persona", das „Maske" bedeutet. Die Persönlichkeitsanteile, welche Menschen vor sich und vor anderen verbergen und zu verheimlichen versuchen, bezeichnet C. G. Jung als „Schatten". Im „Schatten" finden sich die negativen Anteile der Persönlichkeit, die gleichsam „hinter ihrem Rücken" das Böse vollbringen. Der Schatten gehört zur Unbewusstheit, seine Inhalte können aber durch konzentrierte Hinwendung der Aufmerksamkeit bewusst gemacht werden: Das Bewusstmachen des Schattens zählt zu den ersten Schritten der analytischen Psychotherapie.

Scharfetter (2000, S. 74) setzt sich eingehend mit jenen Problemen auseinander, die sich aus der Vorstellung *einer* einheitlichen Person, einer geschlossenen Einheit des Individuums ergeben. „Diese Idee, dieses Ideal der Einheit entspricht nur annähernd der konkreten Vielfalt, Vielschichtigkeit, dem Facettenreichtum der Persönlichkeit, des Charakters mit seinen Subselves, Subpersönlichkeiten. Gegen Ende des 19. Jahrhunderts und ähnlich am Ausgang des 20. Jahrhunderts ist dieses Thema in der euroamerikanischen Kultur hoch aktuell: Wie einheitlich darf man sich eine Persönlichkeit einigermaßen realistisch vorstellen, welches Facetten-, Schichten-, Subpersönlichkeits-Modell wird der faktisch oft uneinheitlichen Vielfalt gerecht? Was hält die Vielfalt zur Einheit einer selbstverantwortlichen, vielseitigen, aber kohärenten Persönlichkeit zusammen? Auch Kant (1787) rang mühevoll und umständlich um das fraglos Selbstverständliche: Um eine intellektuelle Sicherung der Synthesis im Bewusstsein, die *ein* Selbstbewusstsein schafft (statt einem vielfarbigen, verschiedenen Selbst): ‚Die synthetische Einheit des Mannigfaltigen ist der Grund der

Identität' (§ 16, 144 B)." Was diese zusammenhangstiftende Kraft sei, ist jedoch immer noch unbekannt.

In der *Pädagogik* ist die Person „das einheitliche, geschlossene seelische Wesen, das zu einer selbständigen, verantwortlichen Lebensführung herangereift ist, durch die es sich in den geschichtlich-gesellschaftlichen Verhältnissen und unter den Bedingungen seiner Begabung und Fähigkeiten die eigentliche menschenwürdige Existenz durch eigene geistige und moralische Kraft aufbaut" (U. W. Peters).

„Person" ist im *juridischen Sinn* ein verantwortliches Individuum, das geistesgesund ist und sich selbst steuern kann.

Die *Psychologie* entwickelte im ersten Drittel des 20. Jahrhunderts den Gedanken eines schichtförmigen Aufbaues der Persönlichkeit weiter, der uns bereits bei Platon begegnet ist.

Kraus fasste unter „Tiefenperson" alle leibnahen Empfindungen, Organgefühle und Affekte sowie den unbewussten Antrieb zusammen, während er die rationale Steuerung, das Denken und den Willen der „Kortikal-Person" zuordnete. Unter entwicklungspsychologischen Gesichtspunkten formulierte Rothacker – auf diese Anschauungen aufbauend – seine umfassende Lehre von den Schichten der Persönlichkeit: Die tieferen Schichten, das vitale, animale und emotionale Es sind bezüglich der Individual- und Stammesentwicklung älter als die höheren Person- und Ich-Schichten. Höhere Schichten bauen auf tieferen auf, ersetzen diese aber nicht. Nach Rothacker sind die tieferen Schichten und deren Funktionen, beispielsweise die Stimmung und der Antrieb, in stärkeren Maßen genetisch bedingt als die höheren; erstere sind auch beständiger. Als Kontrollinstanz entwickelt die Ich-Funktion die Person-Schicht, in der Erfahrungen, Fähigkeiten und Gewohnheiten zu einem System ausgebildet werden, das das Verhalten reguliert. Dieses stark kritisierte „Stockwerk-Modell" wurde durch das Bild einer Zwiebelstruktur, in der oberflächliche Schalen den Wesenskern wie einen Mantel umschließen, ergänzt.

Die *amerikanische Psychologie* rückte sozialpsychologische Aspekte in den Vordergrund und bezeichnet die Persönlichkeit als ein „Individuum-Umwelt-Feld".

In der Sprache der *Naturwissenschafter* wird der Begriff „Person" weitgehend gemieden und durch „Hirn" ersetzt. Gesund oder krank ist aber nicht allein das Hirn, sondern vielmehr die ganze Person. Es ist auch nicht das Hirn, das mit der Umwelt in Beziehung tritt, sondern der konkrete Mensch, die Person mit ihrer Biographie und den vielfältigen Prägungen, die ihr Dasein entwirft und entfaltet, deren Existenz gelingt oder scheitert.

Die Begriffe *„Charakter"* und *„Person"* wurden häufig als gleichbedeutend gebraucht; seit Thiele sieht man diese als zwei verschiedene Dimensionen der Betrachtung an.

Die charakterologischen Interpretation, also die Erfassung der individuellen Eigenart, setzt die Kenntnis vom Aufbau der Persönlichkeit voraus. Dafür sind – nach P. Lersch – vier Gesichtspunkte wesentlich:

- der allgemeinpsychologische, der die aktuellen seelischen Vollzüge und Inhalte betrachtet,
- der entwicklungspsychologische,
- der charakterologische, der die individuellen Prägungsformen untersucht und
- der anthropologische, der hinter den mannigfaltigen Tatsachen der Erfahrung ein Gesamtbild des Menschen, seiner Stellung in der Welt und seiner Verflochtenheit mit ihr sichtbar werden lässt.

Heute sind alle Versuche einer Lehre von der Persönlichkeit stark von den Erkenntnissen der Freud'schen Tiefenpsychologie geprägt, die in der Unterscheidung von Über-Ich und Es, von Bewusstsein und Unbewusstem ein valides Modell für den Aufbau der Persönlichkeit bietet.

Das Bewusstsein

> „Die Beziehung zwischen der physiologischen Aktivität des Gehirns und der Generierung bewusster Erfahrung ist nach wie vor das große Rätsel, das es immer war."
>
> *Semir Zeki (1999)*

Bewusstsein ist bewusstes Sein, ist die Beziehung des Ich auf innere oder äußere Gegenstände.

Das Subjekt, dem etwas bewusst ist, nennen wir *Ich*. Infolge ihrer Ichbezogenheit stehen die Bewusstseinsinhalte in einem einheitlichen Zusammenhang. In den verschiedenen Bewusstseins-abläufen besteht ein Wissen um die Identität der Persönlichkeit, aus diesem Wissen strukturiert sich das Ich-Bewusstsein. Der vernunftbegabte Mensch schafft sich Bilder von sich und der Welt. In einem konstruktiven Prozess formt sich im Bewusstsein die den Menschen umgebende „Realität": Die kohärenzstiftende synthetische Subjektivität ermöglicht das Menschsein.

Nach Scharfetter (2000, S. 28) wird „Bewusstsein dem Menschen, der selbst als inkarniertes Bewusstsein gedacht (!) werden kann, nur mittels dieses inspirierten Leibes erfahrbar".

Im Bemühen, die Abhängigkeit der Erfahrungswelt vom Bewusstsein zu klären, prägte Immanuel Kant den Begriff des „reinen Bewusstseins", das er auch als „transzendentales Bewusstsein" bezeichnete: Darunter verstand er die allgemeinste Form des Bewusstwerdens ohne Rücksicht auf einen bestimmten Bewusstseinsinhalt. In diesem Bewusstwerden erschließt sich dem Menschen die subjektive Wirklichkeit. Folgen wir Scharfetter

(2000, S. 29), kann „Bewusstsein im weiten Sinne als Erlebnismöglichkeit aufgefasst werden und ist dann mit Lebendigsein gleichzusetzen. Bewusstsein in diesem weiten Begriff ist gedacht als Ermöglichungsgrund, dass überhaupt etwas erlebt wird. Erleben im grundsätzlichen Sinn ist dabei verstanden als eine Lebensfunktion, die in elementarer Form schon im Einzeller mit seiner Differenzierung von Afferenz und Efferenz, zentripetalem und zentrifugalem Geschehen, also primordialem Selbstbezug, gegeben ist. Beim höheren Lebewesen, am deutlichsten beim Menschen, erlaubt der neurobiologische Organismus, das Gehirn, die Annahme von Bewusstseinsfunktionen (mentalen Vorgängen) im engeren Sinn von Gewahrsein, Eingedenksein, gar Reflexion. Hier ist die Differenzierung bewusst – unbewusst sinnvoll, auch die Unterscheidung von einem Tageswachbewusstsein, Unter- und Überbewusstsein. Das *eine* Bewusstsein vermittelt uns, erlaubt uns, viele Welten zu erleben."

Das Bewusstsein besitzt für die traditionelle Psychiatrie „einen eigentümlichen Grad von Helligkeit, Klarheit, Fülle, Beweglichkeit, Ablauftempo und Rangordnung des inneren Erlebens und der psychischen Funktionen" (W. Jahrreis). Der bewusstseinsklare Mensch kann seine Konzentration auf äußere Objekte oder auf innere Vorstellungen wie Gedanken, Meinungen oder Wünsche richten: Er kann seine Aufmerksamkeit auf Stimuli lenken, die sich in seiner Umgebung befinden oder auf Erfahrungen, die als Erinnerungen in sein Gedächtnis eingegraben sind. Das Bewusstsein ist in der Regel nicht befähigt, die Aufmerksamkeit gleichzeitig auf mehrere Inhalte zu focusieren: Die Aufmerksamkeit widmet sich je-

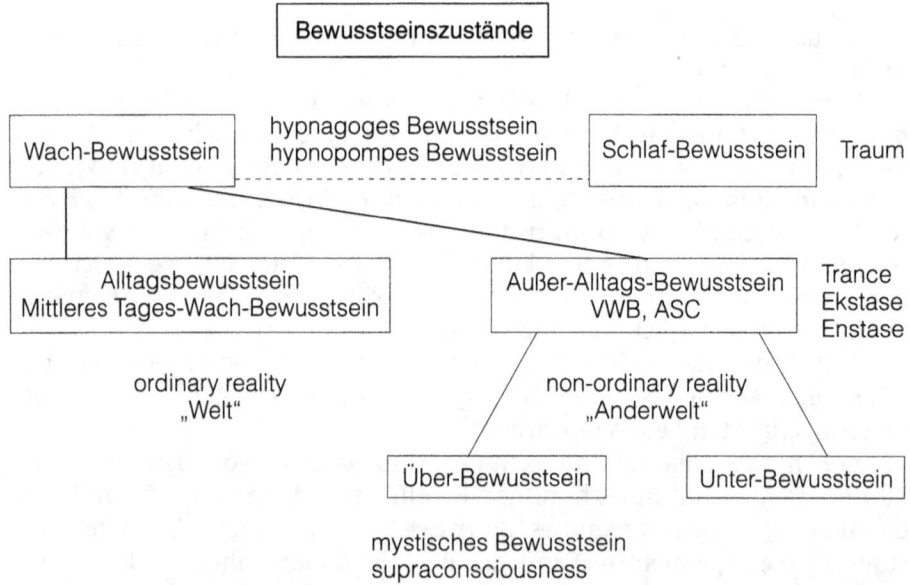

Abb. 35. Bewusstseinszustände (aus Scharfetter, 2000)

weils einem Inhalt, um dann auf den nächsten überzuwechseln. Das menschliche Bewusstsein kann auch übergeordnete Begriffe wahrnehmen, die mit konkreten Gegenständen assoziiert werden, es kann diese begrifflichen Hierarchien zuordnen. Dies befähigt den Menschen, logische Schlüsse zu ziehen.

Scharfetter (2000, S. 52) beschreibt eingehend die Bewusstseinszustände und Bewusstseinsbereiche (siehe Abb. 35 und 36).

Gültige und klare Definitionen des Begriffes „Bewusstsein" werden durch die Vermengung mit philosophischen und weltanschaulichen Fragen sehr erschwert. Materialistische Neurophilosophen und Naturwissenschafter setzen Bewusstseins mit „Seele" oder „Geist" gleich. Das bewusste Sein ist zweifelsfrei die Voraussetzung aller kognitiven Prozesse, der Reflexion, des vorausschauenden Denkens bis hin zur Kreativität und Genialität, es kann aber nicht mit all dem gleichgesetzt werden, was wir als „Person" oder „Persönlichkeit" bezeichnen, beziehungsweise was die Kürzel „Geist" oder „Seele" beinhalten. „Person" ist an Freiheit gebunden und besitzt noch viele andere Qualitäten als jene des Bewusstseins alleine.

In der Gleichsetzung „Bewusstsein" mit „Seele" (oder Psyche, oder Geist) verbirgt sich ein physikalistisches Konstrukt, das in allen psychischen Funktionen ausschließlich eine Hervorbringung des Materiellen sieht. „Ein solches elementaristisches Modell der Psyche, wie es die Assoziationspsychologie ... enthält," – schreibt Christian Scharfetter (1999, S. 32) – „erfordert die Annahme einer zusammenhaltenden, synthetischen, kohärenzstiftenden Kraft. Die Philosophen nennen diese Kraft die transzendentale Subjektivität."

Bereiche des Bewusstseins	Ich / Selbst / Person Ratio	Erfahrung („Realität")
Über-Bewusstsein	trans-ego trans-narzisstisch trans-personal trans-rational	Absolutes Gottheit Gott Hierophanie
Mittleres Tageswachbewusstsein	Ich / Selbst persönliche Individualität rational	Alltags-Realität (ordinary reality)
Unter-Bewusstsein	prae-ego prae-personal prae-rational	Außeralltagsrealität (non-ordinary reality) Traum traumähnliche Bewusstseinszustände

Abb. 36. Bereiche des Bewusstseins (aus Scharfetter, 2000)

Das Bewusstsein kann somit nicht mit dem Begriff „Psyche" gleichgesetzt werden: Die Definition von „Psyche" ist viel weiter gespannt, in ihr findet sich eine weit größere Zahl von Fähigkeiten, Eigenschaften und Modalitäten. Die Planung von zukunftsorientierten Handlungen, das Ausführen von Projekten und die Reaktion auf Stimuli oder Ereignisse, die aus der Umwelt des einzelnen Menschen kommen, sind abhängig von dessen Vigilanz und Motivation, von seinem Wissen, von seinen angesammelten Fähigkeiten und Fertigkeiten, aber auch von seiner Gefühlslage und seiner affektiven Gestimmtheit. Vieler dieser Faktoren ist sich aber der Mensch nicht bewusst, eine große Zahl von Handlungen beruht somit auf Prozessen, die sich im Unterbewusstsein abspielen und sich außerhalb der Möglichkeit einer Kontrolle durch das Bewusstsein befinden.

In unserer Sprache trennen wir zwischen Bewusstsein, Vernunft und Gefühlen: Diese Begriffe spiegeln jedoch nicht die Wirklichkeit des Erlebens wider, hier sind alle Funktionen aufeinander bezogen und voneinander abhängig. Nur wenn wir das Erlebte reflektieren, können wir retrospektiv zwischen Vernunft und Emotionen unterscheiden (Pöppel). Alle Wahrnehmungen, alles Sehen, Fühlen, Hören und Schmecken setzen Erinnerung oder emotionale Bewertung voraus.

Das Bewusstsein ist das in klarer Vergegenwärtigung gegebene Wissen von Seins- und Denkinhalten, von Erlebensweisen, von Erinnerungen und Vorstellungen. Es wird begleitet vom Wissen, dass das Subjekt, das „Ich" es ist, das diese Inhalte wahrnimmt und erlebt. G. T. Fechner schrieb bereits 1851: „Jeder Mensch birgt in seiner Seele ein kleines Reich, worin sich allerlei Empfindungen, Gefühle, Vorstellungen und Gedanken drängen und treiben, einander hervorrufen und verdrängen, sich vertragen und streiten, sich vergleichen und scheiden. Es herrscht nie Ruhe darin, sondern alles ist in beständiger Bewegung, in fortdauerndem Fluss. Nur eines bleibt fest im Wechsel der Erscheinungen: Ich selbst, der diese Empfindungen, Gefühle und Gedanken hat, mein Bewusstsein."

Im 19. Jahrhundert setzte die Bewusstseinspsychologie Seelisches und Bewusstsein gleich, die Psychoanalyse eröffnete dann aber mit der Einführung des Unbewussten neue Dimensionen. Das Bewusstsein selbst ist im psychoanalytischen Modell des psychischen Apparates an der Peripherie gelegen. In ihm erscheinen alle durch Sinnesorgane hervorgerufenen Eindrücke der äußeren, der realen Welt genauso wie all jene Informationen, die aus der inneren, unbewussten und vorbewussten Welt stammen wie Wünsche, Strebungen und Erinnerungen.

Die Bewusstseinsinhalte können in erster Linie mit Hilfe des Gedächtnisses aktualisiert werden, das Bewusstsein ist immer dem Augenblick verhaftet. Durch die Aufmerksamkeit kann es sich einem bestimmten Gegenstand zuwenden. Die Aufmerksamkeit sondert aus dem Informationsstrom, der in ungegliederter Mannigfaltigkeit vor dem Ich bzw. vor dem „inneren Auge" vorbeifließt, bestimmte Inhalte aus, um sie der eigentlichen Wahrnehmung zugänglich zu machen. Für Jaspers ist das Bewusstsein „das Ganze des augenblicklichen Seelenlebens". Das gegenwärtige Bewusstsein eines Menschen kann durch zwei verschiedene Inhalte gekennzeichnet sein. Die unmittelbare Anschauung umfasst in der Regel einen Zeitraum von ungefähr 3 Sekunden. Den Normalzustand der unmittelbaren Anschauung verlässt der Mensch dann, wenn er reflektiert oder nachdenkt. Dann vergegenwärtigt er sich mit fokusierter Aufmerksamkeit Teile seines vergangenen oder bevorstehenden Erlebens. In der Reflexion können nur Teilmengen früherer Repräsentationen herausgegriffen werden. Die Inhalte der Reflexion werden durch das jeweilige Interesse bestimmt. Der bewusstseinsklare Mensch ist sich seiner jeweiligen Bewusstseinsinhalte bewusst: Wir alle sind uns im klaren, einen Gegenstand, eine Situation oder ein Ereignis bewusst wahrgenommen zu haben. Das Bewusstsein ist letztlich somit ein rein subjektives Phänomen: Trotzdem können wir, auch wenn wir nicht wissen, wie das Bewusstsein eines anderen Menschen beschaffen ist, uns in andere Personen „hineinversetzen" und deren Wertvorstellungen und Gedanken verstehen und nachvollziehen.

Auch für Francisco J. Varela ist „Bewusstsein" ein zentrales Thema, er lehnt es vehement ab, jene Computermetaphern auf biologische Systeme zu übertragen, wonach „Bewusstsein" so etwas wie die Software wäre, das Gehirn und der Körper aber die Hardware seien. Bewusstsein kann wie alle mentalen Fähigkeiten nicht ohne den Körper betrachtet werden; die mentalen Fähigkeiten sind mit der Aktivität und Bewegung des Körpers engstens verbunden. In diesem Sinne spricht Francisco J. Varela: *„Das Bewusstsein ist nicht im Kopf"*. Er erweitert die Aussage und stellt fest: *„Das Bewusstsein verkörpert sich durch Handeln."* Varela betont somit, dass das Bewusstsein verkörpert ist: Verkörperung heißt hier, dass innen und außen in einer intensiven Wechselbeziehung stehen und sich gegenseitig bestimmen. „Außen" steht hier nicht nur für die äußere Umgebung, sondern auch für den eigenen Körper.

Mit Entschiedenheit hält Varela fest: *„Man kann nicht sagen, Bewusstsein existiert, so wenig wie man sagen kann, Bewusstsein existiert nicht."* Er erklärt dies mit dem Vorgang der *Emergenz*, dem Entstehen und Sichentwickeln von Bewusstsein. Aus der äußerst komplexen Interaktivität der Nervenzellen entwickelt sich nach Varela ein systemischer Prozess oder Zustand, der weder unabhängig von den lokalen Interaktionen ist, noch sich auf diese reduzieren lässt. Aus diesem lokalen Prozess geht ein neues System hervor, das eine eigene Bewusstseinseinheit darstellt und somit einer anderen ontologischen Ebene zuzurechnen ist. So ist für Francisco J. Varela sein eigenes Bewusstsein, das Wesen seiner Existenz „das Ergebnis der beschriebenen Vielzahl dynamischer Verbindungen, die jede einzelne lokale Komponente mit einschließen, ohne dass man es gleichzeitig irgend welchen spezifischen Interaktionen zuordnen könnte." Für Francisco J. Varela ist es mit Sicherheit nichts Substantielles, keine irgendwo im Gehirn lokalisierbare Qualität, die ihn zu „Francisco J. Varela" macht: Emergente Einheiten, wie er sie beschreibt, sind die Basis, auf der komplexe Systeme entstehen, die charakteristisch sind für alle jene Bereiche, die mit Bewusstsein und Leben zu tun haben: „Sie sind eine hoch effiziente Weise, um in der Welt zu handeln und präsent zu sein." Bewusstsein verkörpert sich somit im Handeln, es entsteht erst durch das Handeln. Diesen Prozess beschreiben unterschiedliche Begriffe wie Selbstorganisation, Komplexität, nichtlineare Dynamik u. a. m. Alle drücken das gleiche Grundprinzip aus, den Übergang der Interaktion von lokalen zu globalen, systemischen Prozessen. Organisches wirkt auf das Bewusstsein ein, das Bewusstsein wiederum nimmt Einfluss auf das Organische. Aus der andauernden wechselseitigen Aktivität zwischen lokaler und systemischer Ebene erwächst eine Vielzahl neuer Eigenschaften, die den Kern des Bewusstseins ausmachen.

Bewusstsein ist seinem Wesen nach etwas, das aus einer emotionalen Befindlichkeit erwächst, die im Körper eingebettet ist. Dies vollzieht sich in Bruchteilen von Sekunden, immer und immer wieder. Phänomenologisch kann zwischen Gedächtnis, Gefühl und Vorstellung nicht klar unterschieden werden, die Vernunft kommt im Prozess der Bewusstseinsentstehung erst im letzten Moment hinzu. Alle Bewusstseinsphänomene besitzen eine emotional-affektive Komponente. Somit liegt die Schlussfolgerung nahe, dass die Wurzeln des Bewusstseins im affektiv-gefühlsmäßigen Bereich liegen. Auch Scharfetter (2000, S. 34) betont, dass immer das Subjekt, das Selbst, die Ich-Erfahrung der Träger von Affekt und Kognition ist. Die Selbsterfahrung beziehungsweise das Ich-Gefühl enthält affektive und kognitive Elemente, keines darf als primär gesetzt werden. Damit nähert er sich auch Ciompi, der unter „Psyche" (hier in der Bedeutung von Mind) „ein komplexes hierarchisches Gefüge von aktionsgenerierten affektiv-kognitiven Bezugssystemen (oder funktionell integrierten Fühl-, Denk-, und Verhaltensprogrammen) versteht. Für ihn ist Bewusstsein nicht nur kognitiv, sondern auch affektiv."

Affekte stellen ein prä-reflexives dynamisches System dar: Sie sind der Urgrund, aus dem heraus sich das Selbst entwickelt. „Ich bin gefühlsmäßig bewegt, noch bevor es ein ‚Ich' gibt, das diesen Zustand reflektieren könnte." Affekte können auch als Bestandteil des lebendigen Körpers wahrgenommen werden. Dadurch wird der andere Mensch als Alter Ego, als lebendiges Subjekt wahrgenommen, dessen Subjektivität der meinigen verwandt ist. Somit sind Individualität und Intersubjektivität keine Gegensätze, ja sie verhalten sich notwendigerweise sogar komplementär: Das Bewusstsein anderer ist nach Varela dem Menschen zugänglich.

Daraus leitet er den Satz ab: *„Bewusstsein ist etwas Öffentliches."* Stets ist die Erfahrung „die Voraussetzung für das Entstehen wechselseitiger Reziprozität, und diese wiederum ist dafür verantwortlich, dass Mentales mit Erfahrenem und Körperliches mit Neuronalem zusammenhängt. Um ein nahtloses Zusammenwirken zwischen Organischem und Transzendentalem, zwischen der Materialität körperlicher Prozesse und der Immaterialität unserer Erfahrungen zu gewährleisten, müssen die drei Ebenen, die wir im Hinblick auf ihre wechselseitige zirkuläre Durchdringung untersucht haben, nahtlos miteinander verknüpft werden."

Für die derzeitige Geist-Hirn-Diskussion ist für Varela wichtig, dass es ein nicht-dualistischer Ansatz ist, der nicht schon vorher definiert hat, was Körper und Geist angeblich sind, sondern der offen ist für neue Erkenntnisse.

Neurobiologie des Bewusstseins

Kaum eine Frage weckt bei Geistes- und Naturwissenschaftern mehr Interesse als jene nach der Natur psychischer Phänomene und Prozesse. Das Seelenleben, das Bewusstsein, die kognitiven Prozesse, die Merkfähigkeit und die Gedächtnisleistungen stehen im Zentrum wissenschaftlicher Erforschung. Die wissenschaftliche Durchdringung des Phänomens des menschlichen Bewusstseins ist eine der großen wissenschaftlichen Herausforderungen, denen sich die unterschiedlichsten Wissenschaften in enger Kooperation und Vernetzung widmen: Häufig wird für diesen Wissenschaftsverbund auch der Begriff „Kognitionswissenschaften" gewählt. Waren die Denker der Vergangenheit auf Spekulationen, Analogieschlüsse und die Erkenntnisse der Alltagspsychologie angewiesen, widmen sich heute Neurowissenschafter, Neurobiochemiker, Neuroradiologen, Neuroanatomen und Neurophysiologen gemeinsam mit Molekular- und Zellbiologen dem Gehirn und versuchen seine Arbeitsweise und die Funktionen der einzelnen Teile in Mehrebenen-Untersuchungen nahe zu kommen. Die Analyse der bioelektrischen Aktivität des Gehirns ermöglicht einen Einblick in das planende Denken des Menschen, durch EEG-Untersuchungen ist es heute möglich, zu entschlüsseln, welche Bewegungsabläufe sich der untersuchte Proband vorstellt und ausführen wird.

Durch bildgebende Verfahren, das Neuroimaging, lassen sich die Strukturen des lebenden Gehirns ohne es zu schädigen, erfassen. Darüber hinaus sind Einblicke in die neurobiochemischen Prozesse möglich, die beispielsweise beim Hören von Musik und beim Sprechen sowie beim Lösen, ja schon bei der Vorstellung definierter Aufgaben auftreten. In hunderten von Studien konnte nachgewiesen werden, welche Teile des Gehirns bei bestimmten Tätigkeitsbereichen aktiviert werden oder bereits aktiv sind, welche Nervenzellverbände mit anderen korrelieren oder assoziiert sind.

Psychiatrie, Neurologie und Klinische Psychologie bemühen sich, die *Zusammenhänge zwischen psychischen Prozessen und Hirnfunktionen* aufzuklären. Aus neuro- und naturwissenschaftlicher Perspektive sind alle bewussten Vorgänge und Zustände von der Gehirntätigkeit abhängig: Diese stellt somit die Grundlage des Leib-Seele-Problems dar. Sind für das bewusste Erleben die Prozesse des zentralen Nervensystems nicht nur eine unerlässliche, sondern auch eine hinreichende Ursache? Nach Blankenburg ist diesbezüglich entscheidend, ob nach Kausalzusammenhängen oder Seinszusammenhängen geforscht wird, also die Dimension des Erklärens oder die des Verstehens in den Vordergrund gerückt wird.

Kritiker werfen den Neurowissenschaftern vor, durch ihre Methodik die Lokalisationslehre der längst als überwunden gewähnten Phrenologie wieder beleben zu wollen. Die pseudowissenschaftliche Phrenologie der zweiten Hälfte des 19. Jahrhunderts glaubte die Affekte und die Begabungen, die Liebesfähigkeit und die mörderischen Instinkte bestimmten Hirnteilen zuteilen zu können, ja diese selbst aus der Form des Schädels „ablesen" zu können. In der Tat bemühen sich die kognitiven Neurowissenschaften die Kovariation von Funktion mit Struktur zu erforschen und Licht in das Dunkel zu bringen, welche der mentalen Funktionen in welchem Ausmaß mit bestimmten Hirnteilen verknüpft sind.

1998 veröffentlichte Sir John Maddox einen *Katalog der großen offenen Fragen der Menschheit*. Neben den Problemen: „Wie entstand das Universum?", „Woher kommt das Leben?" steht an dritter Stelle: „Was ist Bewusstsein?" Das Bewusstsein ist – trotz schwieriger Definition und Interpretation – das vertrauteste Phänomen des Menschen. In Bezug auf die neuronale Tätigkeit sind jene Ereignisse, die mit Bewusstsein verbunden sind, eher selten: 99 % der Gehirnprozesse laufen unbewusst ab. Das Gehirn ist primär jenes Organ, das die Prozesse des Lebens kontrolliert, steuert und integriert, es dient der Reizwahrnehmung, der Informationsverarbeitung und der Steuerung. In erster Linie ist das Gehirn also nicht jenes Erkenntnisorgan, von dem wir bisher gesprochen haben, sondern – biologisch formuliert – ein Überlebensorgan, das sich im Zuge der Evolution gebildet hat, um das Überleben des Individuums und seines Genpols zu sichern, da es schnelle Reaktionsweisen, vorausplanendes Denken und vieles andere mehr ermöglicht.

Bewusstsein ist eine Systemeigenschaft des Gehirns, die im wesentlichen an Prozesse spezialisierter Areale gebunden ist, von denen besonders das präfrontale, das limbische und das parieto-temporo-okzipitale von großer Bedeutung sind. Diese Areale sind für die Verknüpfung von Informationen und deren Integration zuständig. Alle durch die verschiedenen Sinnesorgane vermittelte Wahrnehmungen sind keine Abbildungen, sondern aktive Konstruktionen hochkomplexer Natur.

Für die Neurowissenschaft ist das Gehirn nicht eine isolierte biologische Größe, die seelisches Erleben generiert und das Verhalten des Menschen bestimmt, sondern ein dynamisches System, das sich in einem permanenten Austausch mit der Umwelt, mit den genetischen Eigenschaften und den übrigen Körpersystemen befindet. Das Zentralnervensystem, das Hormon- und das Immunsystem sind darüber hinaus eng in eine *Ursachen-Wirkung-Verkettung* eingebunden. Immunologische Reaktionen können beispielsweise durch Emotionen und Lernprozesse gefördert oder unterdrückt werden. Das Zusammenspiel dieser Systeme bestimmt das Verhalten und das Erleben des Menschen.

Das Bewusstsein ist für Neurowissenschafter das „wohl am schwersten zu erklärende und am wenigsten erforschte Phänomen des menschlichen Gehirns. Das Bewusstsein könnte als die Summe aller Entitäten, auf die unsere Aufmerksamkeit gerichtet ist, definiert werden" (Jens Bøgeskov et al.), aber auch diese Begriffsbestimmung lässt wesentliche Momente vermissen.

Das Bewusstsein ist nach heutiger Sicht ein primäres Phänomen, es stellt eine subjektive und nicht messbare Gegebenheit dar. Die Aufmerksamkeitsleistung und somit das bewusste Erleben ist nur für den Erlebenden selbst fassbar und nachvollziehbar, es verschließt sich dem Zugang durch Dritte.

Da wir das Bewusstsein also als rein subjektiven Prozess beschreiben müssen, ergibt sich die Frage, wie dieses durch die heute zur Verfügung stehenden neurowissenschaftlichen Methoden, insbesondere durch die bildgebenden und elektrophysiologischen Verfahren dargestellt werden kann. Trotz dieser Schwierigkeiten, gelingt es neurowissenschaftlichen Arbeitsgruppen zunehmend, neurale Prozesse, die mit einer bewussten Erfahrung korreliert sind, zu identifizieren.

Die *bildgebenden Verfahren* haben uns einen faszinierenden Einblick in jene Vorgänge ermöglicht, die im Gehirn beim Sprechen und Hören, beim Sehen und Denken oder beim Lesen und Fühlen entstehen. Durch die Positronen-Emissions-Tomographie (PET) können wir heute die Aktivität der einzelnen Neuronenverbände beobachten und die verschiedensten Prozesse verfolgen, die von der visuellen Wahrnehmung beispielsweise eines einzelnen Buchstabens bis hin zum bewussten Verstehen eines komplexen Textes führen. Anhand der neuronalen Aktivität sind viele Funktionen des menschlichen Gehirns im Prinzip erklärbar. Durch entsprechende bildgebende Methoden des Neuroimaging gelingt es festzustellen, welche Areale aktiv sind, wenn der Mensch liebt, hasst, wenn er bestimmte Musik hört, ein Gedicht liest oder eine Fremdsprache erlernt. Die Entstehung und die Dramatik des Träumens kann verfolgt, aufgezeichnet und auf Millimeter genau vermessen werden. Wir wissen auch, welche Hirnareale aktiviert werden, wenn Schizophrene ihre sie bedrohenden Stimmen vernehmen und wenn Menschen in einem manischen Glücksgefühl oder in depressiver Verzweiflung verharren. Versuche an Primaten haben unterschiedlich aktivierte Hirnzellen erkannt, die dann tätig sind, wenn die Gedanken um Vergangenes kreisen, oder sich mit der Zukunft befassen, beziehungsweise sich mit Gegenwärtigem beschäftigen. Im funktionellen Neuroimaging werden insgesamt aber weniger Denkexperimente als Wahrnehmungsexperimente durchgeführt. Auch sind die Signale, die gemessen werden, so klein, dass die Aktivitätsänderungen ohne Subtraktionsmethoden kaum registriert werden können.

Bedingt durch die Fortschritte der molekularbiologischen Forschung glauben Neurowissenschafter im nächsten Jahrzehnt auch Persönlichkeitsprobleme auf genetischer Basis lösen zu können. Diese Diktion zwingt zur Vorsicht. Die moderne Molekularmedizin konnte aufzeigen, dass Gene keine rigiden Informationsträger sind. Einflüsse aus dem chemischen, physikalischen und biologischen Umfeld der Chromosomen können den Ausdruck der genetischen Botschaft aktivieren oder stoppen. Gerade die Expression der Gene, die am menschlichen Verhalten beteiligt sind, scheinen von der Umwelt am meisten beeinflusst zu sein. Dieser Befund relativiert weitgehend auch eugenisches Gedankengut.

Sauberkeit und Klarheit sind besonders auch im semantischen Bereich angezeigt: Die Gleichsetzung der Individual- und Gemeinschaftsebene mit der biologisch-physiologischen Ebene birgt Gefahren in sich. Das Wort „Geist" oder „Kognition" kann auf zwei Ebenen angewandt werden. Wenn der schlecht definierte Begriff „Kognition" einerseits für biologische, andererseits für psychische Phänomene gebraucht wird, besteht die Gefahr, dass Subjekt – und Objektebene ineinander übergehen, obwohl im einen Fall eine physiologische Funktion, im anderen Fall ein bewusstes Erleben gemeint ist und sich diese Dimensionen grundsätzlich unterscheiden (Hell). Aus der neurowissenschaftlichen Erklärung der biologischen Bedingungen für kognitive Prozesse wird plötzlich ein dem subjektiven Ich-Erleben entsprechender geistig-psychischer Mechanismus.

Obgleich das Ich-Erleben auf gesetzmäßigen neuroanatomischen Strukturen, neurophysiologischen Abläufen und definierten Informationsverarbeitungsprozessen gegründet ist, kann nur der Einzelne Zeuge seines eigenen Erlebens, seiner Wahrnehmungen und Emotionen sein. Das Ich-Erleben kann weder geteilt noch multipliziert werden (Hell). Trotz aller Fortschritte der bildgebenden Verfahren, der Neurobiochemie und der Molekulargenetik bleibt das Erleben selbst nur der jeweiligen Person vertraut. Die Selbstwahrnehmung, das Reagieren auf Anforderungen, die Einschätzung der jeweiligen Situation und das planende, vorausschauende Denken ist immer Ausdruck der jeweiligen Persönlichkeit mit seiner Biographie und seiner neuronalen Voraussetzungen.

Das Durchsichtigmachen einer Person mittels bildgebender Verfahren, die Einblicke in seinen Biochemismus durch die Positronenemissionstomographie, das objektivierende Erhellen und die vielfältigen diagnostischen Maßnahmen können somit nicht das subjektive Erleben eines Menschen zeigen, sondern immer nur auf dessen organische Grundlage verweisen.

D. Chalmers (1996) teilt die Bewusstseinsphänomene in *„easy problems"* und *„hard problems"* ein. Das Kriterium der Unterscheidung liegt in der möglichen wissenschaftlichen Erklärung. Alle jene Bewusstseinsphänomene, die eine relationale Struktur aufweisen, reiht Chalmers zu den *„easy problems"*. Dazu gehören die Fähigkeit des kognitiven Systems, das bewusst Wahrgenommene mit all den unterschiedlichen Aspekten zu integrieren, die Fähigkeit zur Introspektion und auch die bewusst vollzogene Kontrolle des Verhaltens und des Handelns. Zu den *„hard problems"* rechnet Chalmers jene Bewusstseinsphänomene des objektiven Erlebens, die nicht relational und somit funktional nicht rekonstruierbar sind. Für die Neurowissenschaften ist aber gerade diese Thematik eine zentrale Herausforderung.

A. Damasio untersuchte in seinem Bemühen, die neurophysiologischen Korrelate des Bewusstseins zu ergründen, Patienten mit neurologischen Störungen, bei denen das Ich-Bewusstsein temporär oder auf Dauer gestört ist. Dadurch gelang es ihm, zwischen *Kernbewusstsein* und *ausgedehntem Bewusstsein* zu unterscheiden. Damasio ist sich sicher, dass ein „Gefühl des Selbst" in den phylogenetisch älteren und den Körperfunktionen näher stehenden Teilen des Gehirns, also in der Formatio reticularis, im Cingulum, im Thalamus und im primären sensorischen Cortex entsteht: Diese Regionen stellen die neurophysiologischen Bedingungen für die Subjektivität unseres Erlebens dar. Das Kernbewusstsein scheint unmittelbar mit der fortwährenden Repräsentation der grundlegenden Körperfunktionen verbunden. Dies erfolgt im „Proto-Selbst". Da die grundlegenden Regulationsmechanismen des Organismus weitgehend stabil sind, ist Damasio überzeugt, dass diese Gegebenheit die optimale Voraussetzung für die im Ich-Bewusstsein bestehende Rückbesinnung auf immer das gleichbleibende Subjekt ist. Ein adäquates Verständnis mentaler Prozesse ist nur im Zusammenhang mit der Repräsentation körperlicher Veränderungen im zentralen System möglich. Bewusstsein, also das Gefühl des Selbst, entsteht nach Damasio dann, wenn ein Objekt, der Organismus und die Beziehung zwischen beiden repräsentiert werden.

Die Emotionen sind bei der Übersetzung dieser Reaktionen des Organismus in mentale Bilder von entscheidender Bedeutung. Vernunft und Gefühle sind eng miteinander verbunden. Damasio (2000) betont deshalb: „Das Selbst tritt als Gefühl eines Gefühls in Erscheinung" und knüpft dabei an ein Postulat Spinozas an, wonach der selbstbewusste Geist im Wesen die Idee des Körpers ist. Die Menschen nehmen den Zustand des Körpers emotional wahr; sie sind sich selbst bewusst wenn sie fühlen, dass sie Etwas in ihrem Körper fühlen. Das Kern-Selbst ist somit die Conditio sine qua non, dass definierte Veränderungen des Organismus subjektiv wahrgenommen werden. Darauf aufbauend wird im *ausgedehnten Bewusstsein* das „autobiographische Selbst" gebildet.

Damasio ist auch überzeugt, dass den noch so komplexen Computern nicht ein transzendentales Ich fehlt, um selbstbewusst zu sein, sondern die Möglichkeit, den Körper mit all seinen Regungen mit Lust oder mit Angst wahrzunehmen, Freuden und Schmerzen zu empfinden und auch zu spüren, dass man sie erleben kann. Die Betonung der Ratio erfährt somit zunehmende Kritik nicht nur von Esoterikern und Neoromantikern, sondern gerade auch von Neurowissenschaftern und Psychologen.

D. Golemann kritisierte, dass Kognitionswissenschafter davon ausgehen, „der Computer sei das gültige Modell des Geistes"; sie berücksichtigen jedoch nicht, dass „die Wetware des Gehirns von einem pulsierenden Wirrwarr neurochemischer Substanzen erfüllt ist, das nichts gemein hat mit dem keimfreien ... Silicium, das die maßgebliche Metapher für den Geist abgab. Die unter Kognitionswissenschaftern vorherrschenden Modelle von der Informationsverarbeitung des menschlichen Geistes gehen an der Tatsache vorbei, dass die Rationalität vom Gefühl geleitet wird und von ihm überschwemmt werden kann." Das Wissen um die eigene Emotionalität und jene der Mitmenschen entscheidet über die Fähigkeit, Probleme des Lebens adäquat zu lösen und kreative und innovative Ideen zu entwickeln. R. C. Solomon geht noch weiter und betont, dass „der Sinn des Lebens ausschließlich in den Leidenschaften und nirgends sonst liegt". Auch er ist überzeugt, dass starke Gefühle an der Basis unseres Realitätssinnes stehen.

Auch für Damasio ist Bewusstsein eng mit der Aufrechterhaltung und Regulierung des Lebens verbunden, er bezieht nicht nur die kognitiven Prozesse, sondern den gesamten Körper ein. Nimmt der Mensch ein Objekt wahr, ändert sich nach Damasio Vieles im Organismus: Einfache metabolische Prozesse lassen körperliche Emotionen entstehen, die im Gehirn zu Gefühlen verarbeitet werden, die wiederum auf den Körper zurückwirken. Alle diese Veränderungen registriert das Gehirn auf einer zweiten Ebene und beantwortet die Frage: „Wem widerfährt all dies?" Das Selbst ist somit primär das Gefühl all dessen, was im Organismus geschieht. Dieses Bewusstsein sichert dem Organismus das Überleben in einer komplexen Umgebung.

Jene Hirnregionen, die für das Bewusstsein von Bedeutung sind, sind die selben, die auch für die Regulierung der Lebensvorgänge von Wichtigkeit sind. Bewusstsein ist somit das Ergebnis biologischer Regelkreise. Die biologischen Prozesse, die Gefühle und die Emotionen beeinflussen ständig unser Denken. Nach Damasio stellen darüber hinaus die kulturellen, ethischen, juridischen und sozialen Errungenschaften ein Regulativ dar, sodass der Mensch wählen kann: Für ihn existiert der freie Wille, auch wenn dieser vielfach stark eingeschränkt wird.

J. Bøgeskov und Mitarbeiter fassten den derzeitigen Wissensstand zusammen und stellten fest: „Auf welche Weise die Impulse der Neuronen im menschlichen Gehirn die Grundlage unseres komplexen Bewusstseins darstellen und wie diese Bewusstseinsprozesse ablaufen, ist zum gegenwärtigen Zeitpunkt noch nicht geklärt. Wo, wie und warum findet im menschlichen Gehirn die ‚Übersetzung' von Aktionspotentialen in ‚innere Filme' des Bewusstseins statt? Dies ist eines der großen Rätsel der Wissenschaft." Viele Neurowissenschafter sind aus diesen Gründen nicht der Meinung, dass die Entstehung des Bewusstseins alleine aufgrund neuronaler Aktivität erklärt werden kann. Wie wir uns beim heutigen Stand der Wissenschaften eingestehen müssen, dass Naturgesetze allein nicht genügen, um die Entstehung des Lebens zu erklären, so scheinen auch die tiefsten Fragen nach dem Bewusstsein immer noch offen zu bleiben: Auch wenn heute das Wissen, dass menschliches Bewusstsein auf Nervenaktivität im Gehirn zurückzuführen ist, Gemeingut ist, ist nicht bekannt, wie oder weshalb das Bewusstsein entsteht. Auch für Damasio besteht nach wie vor ein zentrales Erklärungsdefizit: Wie entsteht aus einem neuronalen Muster ein Gedanke? Obwohl auch er überzeugt ist, dass Gedanken selbst biologische Prozesse sind, bekennt er, dass dieser Übergang nicht beschreibbar ist: „Wir haben ja noch nicht einmal eine vollständige Theorie der physikalischen Materie. Finden wir erst einmal heraus, was Materie genau ist und dann lassen Sie uns über Immaterielles reden ... Wir wissen noch wenig über die Bedingungen, die dazu führen, dass der Kosmos, dass Leben überhaupt möglich ist. Es ist durchaus vorstellbar, dass es organisierende Kräfte gibt, die man ‚Natur' nennen könnte oder auch ‚strukturelle geistige Prinzipien'. Ich möchte darüber nicht urteilen. Aber ich denke, es wäre sehr plump, das beim jetzigen Stand des Wissens rundweg abzulehnen" (A. Damasio 2000 b).

Einführung in die Neuroanatomie des Bewusstseins

In unser Bewusstsein gelangt nicht die Wirklichkeit an sich, sondern eine bereits entschlüsselte und verarbeitete Version davon. Durch unsere Aufmerksamkeitsleistung haben wir aus der Fülle der uns umgebenden Gegenstände, Ereignisse, Eindrücke und Reize jenen Teil selektiv wahrgenommen, dem unser augenblickliches Interesse gilt. Die den Menschen erreichenden visuellen Eindrücke werden beispielsweise einerseits im Auge, andererseits im Thalamus und dem primären Sehzentrum der Großhirnrinde verarbeitet. Dieser Transformationsprozess entzieht sich unserem Bewusstsein.

Die Großhirnrinde gliedert sich bei allen Säugern – somit auch beim Menschen – in einen frontalen, temporalen, parietalen und okzipitalen Bereich. Die Funktion dieser Bereiche ist bei den verschiedensten Säugern ident: Die Identifikation visueller Objekte ist in definierten Arealen des Temporallappens lokalisiert, im Okzipitallappen liegt die Vorverarbeitung visueller Information, bei Rechtshändern ist die Sprachfähigkeit und das Sprachverständnis auf Bereiche des Frontal- und Temporallappens der linken Hemisphäre verteilt, die Bewegungen werden vorwiegend in frontalen Abschnitten geplant, der Präfrontallappen ist an Gedächtnisprozessen, am Handlungsentwurf und am planenden Denken beteiligt, von dort werden die sozial relevanten Verhaltensweisen gesteuert. Diese Funktionszuordnungen finden sich in den Gehirnen aller höheren Lebewesen. In der strukturellen Anordnung der Areale drücken sich Verschaltungsprinzipien aus: Areale, die keine direkte Verbindung zueinander haben, können auch nicht ihre Analyseergebnisse direkt miteinander kommunizieren. Das hoch entwickelte Gehirn des Menschen hat eine komplexe strukturelle

Differenzierung, diese entspricht dem Wissen, das es über die Welt gespeichert hat.

Das Bewusstsein wird entscheidend von den thalamischen Verbindungen mit dem Cortex beeinflusst. Bewustsein existiert nur, wenn bestimmte cortikale Areale unter Beteiligung der Schichten 4 und 6 Bahnen mit kreisender Erregung haben: Die neuronale Basis des Bewusstseins setzt voraus, dass kreisende Erregung in ausreichendem Maße erzeugt wird. Der Formatio reticularis wird diesbezüglich eine Kontrollfunktion beigemessen.

Das Bewusstsein hängt auch eng mit NMDA-Synapsen zusammen: Es scheint möglich zu sein, bestimmte kognitive Prozesse, wie beispielsweise das Gedächtnis, summarisch mit Hilfe von molekularen Vorgängen zu erklären. Werden beispielsweise im Tierversuch die NMDA-Kanäle im Hippocampus chemisch inaktiviert, fehlt beim betreffenden Tier das räumliche Bewusstsein bzw. die Orientierung. Eine Unterdrückung dieser synaptischen Tätigkeit kann auch mit Bewusstseinsveränderungen einhergehen.

Antonio Damasio vertritt ein Modell des Bewusstseins, wonach die von den Sinneszentren ausgehenden Nervenverbindungen in Integrationsgebiete konvergieren. Zwischen den Integrationsgebieten und den Sinneszentren leiten Nervenverbindungen die Impulse in beide Richtungen. Die höheren Integrationsverbindungen münden in das „I_n-Gebiet", welches im vorderen Teil des Schläfenlappens liegt und für das Entstehen und die Wahrnehmung eines ganzheitlichen Bildes verantwortlich ist. Alle diese Sinneseindrücke werden zu einem reflektierten, zeitlich und örtlich einordenbaren Erlebnis zusammengefügt. Das bewusste Erlebnis ist an der Verbindung des I_n-Gebietes mit den höchsten Integrationsgebieten („HI") gebunden, welches im Schläfenlappen liegt und eng mit dem Hippocampus interagiert. Letzterer ist ein wichtiger Konvergenzpunkt für das Langzeitgedächtnis und besitzt entscheidende Bedeutung für die Kontrolle des Bewusstseins.

Das Modell von Damasio lässt sich auch mit den Untersuchungen von Libet (siehe dort) in Einklang bringen: Die Bereitschaftspotentiale scheinen ihren Ursprung im Stirnlappen zu besitzen, von dort erfolgt die Weiterleitung über den Schläfenlappen an das motorische Rindenfeld. Diese Vorstellungen geben aber ausschließlich Auskunft darüber, wo definierte Bewusstseinsprozesse entstehen können: Wie und warum diese entstehen, bleibt weiterhin unklar (J. Bøgeskov).

Es gibt Hinweise, dass Teile der Bewusstseinsprozesse einseitig in nur einer Hirnhälfte ablaufen. Zwischen den beiden Hirnhemisphären besteht eine Arbeitsteilung: Bei Rechtshändern ist üblicherweise die linke Hemisphäre für die sprachlichen Funktionen verantwortlich und für all das zuständig, was wir „Denken" nennen. Die linke Hemisphäre denkt logisch und analytisch, sie denkt in sprachlichen Formulierungen und in Begriffen; die rechte denkt intuitiv-ganzheitlich, sie denkt in Bildern und bevorzugt farbige und bewegte Modelle.

Das Wissen um das **visuelle Bewusstsein** hat einen beachtlichen Stand erreicht: Das visuelle Gehirn erlaubt uns mit Hilfe des Sehsinns die Welt zu erfassen und darüber Wissen zu erwerben. Aus der Fülle der Informationen ordnet es die unterschiedlichen Modalitäten wie Farbe, Form, Bewegung, räumliche Tiefe und anderes mehr.

Das Gehirn kann im Unterschied zur Elektronik gleichzeitig digitale und analoge Signale verarbeiten. Beobachten wir beispielsweise ein sich bewegendes Objekt, werden wir mit einer Vielzahl von „analogen" Informationen konfrontiert, wie die Form und die Größe des Gegenstandes, seine Veränderung in Relation zur Umgebung u. v. a. m.

Das Gehirn hat aber unabhängig davon bereits in „digitaler Weise" entschieden, dass das sich nähernde Objekt ein Automobil ist. Die aufstrebende Forschungsrichtung der Neuroinformatik ist bemüht, diese Fähigkeit des zentralen Nervensystems auf die Computertechnik und die Elektronik zu übertragen.

Aufgrund einer *funktionalen Spezialisierung* werden die genannten Modalitäten in räumlich verteilten visuellen Bereichen verarbeitet. Das Gehirn ist nun in der Lage, alle jene Teilinformationen, die in unterschiedlichen visuellen Bereichen des zentralen Nervensystems bearbeitet worden sind, wiederum zu einem einheitlichen Ganzen zusammenzusetzen.

Die einzelnen Untersysteme, die der Verarbeitung visueller Informationen dienen, benötigen unterschiedliche Zeitspannen, um den Wahrnehmungsvorgang zu konstruieren. So sehen wir beispielsweise die Farbe vor der Form, die Form wiederum vor der Bewegung.

Werden verschiedene visuelle Informationen, die in sehr kurzen Zeitspannen von weniger als 100 Millisekunden wahrgenommen werden, verknüpft, wird sichtlich, dass nicht das vom Gehirn verbunden wird, was sich in der effektiven Zeit zugetragen hat, sondern nur jenes, was es verarbeitet hat. Bedenken wir, dass ein Nervenimpuls nur 0,5 bis eine Millisekunde braucht, um eine zweite Zelle zu erregen, sind 100 Millisekunden für cerebrale Prozesse eine eher lange Zeit.

Die Verarbeitung der verschiedensten visuellen Informationen benötigen somit unterschiedliche Zeiträume – um als Wahrnehmung zu erscheinen. Die unterschiedlichen Verarbeitungssysteme liefern also die Wahrnehmungsresultate nicht synchron: Die Verknüpfung der einzelnen Schritte ist eine großartige Leistung des Gehirns.

Nach Zeki lassen sich im Gehirn für die visuelle Informationsverarbeitung 3 Grundprinzipien erkennen:
1. „Das visuelle Gehirn verfügt über parallele Systeme der Informationsverarbeitung, die räumlich über das Gehirn verteilt sind.
2. Die unterschiedlichen, parallel arbeitenden Systeme erreichen das Endresultat der Wahrnehmung zu unterschiedlichen Zeiten, d. h. die *funktionale Spezialisierung* bezieht sich auch auf den zeitlichen Bereich.
3. In der visuellen Wahrnehmung entsteht deshalb für kurze Zeit eine Asynchronität."

Die Tatsache, dass wir Farbe wahrnehmen noch bevor wir die Bewegung des Gegenstandes sehen, lässt den Schluss zu, dass beide Systeme weitgehend autonom sind. Daraus schließt Zeki, dass es nicht nur ein, sondern mehrere „Bewusstseine" gibt, die engstens zusammenarbeiten.

Die einzelnen „Mikrobewusstseine" ergeben sich aus der Aktivität der dargestellten Systeme: Sie verhalten sich zueinander asynchron. Nach Zeki können wir somit nicht von einem einheitlichen Bewusstsein sprechen, zumindest nicht von einem einheitlichen visuellen Bewusstsein.

Zeki ist überzeugt, dass das „was unser Gehirn zusammenfügt und verknüpft, nichts mit der Reaktion von Zellen in den räumlich verteilten Bereichen zu tun hat, in denen visuelle Information verarbeitet wird, sondern dass daran maßgeblich die Mikrobewusstseine beteiligt sind, die in den einzelnen Bereichen durch Zellaktivität entstehen". Er ist überzeugt, dass die im Entstehen begriffenen Forschungsansätze die Art und Weise, wie wir über die Funktionen und das Funktionieren des Gehirns denken, radikal verändern werden.

Die den Menschen umgebende Welt erscheint ihm kohärent: Betrachten wir unsere Umgebung, so nehmen wir Objekte wahr, die eine bestimmte Größe und Farbigkeit haben und durch ein bestimmtes Gewicht und einen charakteristischen Geschmack gekennzeichnet sind. Wir orten die Bewegungen und nehmen die damit verbundenen Geräusche war. Diese verschiedenen Dimensionen der Wahrnehmung verarbeitet das Gehirn aber an vollkommen unterschiedlichen Orten. Die „Bindungsforschung" beschäftigt sich mit der Frage, wie sich eine kohärente Wahrnehmung aus den unterschiedlichen Aktivitäten von verschiedenen Hirnarealen strukturiert. Bewusst werden dem Menschen nur gebundene Aktivationsmuster, also jene, die zu einer kohärenten Struktur, somit zu einem bestimmten Gegenstand, verknüpft werden können.

Dieser Bindungsprozess kann durch die synchrone Aktivität von Nervenzellverbänden erklärt werden. Vieles spricht dafür, dass die Bildung einer einheitlichen Wahrnehmung trotz unterschiedlicher Aktivierung der verschiedensten Subsysteme durch ein synchrones Feuern von Neuronen im Bereich von 20 Hertz ermöglicht wird. Dadurch werden jene Informationen ausgewählt, die in das Bewusstsein gelangen. Bewusstsein ist somit keine Form der Informationsverarbeitung, es wird vielmehr von dieser erzeugt. Das „Binding" ist dem Menschen nicht bewusst, es läuft unbewusst ab.

A. Engel untersuchte die Aktivität des visuellen Cortex und fand Unterschiede zwischen bewussten und unbewussten Wahrnehmungsprozessen: Nur jene Neuronen feuern stark synchronisiert, die auf das bewusst wahrgenommene Bild reagieren. Bewusste Wahrnehmung entsteht infolgedessen nicht nur aufgrund der Aktivität definierter Neuronenverbände, sondern erfordert ihre exakte Synchronisation. Für Francisco Varela ist Synchronizität auch ein geeignetes Modell, die Entstehung des „Selbst" zu erklären. Erst der dynamische Integrationsprozess verschiedenster Gehirnregionen ermöglicht dem Menschen sich als Mittel- und Bezugspunkt seiner Wahrnehmungen zu erfahren. Dem Bewusstsein liegen somit synchrone Aktivitäten von Nervenzellverbänden zugrunde, die Aktivität der Neuronen wird wiederum durch die Synchronisation beeinflusst: Die Erste-Person-Perspektiv ist eine Folge der Synchronisation von Neuronenverbänden.

Alterationen in den Bindungsprozessen, beispielsweise durch Erkrankungen hervorgerufen, führen zu einer inkohärenten Wahrnehmung der Welt: Die Patienten versuchen die Widersprüchlichkeiten durch Konstruktionen zu erklären, die ein Gesunder als Illusion, Halluzination oder Wahnvorstellung beschreiben würde.

Von Versuchen mit Affen wissen wir, dass der inferior-temporale Cortex, der am unteren Rand des Schläfenlappens liegt, eine hohe Dichte von Neuronen aufweist, die für bewusstes Erleben zuständig sind: Die für bewusst wahrgenommene Eindrücke notwendigen elektrochemischen Vorgänge sind aber nicht auf Neuronen bestimmter Hirnareale beschränkt, sie sind über das gesamte Sehsystem verteilt. Das visuelle Bewusstsein ist somit nicht bloß der Endpunkt einer hierarchischene Serie von Verarbeitungsstufen, es sind daran auch sämtliche Abschnitte der Sehbahn und bestimmte Regionen des Scheitel- und Stirnlappens beteiligt: Letztere spielen besonders bei höheren kognitiven Prozessen eine Rolle. Zur Zeit ist noch unsicher, ob die Aktivität der Neuronen auf den untersten Stufen von ihren Verbindungen mit anderen Nervenzellen dieser Areale abhängt, oder ob sie das Produkt von Rückkopplungsschleifen ist, die von den Schläfen- oder Scheitellappen ausgehen. Visuelle Informationen fließen aber nicht nur von tieferen zu höheren Ebenen, sondern auch von oben nach unten.

Die für unsere **Aufmerksamkeit** verantwortlichen Teile des Systems sind sehr selektiv, sie können zwischen wichtigen und unbedeutenden Eindrücken unterscheiden. Die selektive Aufmerksamkeit ist jene Leistung des zentralen Nervensystems, die uns durch die gezielte Unterdrückung irrelevanter Informationen in die Lage versetzt, beispielsweise trotz ungünstiger Umgebungsfaktoren die Konzentration aufzubringen, einen wichtigen Artikel eines Buches zu lesen. Die Selektion der Informationen scheint auch auf der Hemmung oder Förderung von Impulsen zu beruhen, die von der Großhirnrinde an die Formatio reticularis und den Thalamus gehen.

Viele lebenswichtige Zentren zur Regulierung des Blutdrucks, des Herz-Minuten-Volumens, der Atmung und der Verdauungsorgane befinden sich im Hirnstamm, der das Gehirn mit dem Rückenmark verbindet. Der Hirnstamm ist von einem Netzwerk von Nervenzellen durchzogen, das „Formatio reticularis" bezeichnet wird. Die Formatio reticularis hat einen besonders wesentlichen Einfluss auf die Aufmerksamkeitsleistung und auf das Bewusstsein.

Die Erniedrigung des Aktivitätsniveaus in der Formatio reticularis führt zu einer Verminderung der Aussendung von Impulsen an die Großhirnrinde: Dies hat zur Folge, dass der Bewusstseinszustand des Betroffenen Menschen beeinträchtigt wird, er fühlt sich müde und schläfrig. Wird die Formatio reticularis beispielsweise durch einen Gehirntumor beeinträchtigt, ist eine anhaltende Bewusstlosigkeit die Folge. Auch Beruhigungs- und Schlafmittel wie Barbiturate und Benzodiazepine können als GABA-Agonisten die Impulsleitung zwischen den Neuronen der Formatio reticularis und der Großhirnrinde hemmen. Die Formatio reticularis erhält Reize von allen Sinnesapparaten und von der Großhirnrinde. Sie sendet Nervenfasern zum Vorderhorn des Rückenmarks, wo die Regulierung der Muskelspannung erfolgt, und zu Teilen der Großhirnrinde, in denen die Regulierung des Bewusstseinsniveaus stattfindet. Durch die Impulse an die Großhirnrinde hält sie das für den Wach- oder Schlafzustand notwendige Aktivitätsniveau aufrecht. Die Großhirnrinde ist somit durch einen positiven Rückkoppelungsmechanismus in der Lage, sich selbst zu aktivieren. Durch all diese Prozesse wird der Bewusstseinszustand entweder gehoben oder gesenkt. Das Aktivitätsniveau der Großhirnrinde ist auch dann geringer, wenn die Interpretation der den Betroffenen zugeführten Informationen einfach ist.

Neurobiologen lehnen eine „oberste Bewusstseinszentrale", einen Sitz für das „Ich" mehrheitlich ab und postulieren, dass der Mensch sein Ich erst im Laufe des Lebens konstruiert: Als eine Funktion der neuronalen Vernetzung entwickelte sich das Bewusstsein im Laufe des evolutionären Prozesses. Das Bewusstsein ist nicht an eine oder mehrere bestimmte Stellen im Gehirn gebunden, es beruht vielmehr auf einer Reihe von unterschiedlichen Prozessen, von denen die Fähigkeit, die Aufmerksamkeit auf konkrete oder abstrakte Inhalte zu richten, von besonderer Bedeutung ist.
Dank der Fortschritte der neurowissenschaftlichen Forschung können wir annehmen, dass die Zeit kommen wird, in der wir die Funktionsweise unseres Gehirns etwas besser verstehen werden und ebenso die Mechanismen der psychischen Störungen. Damit könnte es der Neurowissenschaft gelingen, die von Descartes als unüberbrückbar postulierte Kluft zwischen „res extensa" (das Materielle) und „res cogitans" (das Immaterielle) zu verkleinern und dem Wesen der „Seele" näher zu kommen.

Ein Gedanke zur Elektrophysiologie des Bewusstseins

Bewusstseinszustände werden nicht nur als Reaktion auf externe Sinnesreize erzeugt, sie sind immer auch in Abhängigkeit von Aufmerksamkeit und Arbeitsgedächtnis zu sehen. Diesbezüglich sind interne „Erwartungssignale" von besonderer Wichtigkeit, die auf früheren Erlebnissen beruhen. Im Aufspüren der für diese Wechselwirkungen zuständigen Netzwerke liegt eine der größten Herausforderungen der Neurowissenschaften (N. Logothetis).

Benjamin Libet bemühte sich sehr früh, sich neurowissenschaftlich dem menschlichen Bewusstsein zu nähern. Bevor ein Mensch willkürlich eine Bewegung durchführt, sind EEG-Veränderungen im prämotorischen Rindenfeld nachweisbar, die als Bereitschaftspotentiale bezeichnet werden. Libet fand, dass die Entscheidung, eine bestimmte Bewegung auszuführen, 0,2 Sekunden vor der Ausführung dieser Handlung stattfindet, ein Bereitschaftspotential wird aber bereits 0,55 Sekunden vorher abgeleitet. Diese Ergebnisse verunsicherten die wissenschaftliche Welt und führen zu erbitterten Diskussionen bei Neurologen, Psychiatern, Psychologen, Informatikern, Philosophen und Theologen. Kann der Mensch im Besitz eines freien Willens sein, wenn seinen bewusst gesetzten Handlungen ein Bereitschaftspotential vorausgeht, das nach diesen Studien schon vor jenem Zeitpunkt entsteht, an dem er bewusst eine Tat setzen will?

Ein Teil der Wissenschafter erklärt sich diese zeitliche Verzögerung durch die Annahme, dass Entscheidungen im Unterbewusstsein gefällt werden: Demnach würde das Bewusstsein nur so etwas wie ein Veto-Recht besitzen, wodurch Entscheidungen des Unterbewusstseins entweder ermöglicht oder verhindert werden könnten. Andere Forscher erinnern, dass vor einer bewussten Entscheidung, beispielsweise eine Bewegung durchzuführen, diese erst im prämotorischen Rindenfeld konzipiert werden muss. Wird das primäre motorische Rindenfeld durch das Bewusstsein aktiviert, müssen im prämotorischen Feld und in bestimmten Regionen des Stirnlappens erst neuronale Prozesse eingeleitet werden. In diesem Sinne glauben viele Forscher, dass eine entsprechende neuronale Aktivität unerlässlich ist, wenn eine bewusste Handlung geplant wird.

Das Bewusstsein beruht auf neuronalen Netzwerken im Gehirn. Durch Netzwerkmodelle können psychologische Sachverhalte, also Gefühle, Gedanken und Empfindungen besser verstanden werden, sie können am Computer auch simuliert werden (Spitzer). Psychologische Theorien, die auf Netzwerkmodellen aufbauen, können durch entsprechende Simulationen überprüft werden. Geistige Prozesse sind im Lichte der Erforschung neuronaler Netzwerke nicht statisch zu verstehen, sie werden vielmehr von Dynamik und Prozesshaftigkeit geprägt.

„Seele" und Informationsverarbeitung

„Um die Seele zu erklären", stellt D. Dörner fest, „muss ich sie als informationsverarbeitenden Prozess begreifen und sie in ein mathematisches System bringen.". Die „Seele" folgt einem „Grundbauplan", der aus verschiedensten Elementen besteht. Über die Wahrnehmung bis zum Vorstellungsvermögen, von Emotionen wie Liebe und Hass, Trauer und Freude bis zur Selbstreflexion, vom sozialen Bedürfnis bis zur Sprache entwickelt sich die Psyche aus einfachen Bausteinen und Verschaltungen. Das Gehirn mit seinen Informationsverarbeitungsprozessen ist ein extrem dynamisches System: In jedem Augenblick empfängt das Gehirn eine gigantische Menge von Sinneseindrücken, die der bewusstseinsklare Mensch zu einem sinnvollen Bild der ihn umgebenden Welt zusammenzufügen in der Lage ist. Erkennen wir bekannte Gegebenheiten, werden Informationen reaktiviert, die im Langzeitgedächtnis gespeichert waren: Die dort gelagerten Gedächtnisinhalte können sofort in das Bewusstsein zurückgerufen werden. Das Bewusstsein wird oft als das Zwischenglied zwischen den empfangenen und einlangenden Sinneseindrücken und der Kommunikation mit der Umgebung bezeichnet. Gut ein Drittel der mehr als 100 Milliarden Nervenzellen ist an den Prozessen der Informationsverarbeitung involviert. Jede einzelne dieser Zellen ist in der Lage, ihre Informationen an jeweils etwa zehntausend andere Nervenzellen zu senden: Informationen, die in einer Nervenzelle repräsentiert sind, können infolge der spezifischen Weise der Informationsverarbeitung im Gehirn weit verteilt werden. Neuronale Ereignisse müssen an den verschiedenen Stellen des Gehirns wieder so zusammengefasst werden, dass an einem definierten Zeitpunkt ein gestalthaftes Erleben gelingt. Zum Zweck der Synchronisation schafft sich das Gehirn Systemzustände, um die räumlich verteilten und zeitlich ungenauen Informationen wieder vereinen und zusammenführen zu können. Neuronale Oszillationen oder periodische Prozesse in definierten Populationen von Nervenzellen ermöglichen diese Systemzustände. Die moderne anästhesiologische Forschung konnte beispielsweise aufzeigen, dass die Narkose dann am tiefsten ist, wenn die neuronalen Oszillationen nicht mehr erkennbar sind; Informationen können in diesem Stadium nicht mehr verarbeitet werden.

Durch neuronale Oszillationen entstehen somit im Gehirn bestimmte Aktivierungsmuster, die als Voraussetzung für die Informationsverarbeitung gesehen werden. Das ständige Oszillieren dieses Netzwerkes von Nervenzellen und deren Fortsätzen empfindet Francis Crick, der englische Biochemiker und Nobelpreisträger, auch als die Grundlage des Bewusstseins und des Denkens.

Lassen sich damit aber die unverwechselbaren Differenzierungsgrade einer definierten Persönlichkeit mit seiner Individualität, seiner Intuition und Kreativität, lässt sich damit das Bewusstsein und das reflektierende Selbstbewusstsein erklären? (Müller-Spahn, S. 42).

Die Hirnfunktionen werden durch die Fülle der Erfahrungen programmiert, die der Mensch von seiner frühesten Entwicklung bis zur Geschlechtsreife erwirbt. Wohl hat der Mensch zur Zeit seiner Geburt die volle Ausstattung an Nervenzellen, deren Verbindungen mit anderen sind jedoch noch nicht ausgewachsen. Die Verschaltungen werden durch die einlangenden Sinnesreize ausdifferenziert. Alle Erfahrungen, Informationen und Interaktionen mit Eltern und anderen Bezugspersonen prägen einschneidend die Verschaltungsarchitektur des reifenden Gehirns. Nach Abschluss dieses Entwicklungsprozesses wird die neuronale Architektur starr, das Einschmelzen neuronaler Verbindungen ist nicht mehr möglich, neues Wachstum von Nervenzellen gelingt nur noch in sehr geringem Umfang. Dies erklärt, dass die erschwerte oder fehlende Möglichkeit, während der ersten Lebensjahre sensorische Reize aufzunehmen, zu schwerwiegenden Störungen in der Architektur der neuronalen Verschaltungen führt: Die sensorische Deprivation mündet zwangsläufig ein in kognitive Störungen, da die genetisch determinierte Struktur in der Regel nicht in der Lage ist, die volle Funktionsfähigkeit eines Systems zu gewährleisten (Singer).

Zwischen den Milliarden von Nervenzellen besteht ein Übermaß an Kontakten: Diese potentiellen Kontakte werden erst dann verwirklicht und definitiv festgelegt, wenn sie durch Informationsverarbeitung genutzt und bestätigt werden. Voraussetzung für die Informationsverarbeitung ist die Produktion und Ausschüttung von Neurotransmittern, jener chemischen Botenstoffe, die die Nervenzellen aktivieren oder hemmen können. Erst wenn die unterschiedlichen Areale des menschlichen Gehirns an der für sie genetisch bestimmten Verarbeitung von Informationen involviert werden, kann sich die endgültige Struktur des zentralen Nervensystems entwickeln.

Die Funktionen des Nervensystems werden durch die Architektur der Verschaltungen der Nervenzellen festgelegt. Alles, was wir über die Welt wissen können, ist in der Art und Weise der Verschaltungen der Nervenzellen niedergelegt: In den Verschaltungsplänen liegt alles Wissen, das während der Evolution über die Welt erworben und in den Genen gespeichert wurde (Singer).

Die neurowissenschaftliche Forschung entwirft heute zwar in Theorie und Praxis integrierende Modellvorstellungen, die aus den unterschiedlichsten Wissensgebieten stammen, die intermediären Zusammenhänge zwischen cerebralen neurochemischen sowie bioelektrischen Funktionen und dem Erleben und Verhalten des Menschen werden jedoch kaum berücksichtigt. Zu diesen intermediären Funktionen gehören Prozesse der Aufmerksamkeit und der Wahrnehmung sowie der Erkennung, der Integration und der Weiterbearbeitung externer und interner Informationen.

Das Erleben und Verhalten des Menschen ist abhängig von einer geglückten Informationsverarbeitung: diese kann – zusammenfassend – als die Summe der Prozesse des Erkennens, des Zuordnens und des Verknüpfens sowie der Bewertung von Informationen definiert werden, die in das Gehirn gelangen.

Derzeit werden verschiedene Modelle der Informationsverarbeitung diskutiert, die den Informationsfluss von der Reizaufnahme über die Reizverarbeitung bis zur Umsetzung in ein wahrnehmbares Verhalten verfolgen. Der Mensch wird als ein offenes kybernetisches System interpretiert. Die Abb. 37 gibt – vereinfacht – die Prozesse der Verarbeitung von Informationen wieder.

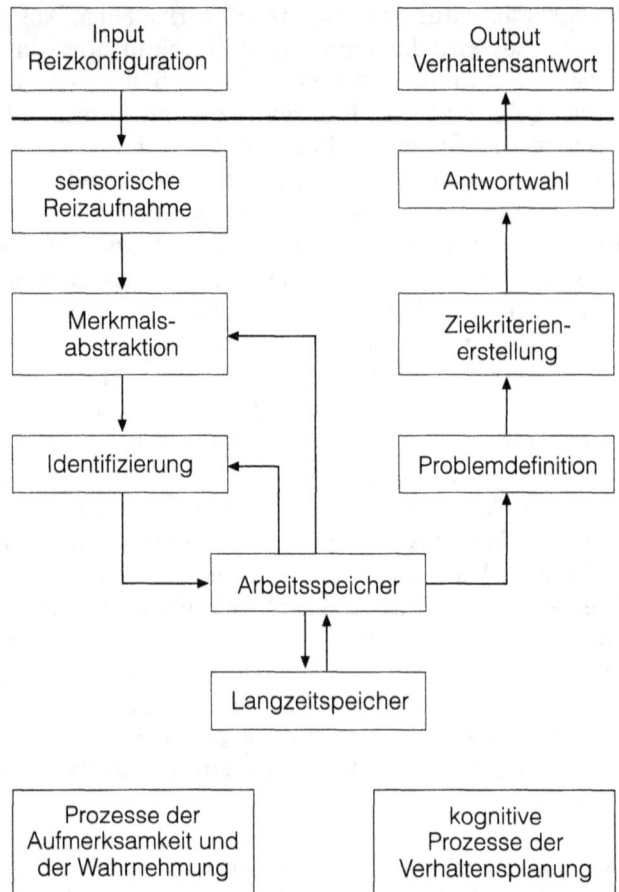

Abb. 37. Schema der Informationsverarbeitung (aus Hinterhuber und Fleischhacker, modifiziert nach Brenner u. Mitarb.)

Die Auseinandersetzung des Menschen mit seiner sich ständig verändernden Umwelt erfolgt gleichzeitig über mehrere Sinnesorgane. Besonders durch die visuelle und akustische Wahrnehmung schafft sich der Mensch sein Bild von der Welt, in der er lebt. Die anderen Sinnesorgane ermöglichen demgegenüber nur die Erfassung eines sehr kleinen Ausschnittes der Wirklichkeit. Das Bewusstsein bedient sich eines enormen Selektionsprozesses, um unwesentliche oder im Augenblick unbedeutende Informationen auszusondern. Die Gesamtspeicherkapazität des menschlichen Gehirns wird auf mehr als 100 Billionen Bits geschätzt: Sie übertrifft um ein Vielfaches die größten, derzeit zur Verfügung stehenden technischen Speicher.

Nehmen unsere Sinnesorgane auch etwa eine Milliarde Bit pro Sekunde war, gelangt nur ein minimaler Bruchteil zur Verarbeitung in das Bewusstsein. Wird dieses Verhältnis auch von unterschiedlichen Forschern widersprüchlich interpretiert, so spiegelt es doch das große Gefälle zwischen einlangender Informationsmenge und bewusster Informationsverarbeitung wider. Die in unser Bewusstsein gelangende Informationsmenge scheint aber doch größer zu sein, da sie schwer in Bits und Bytes zu messen ist. Sicher ist jedoch, dass nur der kleinste Teil der gesamten Informationsmenge unser Bewusstsein erreicht, sodass ein relativ niedriger Informationsfluss besteht.

So behaupteten Nørretranders und seine Mitarbeiter, „dass unser Körper eine enorme Informationsmenge verarbeiten kann, von der nur ein geringer Teil in das Bewusstsein gelangt". Pointiert formuliert er, dass unser Körper „klug" sei, während der Geist „dumm" sei. Damit nähert er sich von naturwissenschaftlicher Seite den Formulierungen, die wir bei Friedrich Nietzsche diskutiert haben. Das Bewusstsein kann sich nämlich nur auf wenige Entitäten gleichzeitig konzentrieren, während der Organismus seine Funktionen konstant den unzähligen Änderungen in der Umgebung und in seinem Körper selbst anpasst. Die Temperaturregulierung, die Durchblutung und die Verdauungsprozesse sowie die Reflexbewegungen erfolgen – wie vieles andere auch – ohne unser Bewusstsein. So sind viele Forscher der Ansicht, dass der Mensch seinem Bewusstsein allzu große Aufmerksamkeit schenkt, während er sich kaum auf seinen Körper und seine unbewusste Informationsverarbeitung besinnt.

Für die Auseinandersetzung mit der Umwelt scheinen die Leistungen des Auges denen des Hörorgans 100fach überlegen zu sein: Die visuelle Informationskapazität von 3×10^6 Bit pro Sekunde steht der auditiven von $3,5 \times 10^4$ Bit pro Sekunde gegenüber. Trotzdem ist das auditive System als stets waches Alarmorgan für die Kontrolle aller wichtigen Vorgänge von besonderer Bedeutung. Der sprachliche Informationsfluss beträgt aufgrund der sehr großen Leistungsfähigkeit des Sprechapparates (10–15 Buchstaben/s) ca. 20 Bit pro Sekunde.

Es scheint zwei getrennte anatomische Wege der cerebralen Informationsverarbeitung zu geben: der limbische Weg ist zuständig für die Reizfilterung und für emotional-relevante Informationen, der extrapyramidale dient der automatischen Informationsverarbeitung.

Psychische Gesundheit und Stabilität ist engstens mit einer adäquaten Verarbeitung innerer und äußerer Informationen verbunden. Bei Menschen mit schizophrenen Störungen findet sich eine Überschwemmung und Überforderung des mangelhaften informationsverarbeitenden Systems durch zu viele und zu komplexe Informationen. Dadurch wird die Aufnahmefähigkeit für Informationen aller Art verringert und die Stressempfindlichkeit vergrößert. Daraus resultieren die psychophysiologischen Befunde einer überstarken nervösen Erregbarkeit, einer verstärkten Reizempfindlichkeit und einer Hypersensitivität. Gründe dafür scheinen in einer gestörten Filterfunktion zu liegen. Schizophrene Patienten zeigen ferner perzeptiv-kognitive Dysfunktionen, die auf einer gestörten Selektion der eingehenden Informationen oder auch auf einer gestörten assoziativen Funktion in Verbindung mit limbischen Strukturen beruhen. Die kognitiven Störungen bestehen in der Schwierigkeit, einen Aufmerksamkeitsfokus beizubehalten, adäquate Kategorien und logische Sequenzen zu bilden sowie Unterschiede in der Hierarchie logischer Klassen zu erkennen.

Die Überschwemmung eines informationsverarbeitenden Systems von gegebener Kapazität führt immer zu Überforderungsreaktionen, die in Unsicherheit und Angst, in Irritation und Spannung sowie in Verwirrung bis hin zu Depersonalisations- und Derealisationserscheinungen bestehen.

Sowohl Reizüberflutung als auch Reizverarmung können zu psychotischen Manifestationen führen. Die Schwellenwerte sind aber individuell sehr unterschiedlich. Ein psychotischer Zusammenbruch ist bei Disponierten bevorzugt mit emotionell belastenden Situationen verbunden, die im Leben eines jeden Menschen von Bedeutung sind: Liebe, Verheiratung, Berufswahl, Schwangerschaft, Geburt, Umzug und Verlusterlebnisse. Gemeinsam ist diesen Situationen, dass der Betroffene gezwungen ist, sich neuen Gegebenheiten anzupassen.

Unklar strukturierte verinnerlichte Schemata und Bezugssysteme erschweren die Informationsverarbeitung. Nach Ansicht von Piaget sind dafür neuronal-reflektorische Strukturen verantwortlich, die sich im Laufe der kindlichen Entwicklung aufgrund der Erfahrung in verschiedenen Austauschprozessen mit der Umwelt nach dem Modell eines sich selbst entwickelnden Computers weiter differenzieren.

Die Komplexität der Verarbeitung von Informationen gewinnt durch die Entdeckung der „Spiegelneuronen" durch Neurophysiologen der Universität Parma um G. Rizzolatti neue Dimensionen. Diese Erkenntnisse ermöglichen den Neurowissenschaften tiefere Einblicke in menschliches Verhalten: Spiegelneuronen werden dann aktiv, wenn das Individuum beispielsweise nach einem Objekt greift: sie feuern aber auch dann, wenn entsprechende Bewegungen bei einem anderen Menschen beobachtet werden, ohne dass diese selbst ausgeführt würden. Schon die Vorstellung einer Handlung führt zur Aktivierung dieser Schaltkreise. Beim Menschen ist das System der Spiegelneuronen eng mit dem Broca-Areal verknüpft, in dem die Sprachproduktion erfolgt. Die Schaltkreise der Spiegelneuronen stellen somit einen Prozess dar, der wahrgenommene Bewegungsmuster auf die eigenen im zentralen Nervensystem gespeicherten Muster abbildet: Die beim Gegenüber beobachteten Aktivitäten werden im wahrsten Sinne des Wortes nachvollzogen und begriffen, da das Spiegelsystem sowohl mit den sprachlichen als auch mit den motorischen Zentren des Gehirns in Beziehung steht.

Menschen verfügen bereits von der Geburt über komplexe Fähigkeiten der Kommunikation. Kleinkinder ahmen Handlungen nicht nur einfach nach, sie können diese auch aus der Perspektive des anderen realisieren und nachvollziehen. Kommunikation ist nicht ein wechselseitiges Entschlüsseln von Signalen, nach den Theorien des Spiegelsystems scheint sich diese eher im Sine einer synchronisierten Parallelaktion darzustellen: Wer zuhört, kann sofort die Position des Sprechers übernehmen, der Sprechende jene des Zuhörers.

Spiegelneuronen können vermutlich auch psychopathologische Phänomene wie die Echolalie und die Echopraxie erklären: Menschen mit einer kataton-schizophrenen Psychose wiederholen gehörte Sätze oder wahrgenommene motorische Handlungsabläufe. Im Normalfall sind die motorischen Neuronen bei visuellen oder akustischen Wahrnehmungen nicht aktiv. Bei der Echolalie scheint dieser Hemm-Mechanismus gestört, Vorstellung und reale Handlung können nicht mehr getrennt werden.

Das Gehirn kann sich aufgrund seiner überaus starken Neuroplastizität den Erfordernissen der Informationsverarbeitung anpassen. Grundlage dafür ist die Veränderbarkeit der Intensität und Stärke der Verbindungen zwischen den Neuronen, die an den Synapsen beständig nachreguliert werden. Diese seine plastischen Eigenschaften zeichnet das Gehirn während des ganzen Lebens aus: Plastizität lässt sich durch das Vermeiden von Eintönigkeit vermehren und fördern.

Symptome wie Angst und Spannung, Verwirrung und Aufregung, Depersonalisations- und Derealisationsphänomene sowie Denkstörungen, Wahn und Halluzinationen können als schwerwiegende Folgen einer gestörten Informationsverarbeitung interpretiert werden. Dies kann bei chronischen Störungen zu Abwehr- und Vermeidungsstrategien (Affektverflachung, Gleichgültigkeit, Rückzug in ökologische Nischen, Einengung, Plan- und Hoffnungslosigkeit etc.) führen. Für die Informationsverarbeitung sind genetische Einflüsse sowie biochemische Faktoren, besonders die Neurotransmittersysteme im limbischen System und in der Formatio reticularis von Bedeutung. Der hirnmorphologische Befund von gestörten wichtigen paralimbischen und limbischen Hirnarealen stützt gemeinsam mit bildgebenden Verfahren und elektrophysiologischen Untersuchungen die Hypothese der missglückten Informationsverarbeitung schizophrener Menschen. Die Dopaminhypothese steht im Einklang dazu. Psychopharmakologische und psychotherapeutische Maßnahmen verbessern die Filterfunktionen. Aus einer gestörten Informationsverarbeitung resultieren aber nicht nur Psychosen aus dem schizophrenen Formenkreis, sondern auch verschiedene andere psychische Störungen: Reizüberflutung und Reizdepravation führen immer zu einer Erschütterung der Ich-Strukturen.

Der Seelenbegriff und das Menschenbild in der Psychiatrie: Einige Vorstellungen über die Ursachen psychischer Erkrankungen

Die Psychiatrie und das Bild des psychisch Kranken im Wandel der Zeit

> „Denn auch jetzt machen Menschen genau den Fehler, dass manche getrennt für eins von beiden, für die Gesundheit der Seele und des Körpers, Ärzte zu sein versuchen."
> *Plato, Charmenides 157b*

> „Der ist ein Arzt, der das Unsichtbare weiß, das keinen Namen hat und doch seine Wirkung."
> *Paracelsus*

Die Psychiatrie versteht unter „Psyche" die Summe aller bewussten und unbewussten seelischen Vorgänge, ohne dass zwischen „Geist" und „Seele" unterschieden wird: „Psyche" gilt als dualistischer Gegenbegriff zum Biologisch-Körperlichen des Menschen. Als Gegensatzbare werden „Leib-Seele" und „Psyche-Soma" gebildet. Sigmund Freud gebrauchte die Begriffe „Seele" und „Psyche" stets als Synonyma.

Psychische Gesundheit und psychiatrische Erkrankungen sind in ganz besonderer Weise von den herrschenden Ideen der jeweiligen Epoche beeinflusst. Die psychiatrische Wissenschaft, die Vorstellungen von der Seele und die psychischen Erkrankungen sind direkte Spiegelungen der philosophischen und naturwissenschaftlichen Grundanschauungen sowie der sozialen Bedingungen der betreffenden Zeit. Darüber hinaus reflektieren sie die kulturellen, ökonomischen und politischen Strukturen eines Landes mit eindrucksvoller Deutlichkeit (K. Heinrich).

In allen Kulturräumen bestehen – oft auch gleichzeitig – bestimmte konkrete Vorstellungen bezüglich der Genese psychiatrischer Erkrankungen, wobei neben natürlichen Ursachen (Vererbung, körperliche Beeinträchtigungen, Ansteckung u. ä.) auch übernatürliche Erklärungsmodelle herangezogen werden. Häufig werden die gesundheitsgefährdenden Auswirkungen der jeweiligen technisch-zivilisatorischen Errungenschaften für die gestörte psychische Stabilität verantwortlich gemacht. Darüber hinaus werden psychische Erkrankungen mit erlebnisreaktiven Belastungen, Verlusterlebnissen, erotischen Enttäuschungen und zwischenmenschlichen Konflikten in Verbindung gebracht.

Pfeiffer erwähnt als übernatürliche Ursachen psychischer Störungen

- den Verlust von Lebenskraft (beispielsweise den „Seelenverlust" oder das „Mitnehmen der Seele" bei amerikanischen Indianern),
- die Besessenheit: Der Betroffene glaubt durch eine geistige Macht in Besitz genommen worden zu sein,
- das Eindringen eines schädlichen Agens in den Körper: Dieses ruft nicht Besessenheit, sondern Erkrankung hervor,
- den Bruch eines Tabus: Ein schweres Vergehen führt entweder unmittelbar zur geistigen Störung oder durch den dadurch ausgelösten Zorn der Götter,
- die Störung in der Beziehung zum Doppelgänger: In zahlreichen Kulturen – von Westafrika über Indonesien bis Australien – wacht bei jedem Menschen ein geistiger Doppelgänger über sein rechtes Handeln. Eine Störung in dieser Beziehung führt zu Unglück und psychischer Störung,
- die magischen Einwirkungen durch Zauber, Fluch oder den bösen Blick.

Seelische Alterationen und psychiatrische Krankheiten waren zu allen Zeiten bekannt. Bedingt durch das negative Numinosum, das seelische Erkrankungen beim Gesunden erzeugt, und die von der Gesellschaft befürchtete kommunikative Anomie, die Unberechenbarkeit des psychisch Kranken, fließen in allen Kulturen und zu allen Zeiten irrationale Momente in die Beurteilung des psychisch kranken Menschen und der Psychiatrie ein (Schipkowensky).

Die **magische Kosmogonie** der archaischen Medizin ist die älteste Form einer theoretischen Anti-Psychiatrie: Sie sah den Geisteskranken als bezaubert und nicht als Opfer einer pathologischen Reaktion oder eines pathologischen Prozesses und versuchte somit, ihn durch glossolalische Beschwörungen und mystische Rituale zu entzaubern.

Eine **religiöse Interpretation seelischer Störungen** betrachtete in verschiedenen Kulturkreisen den Kranken als einen Sündigen, der – durch bestimmte Rituale – auf den richtigen Weg hingeführt werden müsse.

Die **Säkularisierung** bewertete psychisch Auffällige als offenkundige oder anlagemäßige Verbrecher: Erst die humanitären Taten eines Vincenzo Chiarugi, des Sozialreformers der habsburgischen Toskana, und – etwas später – die Befreiung der Geisteskranken durch Philipp Pinel setzten das Ende der „**Gefängnispsychiatrie**".

Unter dem Einfluss einer politisch stark engagierten soziologischen Wissenschaft entwickelte sich in jüngster Vergangenheit eine **politische und soziatrische Antipsychiatrie**, die nicht nur den Gegenstand der wissenschaftlichen Psychiatrie bestreitet, sondern diese auch anklagt, Außenseiter als soziale Sündenböcke zu vernichten oder sie am Ende in „dankbare Konformisten" umzuwandeln. Seelische Erkrankungen stellen nach Szasz einen Mythos dar, der zur Festigung des kapitalistischen Gesellschaftssystems aufrechterhalten werde. Psychisches Leiden wird demagogisch-argumentativ geleugnet.

Aber auch die **wissenschaftliche Psychiatrie** selbst ist immer wieder verschiedenen Versuchungen erlegen, denken wir an die unkritische Generalisierung genetischer Ergebnisse in der ersten Hälfte des 20. Jahrhunderts, an die sozialwissenschaftliche Gegenreaktion der Nachkriegsjahre, die im Sozialklassenparadigma und im sozialen Konstruktivismus gipfelte und an verschiedene psychoanalytische oder biologisch-psychiatrische Extremformulierungen. Heute scheinen die großartigen, beeindruckenden Erfolge der biologischen Psychiatrie andere Aspekte der Entstehung und des Verlaufes psychischer Krankheiten in den Hintergrund zu drängen. In der Betrachtung seelischer Not findet sich stets die Gefahr vereinfachender und verkürzender Theorien. Reduktionistische Tendenzen haben Schamanen, Ärzte und Psychologen durch die Geschichte begleitetet; sich ausschließende Positionen bezüglich der Entstehung von Krankheit und Gesundheit finden wir auch in der Gegenwart. Eine Gruppe erklärt Krankheit als Folge einer angeborenen Konstitution, einer erworbenen Disposition oder eines zufälligen Schicksals. Krankheit ist hier Ausdruck einer biologischen oder psychischen Minderwertigkeit des Kranken. Andere Gruppierungen wiederum beschuldigten – wie erwähnt – die Gesellschaft selbst, ihre Mitglieder in Leid und Krankheit zu stürzen: Den Ärzten wird vorgeworfen, mit ihren therapeutischen Bemühungen die Patienten dem kranken System anzupassen, die dringenden Veränderungen der gesellschaftlichen Strukturen aber dadurch zu behindern. Alle diese Sichtweisen sind reduktionistisch, sie beinhalten lediglich Teilwahrheiten. Sinnvoll sind diese Gegensätze aber nur dann zu lösen, wenn Psychiater eine systemische Sichtweise annehmen: Dadurch würde offenbar, dass sich viele Standpunkte nicht widersprechen, sondern sich jeweils ergänzen.

Ärzte und Psychologen sind aufgerufen, die erwähnten Gegensätze zu reflektieren: Besonders im Tun und Handeln des Psychiaters – mit welcher Ebene er sich praktisch und wissenschaftlich auch beschäftigt – muss stets ein Hintergrundverständnis für die anderen kategorialen Ebenen mitschwingen. So muss sich beispielsweise der molekularbiologisch tätige Psychiater bewusst sein, dass der Problemkomplex, den er mit seinem biologischen Arsenal angeht, auch einen psychologischen oder sozialkommunikativen Aspekt beinhaltet. Die Zuwendung zum größeren Ganzen ist – um mit Bach zu sprechen – unerlässlich, auch wenn der Arzt

- mit einem *biochemischen* Ansatz sich bemüht, gestörtes Fühlen und Wahrnehmen über eine Modifikation der Informationsübertragung am synaptischen Spalt der Neuronen zu verbessern,
- als *molekulargenetischer* Forscher sich um Marker bemüht, die Eingriffe am Genom therapeutisch sinnvoll und ethisch vertretbar erscheinen lassen,
- als *Sozialpsychiater* die psychische Erkrankung im Kontext von sozioökonomischen Verhältnissen erklärt und Strategien entwickelt, welche die Gesundheit und somit die Lebensqualität der ihm anvertrauten

Patienten durch Maßnahmen der Kompetenzsteigerung zu verbessern trachtet,
- als *Psychotherapeut* die Krankheit oder die Deformation der Persönlichkeit als Folge einer Hemmung der psychosexuellen Entwicklung sieht und diese mit entsprechenden Techniken zu bearbeiten versucht,
- als Psychiater mit *kultur- und geistesgeschichtlicher Ausrichtung* in den gesellschaftlichen, kulturellen und religiösen Traditionen Faktoren zu erkennen glaubt, die das Erleben des Menschen prägen und der sich infolgedessen bemüht, durch sein Verständnis und seine Sichtweise Zugang zum Patienten in seiner unverwechselbaren Individualität zu finden.

Die aufgezeigten verschiedenen Ebenen stehen in einem dialektischen, aber auch direktem Zusammenhang (Bach), alle genannten Einflussgrößen sind in einem subtilen Zusammenspiel zu betrachten, dessen sich der Arzt stets bewusst sein muss.

In weiten Kreisen der Bevölkerung herrscht heute ein Gefühl der Angst vor der Allmacht der Naturwissenschaften, weil – wie Bach wieder sehr treffend schreibt – „die technischen Inventarien, die Eleganz operativen oder pharmakologischen Handlings eine Entemotionalisierung der personalen Interaktion zwischen dem technischen Experten und dem um seine körperliche und geistige Existenz ringenden Menschen herbeiführen. Gerade in der größten Not, etwa wenn es um das Leben selbst geht, sieht sich der Einzelne mit einem Fachmann konfrontiert, wo er eines teilnehmenden Menschen bedürfte. Diese technisierte Entemotionalisierung wäre das Ende jeglicher psychiatrischer oder psychotherapeutischer Intervention. Sie stellt das Arzttum insgesamt in Frage." In diesem Sinne formulierte auch Pauleikhoff: „In der Psychiatrie wie auch anderswo ist klar zu beobachten und eindeutig festzustellen, dass mit ihrer Entwicklung zur reinen Naturwissenschaft nur noch das Materielle und Körperliche Geltung behält, die zeitlichen Begriffe wie Geist, Seele, Person, Subjekt dagegen als unzeitgemäße Wirklichkeit ihre Bedeutung verlieren; denn allein das Objektive, das mit chemisch-physikalischen Methoden sicher Zähl-, Mess- und Wägbare wird noch als Realität erkannt. Dieser Prozess beginnt bei Griesinger, läuft über Wernicke, Kraepelin und auch Freud, wird durch Jaspers nicht genügend korrigiert und dominiert in den letzten Jahren immer stärker."

Der Psychiater ist selbstverständlich gefordert, den naturwissenschaftlichen Fortschritt aufzugreifen und zu vermehren. Gleichzeitig darf er jedoch niemals aus den Augen verlieren, dass dadurch nur eine Seite des Problems berücksichtigt wird. Der biologische Ansatz hat die Psychiatrie revolutioniert, er darf aber nicht verabsolutiert werden. Im Blick auf mögliche Fehlentwicklungen hat auch Carl Friedrich von Weizsäcker mit Nachdruck darauf hingewiesen, dass der Konflikt zwischen Wissensvermehrung und Aufnahmebegrenzung wohl durch Spezialisierung aufgefangen werden kann, aber die große Gefahr beinhaltet, dass dadurch die Überzeugung genährt wird, die Spezialbereiche seien getrennte Realitäten.

Bilder des Menschen in Medizin und Psychiatrie

> „Wie die Seele verstehen, wenn die Seele nie erwähnt wird?"
> *Bruno Bettelheim*

Die Psychiatrie ist – wie die gesamte Medizin – primär ein Handlungssystem. Dieses System wird von mindestens 5 verschiedenen Grundvoraussetzungen geprägt, die jeweils ein definiertes Menschenbild widerspiegeln:

1. Die naturwissenschaftliche Medizin betrachtet den Organismus des Menschen als „Körpermaschine".
2. Die geisteswissenschaftliche Medizin strebt die personale Selbstentfaltung des Menschen an: Krankheit wird somit als Folge eines gestörten Entfaltungsprozesses bzw. von Verfehlungen gesehen.
3. Die Medizin als Kulturwissenschaft betrachtet den Menschen mit Leib und Seele, sie berücksichtigt besonders dessen Prägung durch Kultur und Tradition.
4. Die sozialwissenschaftliche Betrachtungsweise erkennt im kranken Menschen die schädlichen Störwirkungen gesellschaftlicher Strukturen und sieht die Behandlung primär im sozialen Kontext.
5. Die Technik- und Biowissenschaften interpretieren den Menschen als Informationsträger, gegebenenfalls auch als Objekt von Organtransplantationen oder künstlicher Implantate.

Der Mensch und die Heilkunde in der Sichtweise der Naturwissenschaft

Der Mensch wird als Folge der cartesianischen Trennung von Geist und Körper, von Leib und Seele als geschaffene Natur interpretiert: Naturgesetze beherrschen den gesunden und kranken Körper sowie das Denken und Fühlen des Menschen. Das kausal-analytische Denkmodell hat sich in Verbindung mit dem davon ableitbaren Materialismus für die Medizin als äußerst erfolgreich erwiesen. Da es der naturwissenschaftlichen Medizin gelang, ihre diagnostischen wie therapeutischen Handlungen aufgrund der Identifikation des Menschen als Körpermaschine auf Naturgesetze zurückzuführen, konnte sie Krankheiten jenseits des Glaubens an Wunder, an die Einwirkung übernatürlicher oder verderblich-negativer Kräfte erklären. Die Interpretation psychischer Erkrankungen durch biochemische Veränderungen führte zu einem neuen Verständnis der Krankheitsursachen und bewirkte Großartiges in der Therapie der verschiedensten Störungen.

Die Zukunft wird zu den großen Errungenschaften der Medizin und besonders der Psychiatrie des 20. Jahrhunderts die Entwicklung der Psychopharmakotherapie zählen. Psychopharmaka haben das Bild der Psychiatrie und die Not des einzelnen Kranken grundlegend verändert, sie leiten den Heilungsprozess ein und unterstützen die notwendigen Schritte aus der psychischen Einengung in jene freie, reife und ausgewogene Persönlichkeit, die der Betroffene – befreit von Angst, Depression, Halluzination und Wahn – sein kann. Dazu benötigt er jedoch die Kompetenz und die Möglichkeit, seine Umwelt so zu verändern, dass sich in ihr ein gesundes Leben verwirklichen lässt. Für viele Patientinnen und Patienten ist dafür eine soziotherapeutische und psychotherapeutische Unterstützung unerlässlich (J. Willi).

Trotz dieser Fortschritte vermittelt heute das auf rein naturwissenschaftlicher Basis beruhende Menschenbild vielfach Unbehagen und Unsicherheit: Die Reduktion des Menschen auf seinen als Maschine interpretierten Körper wird ihm als Person nicht gerecht.

Der Mensch und die Heilkunde in der Sichtweise der Geisteswissenschaft

Der geisteswissenschaftliche Ansatz in der Medizin überschreitet das Konzept des Menschen als körperliches Wesen. Besonders in der Psychiatrie hat der Patient eine narrative Identität. N. Heim formulierte den Descartes'schen Satz neu: „Ich erzähle, also bin ich." Durch sein geistiges Bemühen wächst der Mensch über sich hinaus und transzendiert sein natürliches Wesen. Gesundheit wird als Folge einer geglückten Arbeit an sich selbst gesehen, als Ergebnis harmonischer Reifungsschritte und innerer Harmonie. Wird dieses Ziel nicht erreicht, ergeben sich Deformationen an Körper und Seele (Heim). Besonders die von Medard Boss (1903–1990) begründete, existenzphilosophisch fundierte Daseinsanalyse interpretiert die Psychiatrie als Geisteswissenschaft, sie sieht in der Lebens- und Leidensgeschichte des Menschen eine Summe von Störungen und Verfehlungen der Selbstentfaltung. Auch Viktor von Weizsäcker (1886–1957) versuchte durch die von ihm begründete Richtung der anthropologischen Medizin die Überwindung der cartesianischen naturwissenschaftlichen Medizin: Durch die psychoanalytische Methode sollten Leib und Seele wieder näher aneinander herangeführt werden. Von Nietzsche wurde die Feststellung übernommen, dass der Leib als Sinnträger klüger als das Bewusstsein sei. Dem Körper und der Seele ist es möglich, sich gegenseitig zu vertreten: in organischen Erkrankungen können psychische Störungen verborgen sein und umgekehrt. Im Gestaltkreis wird Soma und Psyche als Einheit gesehen. Krankheit kann nur in Zusammenschau mit der jeweiligen Biographie interpretiert werden. Im Zentrum der Bemühungen steht nicht die Geschichte der Krankheit, sondern viel mehr die Lebensgeschichte des Kranken (Heim). Die Krankheiten, die in Krisen auftreten, finden ihre Erklärung in der Biographie, weshalb die anthropologische Medizin sich besonders mit den Fragen nach dem „Warum" der Erkrankung, dem „Wozu" und dem „Wann" sowie dem „Wo" auseinandersetzt. Dadurch wird versucht, dem Kranken die Sinnbedeutung der ihn bedrückenden und belastenden Symptomatik aufzuzeigen.

In der geisteswissenschaftlich orientierten Medizin – somit auch in jener, die anthroposophisch geprägt ist –, wird der Mensch in Gesundheit und Krankheit als geistiges Wesen gesehen. In diesem Rahmen wird durch eine spezifische therapeutische Grundhaltung versucht, dem Patienten in seiner geistigen Personalität gerecht zu werden.

Der Mensch und die Heilkunde in der Sichtweise der Kulturwissenschaft

Gesundheit und Krankheit werden durch die Wertbegriffe der betreffenden Gesellschaft definiert. Kulturelle Aspekte spielen besonders bei psychischen, aber auch bei organischen Störungen eine entscheidende Rolle. So variiert die Symptomatik psychischer Erkrankungen nicht nur in Abhängigkeit von Volkszugehörigkeit, von Kulturräumen und von Prägungen durch Tradition und Religion, sondern sie verändert sich auch in der selben Population im Wandel der Zeit (Hinterhuber et al. 1995). Die kulturwissenschaftliche Dimension des ärztlich-psychiatrischen Handelns ist Gegenstand transkultureller Forschungsansätze, die besonders in den gegenwärtigen gewaltigen Migrationsbewegungen Relevanz gewinnen. Zum Verständnis der Leidensgeschichte sowie der aktuellen seelischen Not des Patienten muss der Psychiater dessen Wert- und Menschenbild kennen.

Der Mensch und die Heilkunde in der Sichtweise der Sozialwissenschaft

Begnügte sich in der Vergangenheit die soziologisch orientierte Medizin, insbesondere in der Psychiatrie, Erkrankungen aus dem sozialen Kontext zu erklären, bemüht sich derzeit besonders die Public Health Bewegung, die Gesundheit durch die Betonung sozialer Kompetenz zu fördern: In der Bewertung des kranken Menschen wird das Defizitmodell zu Gunsten eines Ressourcenmodells verlassen. Die passiven Patienten sind aufgefordert, diese Rolle zu verlassen und als aktive, mündige und aufgeklärte Menschen mit hohem Expertise die Sorge um ihre eigene psychische wie somatische Gesundheit zu übernehmen.

Der Mensch und die Heilkunde innerhalb der Technik- und Biowissenschaften

Die Zurückführung des Menschen auf technisch-biowissenschaftliche Komplexe brachte es mit sich, dass sich in der Medizin Artifizielles und Biologisches, Lebendiges und Totes vermischt: dadurch wurde ein metarealer Raum geschaffen. Durch künstliche Implantate und Organtransplantationen, durch neuronale Prozessoren im Gehirn und durch Mikrochips im Gewebe wird der Körper modifiziert und restrukturiert und in technische, ökonomische und institutionelle Kreisläufe eingespeist (Heim).

So ist heute die Funktionserweiterung von Organen, beispielsweise von Augen und Ohren, genauso absehbar wie die Verschaltung von neuronalen Strukturen und elektronischen Datensystemen oder die Koppelung von Mensch und Maschine in ein symbiotisches System (Heim). Die postmoderne Situation bedingt, dass durch die rasanten Veränderungen und Erschütterungen der Daseinsbedingungen weder beim Arzt noch beim Patienten ein ausgeprägtes Wissen und ein tragfähiges Bewusstsein darüber besteht, was es heißt, Mensch zu sein. Der zum Biotechniker mutierende Arzt bleibt aufgerufen, den menschlichen Körper immer „als Zeichen des Humanen, als Träger von Subjektivität und Personalität" zu sehen und anzumahnen (Heim).

Das *Menschenbild einer patientengerechten Psychiatrie* muss mehrdimensional sein, immer bezogen auf die Einmaligkeit des einzelnen Patientenschicksals, das von der je eigenen Biographie, von der Disposition und den situativen Problemen und den kulturellen Werten bestimmt ist. In der Psychiatrie stellt sich die Frage nach dem Menschenbild immer wieder neu: Nur eine seriöse Auseinandersetzung mit den heute oft noch konkurrenzierenden biologischen, sozial- oder geisteswissenschaftlichen Krankheitskonzepten hindert den Psychiater wie den Neurowissenschafter daran, den einzelnen Patienten aus dem Blick zu verlieren und die Genesung auf eine pharmakologische Adjustierung von Hirnfunktionen zu reduzieren.

Der biopsychosoziale Ansatz und die kulturelle Dimension in der Psychiatrie

Der Mensch wird primär durch seine psychischen Qualitäten definiert, er lebt in der Gemeinschaft mit anderen, von diesen abgegrenzt, aber auf sie bezogen, er lebt in einem bestimmten sozialen Umfeld, eingebettet in Tradition, Kultur und Zivilisation. Im Laufe seines Lebens entwickelt er durch individuelle Erfahrungen seine Subjektivität und sein Weltverständnis. All dies wirkt wiederum auf seine Lebensführung, auf sein Verständnis von Gesundheit und Krankheit, auf sein Krankheitsverhalten und seine Bewältigungsversuche zurück.

Die biologische Seite allein wird dem psychisch Kranken nicht gerecht, da er zugleich auch ein soziales Wesen ist. Der Kranke hat lebenslang psychische Prägungen erfahren, die Orte der Einflussnahme sind vielfältig. Darüber hinaus wird der Patient aber entscheidend von seinem kulturellen Umfeld geprägt, das wiederum Gesundheit und Krankheit definiert.

Das Unbehagen einer immer größer werdenden Zahl von Patienten und die Reaktionen vieler Ärzte lassen gravierende Veränderungen im Bereich der medizinischen Konzepte, ja darüber hinaus des Menschenbildes als notwendig erscheinen. Positivistische Grundpositionen drängten durch das Paradigma der grenzenlosen Möglichkeiten und der uneingeschränkten Machbarkeit aller Dinge die kulturellen Grundlagen, die traditionellen Bindungen und die spirituellen Werte an den Rand des Interesses, ja leugneten die Existenz und Berichtigung dieser Werte weitgehend.

Um diese Spannungen in einer übergeordneten Synthese aufzulösen, führte 1977 G. L. Engel den Begriff des *Biopsychosozialen* in die psychosomatische Medizin ein: Dieser Terminus ist auch im psychiatrischen Sprachgebrauch tief verankert und weit verbreitet. Der biopsychosoziale Ansatz beansprucht die Lösung vieler Probleme, kontroversielle Standpunkte scheinen aufgehoben und in eine umfassendere Sichtweise eingebunden. Durch die harmonisierende Wirkung dieser Konzeption werden Gegensätze aber allzu rasch überdeckt, Spannungen unkritisch überbrückt und notwendige Diskussionen verhindert.

Stellt das biopsychosoziale Modell des Menschen auch den Versuch dar, das Individuum in seiner Ganzheit zu erfassen, spiegelt dieses aber immer noch eine fragmentarische Sichtweise wider, die dem Menschen insgesamt nicht gerecht werden kann. Nicht nur die Konstitution und die sozialen und psychologischen Einflüsse kennzeichnen den Menschen in Gesundheit und Erkrankung: wesentlich ist noch der kulturelle Hintergrund, seine Prägungen durch tradierte Wertvorstellungen, durch Religion und Tradition und seine spirituelle Ausrichtung.

Auch der biopsychosoziale Ansatz erfordert folglich eine Erweiterung, um den menschlichen Bedürfnissen entsprechen zu können. Es ist eine starke, unzumutbare Verkürzung des Menschenbildes, wenn die kulturelle Dimension ausgeklammert bleibt. Diesbezügliche Bemühungen reichen in die erste Hälfte zwanzigsten Jahrhunderts. Ludwig Binswanger berücksichtigte in seiner Daseinsanalyse den geistigen Aspekt des Menschen und stellt das vertikale „Über-die-Welt-hinaus-sein" des Menschen dem horizontalen „In-der-Welt-sein" gegenüber.

Viktor E. Frankl vertrat in seiner Logotherapie das Postulat der Sinnfindung. Nach Frankl ist dem Menschen Transzendenz immanent: Trotz möglicher Verdrängung und Verleugnung tendiere jeder zu einem göttlichen Prinzip, das Frankl den „unbewussten Gott" nannte. Carl Gustav Jung kam bei der Auswertung der Analysen von Patienten der zweiten Lebenshälfte zur Überzeugung, dass die menschliche Seele „naturaliter religiosa" sei.

Selbst Friedrich Nietzsche bezeichnete den Menschen einmal als „hoffnungslos religiös". Nach Sigmund Freud gehört die moralische Neutralität zum Grundprinzip der Psychoanalyse. Therapie darf aber nicht nur nehmen, sie muss auch geben, Sinn vermitteln und Sinn stiften. Eine noch so ausgefeilte therapeutische Technik vermag die notwendige Auseinandersetzung des Patienten mit seinen Wertnormen und seinen kulturellen Bezügen nicht zu ersetzen.

Sir Karl Popper hat sich mit dem Leib-Seele-Problem und der Entwicklung des Seelenbegriffes intensiv auseinandergesetzt, ihm verdanken wir auch profunde Studien zur Kulturanthropologie. Karl Popper übersetzt Platons „Ideen", die den Geist des Menschen prägen, mit dem modernen Begriff „Kultur": Die Formung des Menschen durch die Kultur nimmt für ihn einen zentralen Stellenwert ein.

Im heutigen Wissenschaftsbetrieb bleiben aber selbst die biologischen, psychischen und sozialen Aspekte weitgehend voneinander getrennt. Nach Maturana und Varela ist jedes dieser drei Systeme ein autopoietisches System: Es reguliert sich selbst, es reproduziert sich selbst und determiniert sich selbst. Diese drei Systeme stehen in einem sehr engen Austausch, sie beeinflussen einander, gehen aber nicht ineinander auf. Sie lassen sich auch nicht gegenseitig ersetzen oder erklären. Jedes dieser Systeme ist für die anderen Umwelt, jedes braucht die anderen um zu wachsen, sich zu entwickeln und seine eigene Komplexität zu erzeugen. Auf der (neuro)biologischen Ebene lassen sich beispielsweise aber immer nur (neuro)biologische Prozesse beobachten, nicht aber die Inhalte des Denkens und Fühlens (J. Willi).

Auch wenn biologisch-medizinische und psychologisch-soziale Determinanten eine unauflösliche Einheit bilden, sind im Einzelfall für die Entstehung, die Aufrechterhaltung und die Bewältigung von psychischen Krankheitsprozessen – neben organischen und genetischen Bedingungen – sehr verschiedene Einflussfaktoren von Bedeutung:

- *Traumatisierende Erlebnisse* und *belastende Lebensereignisse* sind in der Lage, die Entwicklung psychischer Störungen und psychiatrischer Krankheitsbilder auszulösen oder zu begünstigen. Die Gesundheit und die Krankheit des einzelnen stehen in engem Zusammenhang mit seiner Biographie.
- *Umwelteinflüsse* und *soziale Bedingungen* können Krankheitsprozesse aufrechterhalten und zu einer Chronifizierung Anlass bieten.
- Der Umgang mit Beeinträchtigungen und Störmomenten hängt weitgehend von *Persönlichkeitsfaktoren* ab, die die Bewältigung entweder fördern oder erschweren.
- Viele Erkrankungen stehen im engen Zusammenhang mit *Massenphänomenen* und *Zeitströmungen*, so beispielsweise die vielen Essstörungen der Gegenwart.

Immer mehr Therapeuten sind überzeugt, dass der Mensch dringend jene kulturellen Dimensionen benötigt, die ihm von der technischen Medizin und auch von der nach Wertfreiheit orientierten Psychiatrie nicht oder nur zu selten geboten werden. Als Gesundheit und als Heilung kann nicht allein das Fehlen von Krankheit bezeichnet werden, Heilung und Gesundheit ist mehr. Die Fähigkeit zur Transzendenz bewahrt den Menschen vor

Totalansprüchen, die unerfüllbar sind und gerade dadurch wieder Ursache für neues Leid darstellen.

Der Ruf nach „ganzheitlicher Medizin" wird in den Industriestaaten immer lauter. Ganzheitlich bedeutet aber nicht ein quantitatives Mehr an diagnostischen und therapeutischen Verfahren oder das Ausschöpfen aller verfügbaren alternativen Heilmethoden, sondern eine reife und tiefgehende Betrachtungsweise von Körper und Geist, von Gemüt und Verstand des Menschen, der nicht nur nach seiner Heilung, sondern auch nach seinem Heil sucht.

Durch den fehlenden Bezug zu Kultur, Tradition und Religion des Menschen ist die moderne Medizin häufig nicht in der Lage, die Beschwerden, Störungen und Erkrankungen der Patienten erfolgreich zu behandeln. Dies erklärt die große, stets wachsende Nachfrage nach Alternativmedizin, nach Naturheilverfahren, nach Homöopathie und nach den vielen und vielfältigen Formen indischer, chinesischer oder tibetischer Volksmedizin. Die Akzeptanz dieser alternativen, kulturelle Traditionen berücksichtigenden Verfahren findet sich in allen Schichten, besonders häufig gerade bei „aufgeklärten" und intellektuellen Patienten.

Das biopsychosoziale Modell definiert den Menschen gut in der körperlichen Dimension, in seiner psychosexuellen Reifung und in seinen sozialen Bezügen. Das Bild des Menschen wird dadurch nur mangelhaft getroffen, es ist notwendig, die kulturelle Dimension einzubringen: Erst dann wird das Menschenbild zu einem sinnvollen Ganzen. Nur unter dieser Voraussetzung kann der Arzt seinen Patienten gerecht werden, die sich mit den existentiellen Grundfragen des „Woher?" und des „Wohin?" auseinandersetzen.

Wie Klassenbindungen durch Sprache, gemeinsame Traditionen und eine verbindende Kultur erfolgen, ist auch die Arzt-Patient-Bindung von eben diesen Gegebenheiten mitbestimmt. Die Tragfähigkeit dieser Beziehung hängt weitgehend von der kulturellen Dimension ab, vom Wissen eines gemeinsamen Hintergrundes, einer gemeinsamen Sprache und einer gemeinsamen Vergangenheit oder vom Bewusstsein der uneingeschränkten Achtung und Wertschätzung der jeweils anderen kulturellen Tradition.

Da das Menschenbild ohne den kulturellen Aspekt ein Torso bleibt, können auch psychiatrische-psychotherapeutische Bemühungen ohne Berücksichtigung der Traditionen und der spirituell-kulturellen Dimension dem Patient weder gerecht werden noch den möglichen Nutzen erzielen.

Die Seele als Metapher:
Eine Schlussbemerkung

> „Wenn alles geklärt ist, dann wird erst deutlich, was der Mensch jenseits des Erklärbaren ist."
> *Karl Jaspers*

> „Je moderner die moderne Welt wird, desto unvermeidlicher werden die Geisteswissenschaften."
> *Odo Marquard*

> „Sie las in ihrem Leiden viel und entdeckte, dass ihr etwas verlorengegangen war, von dessen Besitz sie vordem nicht viel gewusst hatte: eine Seele."
> *Robert Musil*
> (Der Mann ohne Eigenschaften, I, 103)

Den Menschen bewegt seit Urzeiten die Frage, was eigentlich die „Seele" ist, worin sie besteht, was sie ausmacht und wie sie den Organismus prägt.

Schon Hippokrates, der sich mit Bewusstsein und verwandten Phänomenen beschäftigte, berücksichtigte das neuro-biologische Axiom, dass die Welt des Bewusstseins, wie auch immer definiert, ein Ergebnis der menschlichen Hirnfunktion ist. So lesen wir in seinen Schriften: „Der Mensch sollte wissen, dass seine Freuden und Vergnügen, sein Lachen und sein Glück, doch auch Kummer, Sorgen, Tränen und Schmerz seinem Gehirn und nur seinem Gehirn entspringen."

Platon postulierte eine dreigeteilte Seele: Diese Vorstellung wurde von Rene Descartes durch die Vorstellung eines einheitlichen, freien, umfassenden und unsterblichen Geistes ersetzt. In der Konzeption von Descartes ist der menschliche Geist, die res cogitans, immateriell und somit vom materiellen Körper getrennt. Letzterer wurde als eine nach naturwissenschaftlichen Prinzipien arbeitende Maschine begriffen, die der Steuerung durch die Seele unterworfen ist.

Dieses Postulat beflügelte wohl die naturwissenschaftliche Forschung, die rigorose Trennung von Körper und Geist führte aber zu einer Verarmung nicht nur des philosophischen Hintergrundes der Wissenschaften, sondern zu einer gravierenden Einengung des Menschenbildes in der Medizin. Schipperges fasste diese Entwicklung mit den Worten zusammen: „Mit dem methodologischen Reduktionismus einer sich als angewandte Naturwissenschaft verstehenden Medizin musste folgerichtig auch das Atmosphärische eines philosophischen Denkens und Wissens mehr und mehr verkümmern."

War im *Mittelalter* die Seele der „göttliche Funke" im Menschen, trat in der *Neuzeit* an deren Stelle die subjektive Vernunft, die den Menschen in die Lage versetzen soll, sich zu behaupten, die Gesellschaft sinnvoll zu strukturieren und für alle etwas an Glück und Lebenszufriedenheit zu ermöglichen. Die Seele wurde zu einem Objekt der Naturwissenschaften. Der Körper – nicht mehr Sitz der Seele – wird seit Descartes wie eine Maschine bewegt. Das Selbstbewusstsein des Menschen mit seinem „Ich denke" tritt anstelle der Seelenkräfte. Rationelles und empirisches Denken mündet schließlich in einen Materialismus, der den Begriff „Seele" als überflüssig erscheinen lässt. In der *Aufklärung* definiert der Begriff der Seele somit vor allem das gesellschaftliche Verhältnis des Menschen zur Allgemeinheit. „Seele" bezeichnet nach Ch. Wulf nun die Integrationskraft des Einzelnen, die die Gewähr der Einheit der Person ist. Die Aufklärung legte – durch die Forderung nach einer exakten Beobachtung und objektiven Erfassung der menschlichen Natur – die Grundlagen der modernen naturwissenschaftlichen Orientierung der Medizin. Magie und Aberglauben sollten durch rationale Erkenntnis und vernünftige Erklärung ersetzt werden. Die Aufklärung setzte sich als oberstes Ziel, Licht in das Verborgene zu bringen und mit ihrem „Willen zum Wissen" (Foucault) alle Regionen des Daseins zu durchleuchten. Auch die Psychiatrie als Wissenschaft ist ein Kind der Aufklärung. Der aufgeklärte Forscher hat alle Möglichkeiten auszuschöpfen, dem Geheimnis den Schleier zu entreißen und mit „reformierten Menschen" (Max Weber) die Welt zu entzaubern. Die Psychiatrie darf im Sinne des Wissens über die Seele und den psychisch gestörten Menschen wohl als ein sehr alter Wissenschaftszweig bezeichnet werden, ihre methodische oder planmäßige Ausübung beginnt aber erst im 19. Jahrhundert. Ihr gelang es, die menschliche Wirklichkeit nicht nur zu entzaubern, sie hat sie auch zeitweise mit psychotropen Substanzen und Psychotechniken wieder zu verzaubern versucht. Die Psychiatrie ist aber nicht nur ein Kind der Aufklärung, sie hat auch das säkularisierte Erbe der kirchlichen Seelsorge angetreten (D. Hell).

Das *19. Jahrhundert* führte zu einer Differenzierung der Wissenschaftsgebiete: Es entwickelten sich die Biologie und die Psychiatrie, die Psychologie und die Psychoanalyse. In den 60er Jahren postulierte F. A. Lange eine „Psychologie ohne Seele". Auch Dilthey dachte in gleichen Begriffen und forderte eine „Wissenschaft der inneren Erfahrung". Wilhelm Wundt (1897) schrieb diesbezüglich: „In ähnlicher Weise, wie der Begriff der Materie ein Hilfsbegriff der Naturwissenschaft, so ist nun der Begriff der *Seele* ein Hilfsbegriff der Psychologie. Auch er ist insofern unentbehrlich, als wir durchaus eines die Gesamtheit der psychischen Erfahrung eines individuellen Bewusstseins zusammenfassenden Begriffes bedürfen, wobei aber natürlich auch hier der nähere Inhalt dieses Begriffs ganz und gar von den weiteren Hilfsbegriffen abhängt, welche die Natur der psychischen Kausalität näher angeben." Wundt beklagte, dass im Unterschied zum Begriff der Materie „in der Psychologie der mythologisch-metaphysische Seelenbegriff bis in die neueste Zeit herrschend geblieben" ist.

In diesen Jahrzehnten löste sich die Psychologie aus dem traditionellen Verband mit der Philosophie und orientierte sich an den Naturwissenschaften. Die Psychoanalyse empfindet sich als Brücke zwischen den Natur- und Geisteswissenschaften und glaubt, die historischen Dichotomien aufgrund ihres Vermittlungsanspruches zwischen den verschiedenen wissenschaftlichen Ansätzen überwinden zu können. Als „Wissenschaft des Unbewussten" versucht sie, unbewusste Prozesse aufzuzeigen und „direkte Sacherinnerungsbilder" der Erinnerung zurückzugeben.

Im Zuge der *Säkularisierung* aller menschlichen Lebensbereiche mutiert die Seele zur Psyche, letztere wird zum Gegenstand neurowissenschaftlicher Forschung und erweckt so den Eindruck großer Transparenz und objektiver Annäherung.

Aber immer noch jubelt die Seele, sie lacht und freut sich, frohlockt, weint und trauert. In der Vorstellungswelt vieler Menschen leidet die Seele, ist krank oder gesund, heil oder unheil. Um die Seele wird gesorgt, Ärzte und Psychologen bemühen sich um deren Therapie und nennen eine medizinische Disziplin nach ihr. Der Begriff „Seele" und das entsprechende Eigenschaftswort begegnen uns aber auch in wissenschaftlichen psychiatrischen Abhandlungen immer noch häufig. Als Beispiel mag eine 1998 erschienene Arbeit eines Sozialpsychiaters dienen, in der der Begriff „Seele" und dessen Verbindungen in etwas mehr als 3 Textseiten 17mal verwendet wird (Katschnig). In einem deutschen Nachrichtenmagazin wurde 1998 eine Freud-kritische Reportage publiziert: Auf 14 Seiten gebrauchte der Autor 33mal das Wort „Seele", teils als Eigenschaftswort, teils in unterschiedlichen Zusammensetzungen (Franke). Eine der bedeutendsten Forschungsstätten der deutschen Psychiatrie trägt den Namen „Zentralinstitut für seelische Gesundheit", die psychiatriehistorische Vereinigung nennt sich „Internationale Gesellschaft der Geschichte der Seelenheilkunde", bei V. E. Frankl begegnet uns der Terminus „ärztliche Seelsorge", Psychiater und Psychologen sprechen von „seelischer Krankheit", von „Seelenstruktur", von „seelischen Problemen", von „seelischen Eigenschaften und Funktionen". Populärwissenschaftliche Publikationen bezeichnen den Menschen des öfteren noch als „Seelenwesen", deren „Seelennot" von „Seelenärzten" behandelt wird.

Die erwähnten Wortverbindungen gebrauchen Ärzte und Psychologen unbeschadet ihrer entweder naturwissenschaftlichen oder psychodynamischen Orientierung: Sie verwenden diese Bezeichnung als Synonym für „Psyche" bzw. für „psychisch", für charakterliche Eigenschaften und für Persönlichkeitsmerkmale sowie für die Summe der Emotionen und der kognitiven Prozesse.

Trotz des in der gegenwärtigen Psycholiteratur inflationär gebrauchten Begriffes „Seele" stehen wir heute aber einem „Erlöschen der Seele" gegenüber. Robert Musil reagierte auf seine ganz persönliche Art auf die Beobachtung, dass diejenigen, die in der Gegenwart von der Seele reden, sich im Ungenauen verlieren, während die Genauen in Wissenschaft und Technik keine Seele mehr kennen: Um dem Abhilfe zu schaffen, regte er im Roman „Der Mann ohne Eigenschaften" die Gründung eines „Erdensekretariates für Genauigkeit und Seele" an!

In den Wissenschaften ist der Begriff der Seele heute weitgehend obsolet geworden: In naturwissenschaftlichen oder philosophischen Diskursen begegnen wir ihm kaum mehr.

In der Alltagssprache dominiert ein psychologisches Verständnis der Seele, sie wird als Inbegriff menschlicher Emotionalität verstanden, sie umfasst das große Spektrum der Gefühle, der Erlebnisfähigkeit und des Gemütslebens. Im Verständnis auch des heutigen Menschen „vermittelt" die Seele zwischen der Verstandes- und der Körperwelt: Gelingt diese Mittlertätigkeit, ist wahres Menschsein mit Leib und Seele, mit Herz und Hirn möglich. Die Alltagssprache bewahrt noch ein ganzheitliches Bild, wenn von einer „Seele eines Menschen" gesprochen wird oder dass zwei „ein Herz und eine Seele" seien. Eine präzise Definition dessen, was umgangssprachlich ausgedrückt wird, fällt allerdings sehr schwer.

Der Begriff „Seele" hat in der Vergangenheit sowohl in der Geistesgeschichte wie auch in der Kulturgeschichte einen hohen Stellenwert eingenommen: Die Seele war nicht nur ein wichtiger Bezugspunkt des Denkens über den Menschen, seine Natur und die Welt, sie wies auch über die Natur und über den Menschen hinaus (Ch. Wulf). Die Seele als Metapher für das Leben und den Menschen verband im Laufe ihrer Geschichte die leblose Materie mit dem Göttlichen, sie wurde zum Lebensprinzip und zur Ursache von Bewegung und Form.

Fragen nach dem biologischen Substrat des Ichs, des Bewusstseins und der Persönlichkeit stehen heute zunehmend im Mittelpunkt der naturwissenschaftlich ausgerichteten Forschung am Menschen. Ziel der Neurowissenschaften ist die neuronale Repräsentanz der kognitiven Prozesse: Jede psychische Prägung, jede Wahrnehmung, jede Erinnerung und alle Phantasiebilder sind mit charakteristischen Aktivitätsmustern in bestimmten Populationen von miteinander vernetzten Nervenzellen korreliert.

Die Molekularbiologie hat das Wissen von der Kommunikation innerhalb einer Zelle und zwischen den Zellen und Zellverbänden in einem gewaltigen Ausmaß erweitert. So sind beispielsweise Emotionen nach dem heutigen Wissensstand nicht nur die Summe von kognitiven, biologischen und sozialen Prozessen, sie sind auch engstens in einer Wechselwirkung zwischen neocortikalen Regionen und den phylogenetisch sehr alten Strukturen des Stammhirns zu interpretieren. Hypothalamus und Amygdala spielen dabei eine wesentliche Rolle. Immer muss auch die enge Verbindung zwischen Gefühlswelt und Denkprozessen beachtet werden.

„Unsere Kenntnisse über die biologischen Mechanismen von Wahrnehmung, Denken und Erinnern werden immer präziser, aber wissen wir damit" – fragt F. Müller-Spahn – „wie der immaterielle Geist Einfluss auf den materiellen Körper nimmt und umgekehrt?. (...) Ist die Hoffnung, das menschliche Bewusstsein, den Geist und die Seele als Funktion des Gehirns erklären zu können, nicht a priori zum Scheitern verurteilt? Sind sie mit Begriffen aus der Physik, der Molekularbiologie, der Chemie und der Informatik überhaupt definierbar?" Die biologisch orientierte Neurowissenschaft begibt sich in die Gefahr, nicht nur das Innenleben des Menschen, sondern auch dessen biographische Einmaligkeit und Individualität genauso aus dem Blickfeld zu verlieren wie die Fragen nach der Entstehung von Intuition und Kreativität und den Ursprüngen und Bedingungen des Geistes und des Bewusstseins.

F. Müller-Spahn, selbst maßgebend an der Entwicklung der Neurowissenschaften beteiligt, formuliert treffend Fragen und Positionen, die zunehmend in das Gesichtsfeld der Naturwissenschafter treten: „Die uralte und immer wieder aktuelle Schicksalsfrage der Menschheit nach den inneren Verbindungen von Geist, Psyche und Soma, nach dem biologischen Substrat der menschlichen Persönlichkeit und nach der Eigenverantwortlichkeit des Einzelnen angesichts der Macht des Genoms wird zunächst weiterhin ein Mysterium bleiben. Es zu ergründen ist die gemeinsame Aufgabe der Philosophie, Psychologie und Biologie. Die moderne Naturwissenschaft ist ohne geisteswissenschaftliche Einbindung fragwürdig. Derzeit besteht offenbar eine allgemeine Tendenz, die naturwissenschaftlichen Erkenntnisse zur Funktion des Gehirns überzubewerten. Es bleibt zu hoffen, dass sich die Medizin wieder auf ihre tiefen metaphysischen Wurzeln besinnt." Trotz aller naturwissenschaftlichen Bemühungen sind die grundlegenden Fragen des Zusammenspiels von „Leib und Seele" immer noch nicht geklärt und werden es vielleicht auch bleiben müssen.

In der Gegenwart wurde der Terminus „Seele" zum Kürzel für die reflexive Mitte des Menschen. In einer solchen Weltsicht stellt sie die geistige Innenausstattung des Menschen dar: Mit diesen Inhalten lebt der Seelenbegriff fort und beschäftigt den einzelnen in seinem Alltagsdenken genauso wie in Wissenschaft und Forschung.

Die Auseinandersetzung mit der Seele und deren Beziehungen zum Körper gehören immer noch zu den Grundfragen der philosophischen und psychologischen Anthropologie. Die Seele bleibt – wie A. Furger schreibt – eine anthropologische Konstante der Kulturgeschichte und gleichzeitig auch ein Kernkonzept des jeweiligen Weltbildes, sie ist das Zeitlose unserer Existenz. Die Seele ist aber immer auch ein zentrales Anliegen der historischen Anthropologie, die – nach Christoph Wulf – „im Spannungsverhältnis von Humanwissenschaften und Geschichte steht und die sich darum bemüht, die Geschichtlichkeit ihres Gegenstandes und die Geschichtlichkeit ihrer Perspektiven aufeinander zu beziehen ... Für die historische Anthropologie ist auch von Interesse, welche Vorstellungen, Gedanken, Empfindungen von den Menschen einer bestimmten Zeit und eines Kulturkreises hervorgebracht wurden und welche Bedeutung diese für das Verständnis des Menschenbildes und des Selbstverständnisses des Menschen dieser Epoche haben."

Sind Geist, Seele, Person, Subjekt, Empathie, Introspektion, Selbstwahrnehmung auch Begriffe, die den heute üblichen Reliabilitätsanforderungen nicht genügen (Bach), so drücken sie doch Sichtweisen aus, die das Verhältnis der Menschen zueinander, besonders aber von Therapeuten und Patienten bestimmen, sie charakterisieren den Arzt als nachdenklich gegenüber dem Spezialistentum einer hochtechnisierten Medizin. In diesem Sinne ist der Psychiater ein engagierter Wächter der psychischen und sozialen Dimension des Kranken. Der Begriff „Seele" steht somit immer noch als Metapher für ein Menschenbild, das von Ehrfurcht vor dem Menschen geprägt ist, das Wertschätzung und Achtung ausdrückt und den Psychiater als Fürsprecher und Beschützer der ihm anvertrauten Patienten ausweist. Ein Abrücken von dieser Haltung birgt Gefahren in sich, deren letzte Konsequenz die tausendfachen Tod verbreitende nationalsozialistische Psychiatrie darstellt (Hinterhuber 1995b).

Schon Manfred Bleuler, einer der prägenden Psychiater des 20. Jahrhunderts, stellte warnend fest: „Je mehr wir uns vom Kranken weglocken lassen und unsere Aufgabe als Ärzte und sogar als psychiatrische Fachärzte in anderen Bereichen als am Kranken suchen, desto mehr zerfällt die Medizin und die Psychiatrie als medizinisches Fach, desto weniger verdienen wir, Arzt genannt zu werden. Verdienen wir es nicht mehr und treten andere an unsere Stelle, so werden humanitäre Werte von größter gesellschaftlicher Bedeutung, die bisher uns Ärzten zufielen, in andere Hände gelegt oder sie gehen verloren." Detre und Mitarbeiter (1997) griffen diese Vision Bleulers auf und glaubten dem Psychiater in der Zukunft seine Existenzberechtigung weitgehend absprechen zu können: Er sei nicht mehr nötig, denn die leicht zu handhabenden Medikamente könne der Hausarzt verordnen, die sozialtherapeutischen Leistungen erbrächten Sozialarbeiter, die biologischen Aspekte würden von den Neurologen wahrgenommen werden können. Durch diesen einengenden Ansatz besteht die Gefahr, den leidenden Menschen aus dem Blickfeld zu verlieren. Das Festhalten am Begriff der „Seele" hilft mit, einer Auflösung der Psychiatrie entgegenzuwirken, da durch eben diesen Namen die Totalität des Menschen angesprochen wird. Eine so verstandene Psychiatrie schützt den Patienten vor einer fragmentierten Sichtweise seiner Not und seines Leidens und bietet Orientierungshilfen an. Die menschliche Person kann nicht nur durch jene Faktoren allein definiert werden, die sich naturwissenschaftlich beschreiben und erklären lassen. In diesem Sinne stellte der amerikanische Psychologe Robert Kugelmann fest, dass der jetzt so gern bemängelte cartesische Dualismus als theoretische Grundlage von Psychologie und Medizin zu einer weitaus menschlicheren Praxis führen könne, als andere, gegenwärtig favorisierte Menschenbilder. Für Kugelmann erfüllen Descartes' in Verruf geratene Dualismen einen wichtigen Zweck: Sie lassen „Andersheit" zu Worte kommen – sei es die Andersheit des Subjekts gegenüber dem Objekt oder die Andersheit der Seele gegenüber dem Körper – oder auch die Andersheit Gottes gegenüber dem Geschöpf.

Auf die Fragen nach dem Woher und Wohin, dem Warum und Wozu, gibt es heute keine gemeinsamen Antworten mehr. Die Psychiatrie aber nimmt die geistigen Anregungen der Zeit auf und antwortet auf die gesellschaftlichen Herausforderungen der Gegenwart. Wie Religion und Philosophie versucht auch sie dem Menschen Hilfen bei seiner Suche nach Sinn und Transzendenz anzubieten. Die viele bewegende Frage nach der Seele beinhaltet somit auch immer die Frage nach dem Ganzen des Menschen. Ziel der Bemühungen ist stets die Achtung und Gestaltung einer kognitiv-affektiven „Geisteskultur" nicht nur bei allen in der Psychiatrie Tätigen! Diese „Geisteskultur" könnte ein Gegengewicht gegen einseitige Paradigmen sein, die heute das Denken vieler beherrschen: Im Wort „Seele" liegt immer noch eine starke humanisierende Kraft, sowohl für den einzelnen als auch für die moderne Kultur.

In eben diesem Sinne beantwortete der portugiesische Literatur-Nobelpreisträger José Saramago die Frage, was „Seele" für ihn bedeute: „Ich verstehe darunter nicht etwa eine psychische Instanz oder gar einen imaginären Teil des Körpers. In dem Roman ‚Stadt der Blinden' gibt ein junges Mädchen die Antwort auf ihre Frage. Die Bewohner einer Stadt verlieren alle nach und nach das Augenlicht. Die Blindheit steht für die ‚blinde' Vernunft, mit der das alltägliche Leben heute abläuft. Das Mädchen sagt zu einem alten Mann: ‚Wenn ich eines Tages wieder sehen kann, werde ich in die Augen der Menschen schauen und ihre Seele darin sehen.' ‚Seele?' fragt der Alte zurück. ‚Ja, antwortet das Mädchen, in jedem von uns ist etwas, was keinen Namen trägt, und dieses Etwas ist das, was wir sind.' – Die Seele, glaube ich, ist unsere Individualität; die Seele ist das, was uns zu einem moralisch handelnden, zu einem humanen Menschen macht. Wir müssen jeden Tag aufs Neue um unsere Seele ringen, das heißt, uns fragen, ob wir richtig handeln."

Der Begriff der Seele, der die Menschen über Jahrtausende bewegt und zu den verschiedensten Erkenntnissen angeregt hat, beinhaltet auch heute noch ein großes Faszinosum: In der Psychologie wie in der Psychiatrie dient er als Kürzel für kognitive Prozesse und emotionale Befindlichkeiten, er dient aber auch als Metapher für die Person in ihrer Ganzheit und für die Würde des Menschen. Die Seele hat ihre transzendenten Anteile abgelegt, diese werden heute von der Theologie und den Religionen sowie – in

Ansätzen – von Kunst und Literatur gehütet und bewahrt: Entsprechend der auf Meister Eckehart zurückgehenden Definition, dass die Seele der Spiegel sei, in dem sich Gott im Menschen zeige, wird heute der Begriff der Seele primär im theologischen Kontext gebraucht (Meister Eckehart, Vom Wunder der Seele, S. 44). Nicht wenige Humanwissenschafter begegnen ihm aber zunehmend wieder mit Achtung und Respekt.

Viele verstehen heute unter Seele eines Menschen oder eines Tieres jenes Unbekannte und Unbenennbare, das den betreffenden Menschen oder das betreffende Tier über seine Materialität hinaus charakterisiert. Die Seele begründet die Lebendigkeit des Individuums, sie ist jenes Primum movens, das den Körper zum Leben bringt, ja diesen zu einem ganz konkreten Individuum und einer abgrenzbaren Personalität macht, mit je eigenen Wahrnehmungen, Hoffnungen, Begierden und Gedanken (Rehmann-Sutter).

Die Seele nahm nicht nur in der Geistesgeschichte eine beherrschende Position ein, die unterschiedlichen Vorstellungen der Seele bestimmen aber auch unser Verständnis des Menschen, seiner Umgebung und der Welt. Für Rehmann-Sutter ist Seele „nicht nur ein faszinierendes Wort für die metaphysische und spirituelle Dimension am Lebendigen, speziell am Menschen, sondern ‚Seele' ist auch benützt worden, um die Welt auf moralischen Landkarten einzuteilen. Wesen wurden in beseelte und unbeseelte geschieden, um abzugrenzen, wessen Ansprüche noch Ernst genommen werden mussten, welche Wesen in einem fundamentalen Sinn als ‚gleich' gelten sollten, welche Wesen ontologisch inferior und welche superior sind." In der Tat wurde das Zu- oder Absprechen einer Seele genauso als Machtmittel benützt wie das Zu- oder Aberkennen der Menschenwürde, um Herrschaftsansprüche zu legitimieren, ja Verbrechen gegen die Menschheit zu rechtfertigen. Dem lebenden Anderen begegnete der Mensch immer dann mit Achtung und Respekt, wenn es als beseelt empfunden wurde.

Die Seelenvorstellung gehört immer noch zum Alltagsverständnis des Menschen, auch wenn sie durch die Methodik der experimentellen Neurowissenschaften nicht objektivierbar ist. Ziel dieser naturwissenschaftlichen Disziplin ist es, alle subjektiven Erlebnisse, die das Seelische ausmachen, durch objektive, neurobiochemische Gehirnprozesse einer Klärung zuzuführen.

Es gibt aber viele und gute Gründe, die Überwindung der Seele in einem rationalen Weltbild nicht widerstandslos hinzunehmen: Rehmann-Sutter bemüht sich in besonderem Maße um die Wiederaneignung des Begriffes der Seele. Körper und Seele sind – nach seinen Vorstellungen – zwei Perspektiven des Lebendigen, sie stellen zwei Betrachtungsmöglichkeiten ein und des selben Wesens dar, die nicht erst „zusammengesetzt" werden müssen, weil sie beide nicht ohne die andere möglich sind. Seine These ist somit radikal nicht dualistisch. „Bei der Zuschreibung der Beseeltheit von lebenden Wesen handelt es sich um einen Akt der Anerkennung, um die

Anerkennung des eigenen Raums von Sinn des lebendigen Anderen, mit dem wir es zu tun haben ... Wir sind verantwortlich dafür, ob die lebendigen Anderen uns als beseelt erscheinen oder ob wir davon absehen und sie im Stand der Objekte belassen."

Heute wird mit naturwissenschaftlichen Fakten, Hypothesen und Konstrukten die „Seele" demontiert – ähnlich wie es in der Zeit der Aufklärung philosophische Argumente waren. Vor allem in den angloamerikanischen Ländern ist der Glaube an die Wissenschaft besonders ausgeprägt: So sind viele Vertreter der Naturforschung überzeugt, in naher Zukunft mit neurobiologischen Methoden auch philosophische und religiöse Überzeugungen, künstlerische Befähigungen und Eigenschaften wie Mut und Treue oder selbst das Gewissen oder die Liebe erklären zu können. Trotz des gigantischen Wissenszuwachses muss aber in aller Bescheidenheit festgehalten werden, dass die Funktion des Gehirns immer noch nur in groben Ansätzen verstanden werden kann; infolgedessen ist es auch nicht möglich, detailliertere empirisch fundierte Hypothesen über die Wechselwirkungen zwischen Geist und Gehirn zu erarbeiten. Selbst die Frage nach dem Bewusstsein, seiner Entstehung und seiner Voraussetzungen ist durch die Naturgesetze allein nicht lösbar. Die Frage nach dem selbstbewussten Geist, der Seele oder dem Bewusstsein gehört somit auch heute noch zu den faszinierenden Problemen des Menschen, eine endgültige Antwort kann aber nicht gegeben werden: Der Begriff der Seele ist erkenntnistheoretisch nicht erklärbar. Es bleibt aber eine Ahnung, dass es etwas gibt, das jenseits der Grenzen des von der Naturwissenschaft Erforschbaren liegt (H. Spatz). Wir können – wie W. Oehl schreibt – nur in Ehrfurcht vor diesem Phänomen stehen: Ob dem Bewusstsein, dem selbstbewussten Geist oder der Seele noch eine Entität jenseits des materiellen Bereiches zukommt, ist – um mit Eccles zu sprechen – die letzte große Frage.

„Das schönste Glück des denkenden Menschen ist,
das Erforschliche erforscht zu haben
und das Unerforschliche ruhig zu verehren."

Johann Wolfgang von Goethe

Literatur

Ackerknecht E. H.: Kurze Geschichte der Psychiatrie. 3., verb. Aufl. Enke-Verlag, Stuttgart, 1985
Altenmüller H.: Zu den Jenseitsvorstellungen des Alten Ägypten. Suche nach Unsterblichkeit. Roemer- und Pelizaeus-Museum, Hildesheim, 1990
Anati E.: Il museo immaginario della preistoria. L'arte rupestre nel mondo. Editoriale Jaca Book SpA, Milano, 1995
Aristoteles: Werke in deutscher Übersetzung. Hrsgg. von W. Thyler. Band 13, Über die Seele. Darmstadt, 1986
Armstrong D. M.: The nature of mind. 1981
Augustinus: Bekenntnisse 10. Buch. Grabmann, München Kempten, 1946
Des Heiligen Kirchenvaters Aurelius Augustinus Ausgewählte Schriften. Aus dem Lateinischen übersetzt, Bibliothek der Kirchenväter I, 12. Kösel, München, und Pustet, Kempten
Bach O.: Menschenbild und Psychiatrie – historische und perspektivische Aspekte. In: Bochnik H. J., Oehl W. (Hrsg.): Begegnungen mit psychisch Kranken – Gelingen und Verfehlen der Personenorientierung. Verlag Wissenschaft & Praxis, Dr. Brauner GmbH, Sternenfels Berlin, 2000
Bachl G.: Über den Tod und das Leben danach. Verlag Styria, Graz, 1980
Barrow J. D., Tipler F. J.: The anthropic cosmological principle. Oxford Clarendon Press, 1986
Barth K.: Credo. Christian Kaiser Verlag, München, 1935
Bauer: Bibeltheologisches Wörterbuch, 4. Aufl. Verlag Styria, Graz Wien Köln, 1994
Benz E.: Das Bild des Übermenschen in der europäischen Geistesgeschichte. In: Benz E. (Hrsg.): Der Übermensch. Rhein-Verlag, Zürich Stuttgart, 1961
Bettelheim B.: Freud und die Seele des Menschen. Claassen Verlag, Düsseldorf, 1984
Bier A.: Die Seele. 9. Aufl. J. F. Lehmanns Verlag, München Berlin, 1942
Blankenburg W.: Der Leib als Partner. Psychother Med Psychol 33: 206, 1983
Bleuler E.: Naturgeschichte der Seele und ihres Bewusstwerdens, 2. Aufl. Verlag von Julius Springer, Berlin, 1932
Bøgeskov J. et al. (Hrsg.): Das menschliche Gehirn. Verlag Christian Brandstätter, Wien München, 1999
Boff L.: Was kommt nach dem Tode? Müller, Salzburg, 1982
Breidbach O.: Die Materialisierung des Ichs. Zur Geschichte der Hirnforschung im 19. und 20. Jahrhundert. Suhrkamp-Verlag, Frankfurt am Main, 1997
Bremm J.: Der Tiroler Joseph Ennemoser 1787–1854. Verlag von Gustav Fischer, Jena, 1930
Breuning W. (Hrsg.): Seele. Problembegriff christlicher Eschatologie. Herder, Freiburg, 1986
Brüntrup G.: Das Leib-Seele-Problem – Eine Einführung. Verlag W. Kohlhammer, Stuttgart Berlin Köln, 1996
Bumke O.: Gedanken über die Seele. 3., durchgesehene Aufl. Springer, Berlin, 1942
Carus C. G.: Psyche, Zur Entwicklungsgeschichte der Seele. Nachdruck der Ausgabe von Pforzheim 1860. Darmstadt, 1975
Chalmers D.: The conscious mind. Oxford, 1996
Churchland P. M.: The engine of reason, the seat of the soul. MIT Press, Cambridge, 1995
Churchland P. M.: Die Seelenmaschine. Eine philosophische Reise ins Gehirn. Spektrum-Verlag, Heidelberg, 1997
Churchland P. S.: Neurophilosophy. MIT Press, Cambridge MA, 1986
Churchland P. S., Sejnowski T. J.: The computational brain. MIT Press, Cambridge, 1992
Churchland P.S.: Die Neurobiologie des Bewusstseins. Was können wir von ihr lernen? Metzinger, S. 463–490, 1995
Crick F.: Was die Seele wirklich ist: Die naturwissenschaftliche Erforschung des Bewusstseins. Artemis- und Winkler-Verlag, München Zürich, 1994

Damasio A.: Descartes' Irrtum. DTV – Deutscher Taschenbuch Verlag, München, 1997
Damasio A.: Ich fühle, also bin ich. Econ, München, 2000
Damasio A.: Maschine Mensch. Die Zeit 41, 5. Okt. 2000
Damasio H., Damasio A.R.: The neural basis of memory, language and behavioral guidance: advances with the lesion method in humans. Seminars in Neuroscience 2, 1990
Danielczyk R.: Neue Fibel für Christen. Druck- und Verlagshaus Thaur GmbH, Thaur Wien München, 1997
Davidson D.: Geistige Ereignisse. In: Ders. (1990): Handlung und Ereignis. Suhrkamp, Frankfurt, S. 291–317, 1970
Delbrück M.: How Aristoteles Discovered DNA. In: Kerson Huang (Hrsg.), Physics and our world: Symposium in honor of Victor F. Weisskopf. New York, 1976
Deleuze G.: Spinoza und das Problem des Ausdrucks in der Philosophie. Aus dem Franz. von U. J. Schneider. W. Fink-Verlag, München, 1993
Dennett D.: Philosophie des menschlichen Bewusstseins. Hoffmann und Campe, Hamburg, 1994
Descartes R.: Meditationen über die Grundlagen der Philosophie, übers. v. A. Buchenau. Meiner, Hamburg, 1953
Detre Th. et al.: Managed care and the future of psychiatry. Arch Gen Psychiatry 54: 201–204, 1997
Deussen P.: Allgemeine Geschichte der Philosophie. Besondere Berücksichtigung der Religionen. Brockhaus, Leipzig, 1906
Deutsche Bischofskonferenz (Hrsg.): Katholischer Erwachsenenkatechismus. Das Glaubensbekenntnis der Kirche. Verlagsgruppe Engagement, 1985
Diels H., Kranz W. (Hrsg.): Die Fragmente der Vorsokratiker, 6. Aufl. In: Kranz W. (Hrsg.), 3 Bände. Weidmann'sche Verlagsbuchhandlung, Berlin, 1951
Doerner D.: Bauplan für eine Seele. Rowohlt Verlag GmbH, Reinbek bei Hamburg, 1999
Durant W.: Geschichte der Zivilisation. Deutsche Ausgabe o. J.
Ebertz M. N.: Kirche im Gegenwind. Herder, Freiburg, 1997
Eccles J. C.: Das Gehirn des Menschen, 6 Vorlesungen für Hörer aller Fakultäten. Aus d. Amerik. v. A. Hartung, 4. völlig überarb. u. erw. Neuausg. Piper, München Zürich, 1979
Eccles J. C.: Die Evolution des Gehirns – die Erschaffung des Selbst, 3. Aufl. Piper-Verlag, München Zürich, 1994
Eccles J. C.: A unitary hypothesis of mind-brain interaction in the cerebral cortex. Proceedings of the Royal Society of London, B 240, 433–451, 1990
Eggebrecht A. (Hrsg.): Suche nach Unsterblichkeit. Roemer- und Pelizaeus-Museum Hildesheim und Verlag Philipp von Zabern, Mainz, 1990
Engel A.: Consciousness and cognition, Band 9, Teil 2. Academic Press, Orlando, 2000
Engel G. L.: Psychisches Verhalten in Gesundheit und Krankheit, 2. Aufl. Huber, Bern Stuttgart Wien, 1976
Ennemoser J.: Über nähere Wechselwirkungen des Leibes und der Seele. Bonn, 1825
Ennemoser J.: Untersuchungen über den Ursprung und das Wesen der menschlichen Seele mit einem Fragment „Mein Leben". In: Boegner K., Riemeck Basel R. (Hrsg.): Die Pforte (Nachdruck von 1824). Verlag die Pforte, Basel, 1980
Fechner G. Th.: Elemente der Psychophysik. Breitkopf und Härtel, Leipzig, 1860
Fechner G. Th.: Zend-Avesta oder die Dinge des Himmels und des Jenseits, 3 Bände. Insel Verlag, Leipzig, 1851
Federn P.: Ich-Psychologie und die Psychosen, S. 107–151 (1933). Suhrkamp, Frankfurt, 1978
Feigl H.: The „mental" and the „physical". University of Minnesota Press, Minneapolis, 1967
Fischer J. M.: Ahnung und Aufbruch. NZZ 126, 2.–3. Juni 2001, S. 49
Flanagan O.: Consciousness reconsidered. MIT Press, Cambridge, 1992
Flasch K.: Nicolaus Cusanus. Verlag C.H. Beck, München, 2001
Földes-Papp K.: Vom Felsbild zum Alphabet. Gondrom Verlag, Bayreuth, 1975
Franke K.: Ein Jahrhundert zwischen Freud und Leid. Die Psychofalle. Der Spiegel 25: 192–207, 1998
Freud S.: Die Traumdeutung (1900). Studienausgabe Band II. Fischer Taschenbuch Verlag, Frankfurt am Main, 1982

Freud S.: Jenseits des Lustprinzips (1920). Psychologie des Unbewussten. Studienausgabe, Bd. III, 213–272. Fischer Taschenbuch Verlag, Frankfurt am Main, 1982
Freud S.: Die Verneinung (1925). Psychologie des Unbewussten. Studienausgabe Bd. III, 371–377. Fischer Taschenbuch Verlag, Frankfurt am Main, 1982
Freud S.: Entwurf einer Psychologie (1895). In: Sigmund Freud. Gesammelte Werke. Texte aus den Jahren 1885 bis 1938. IV. Teil, 375–486. Fischer Taschenbuch Verlag Frankfurt am Main, 1987
Freud S., Groddeck G.: Briefe über das Es. Fischer Taschenbuch Verlag, Frankfurt am Main, 1988
Freud S.: Zur Auffassung der Aphasien. Eine kritische Studie (1891). In: Vogel P. (Hrsg.). Fischer Taschenbuch Verlag, Frankfurt am Main, 1992
Furger A.: Das Bild der Seele. Im Spiegel der Jahrtausende. Verlag Neue Züricher Zeitung, Zürich, 1997
Galenus C.: De proprium animi cuiuslibet affectuum dignotione et curatione. Paris 6, 10, S 23, 1995
Glaubensverkündigung für Erwachsene. Deutsche Ausgabe des holländischen Katechismus. Herder-Bücherei, Freiburg, 1975
Goller H.: Emotions-Psychologie und Leib-Seele-Problem. W. Kohlhammer Verlag, Stuttgart, 1992
Gottschalk H.: Lexikon der Mythologie der europäischen Völker. Safari-Verlag, Berlin, 1973
Grand-Chastel P. M.: Die Kunst der Vorzeit. W. Kohlhammer Verlag, Stuttgart Berlin Köln Mainz, 1968
Greshake G.: Seelenwanderung oder Auferstehung. In: Ders., Gottes Heil – Glück des Menschen. Herder, Freiburg, S. 226–244, 1983
Griffin D. R.: The question of animal awareness. Rockefeller University Press, New York, 1976
Haavio M.: Der Seelenvogel. Studia Fennica 7, 61, 1957
Hadot P.: Wege zur Weisheit – oder was lehrt uns die antike Philosophie? Eichborn Verlag, Frankfurt am Main, 1999
Haeffner G.: Vom Unzerstörbaren im Menschen. In: Breuning W. (Hrsg.): Seele. Problembegriff christlicher Eschatologie. Herder, Freiburg, S. 159–191, 1986
Hafis: Der Diwan des großen lyrischen Dichters Hafis, Band III. Druck und Verlag der K.K. Hof- und Staatsdruckerei, Wien, 1864
Hartmann H.: Die Grundlagen der Psychoanalyse. Klett, Stuttgart, 1972
Hartmann N.: Der Aufbau der realen Welt, 3. Aufl. de Gruyter, Berlin, 1964
Hasenfratz H.-P.: Die Seele. Einführung in ein religiöses Grundphänomen. Rascher-Verlag, Zürich, 1986
Haubst R: Streifzüge in die Cusanische Theologie. Aschendorff-Verlag, Münster, 1991
Heidler F.: Die biblische Lehre von der Unsterblichkeit der Seele. Sterben, Tot, ewiges Leben im Aspekt lutherischer Anthropologie. Verlag Vandenhoeck & Ruprecht, Göttingen, 1983
Heim N.: Leitideen und Menschenbilder in der Medizin. Neue Züricher Zeitung 18, 57, 23.–24. 1. 1999
Heinrich K.: Öffentlichkeit und „reine Lehre" in der Psychiatriegeschichte. Jahres- und Tagungsbericht der Görresgesellschaft, 1984
Hell D.: Der Plan zur Abschaffung des menschlichen Dunkels: Lehren aus der Geschichte der Psychiatrie. Vortrag, gehalten am Symposium „Schweizer Psychiatrie im Spannungsfeld der Geschichte im 20. Jahrhundert". NZZ 127, 55, 1999
Hermann Ch.: Unsterblichkeit der Seele durch Auferstehung. Vandenhoeck und Ruprecht, Göttingen, 1997
Hinterhuber H.: Transkulturelle Psychiatrie. Zschr Allg Med 63: 1047–1053, 1987
Hinterhuber H., Madlung-Kratzer E., Waibl E.: Menschen, Mächte und Maschinen: Die Pathoplastik schizophrener Psychosen im Licht der soziokulturellen Entwicklung der letzten 100 Jahre. In: Zapotoczky H. G., Hinterhuber H., Heuser M., Pöldinger W. (Hrsg.): Mensch – Macht – Maschine. VIP-Verlag Integrative Psychiatrie, Innsbruck Wien, S. 40–74, 1995 (a)
Hinterhuber H.: Ermordet und Vergessen. Nationalsozialistische Verbrechen an psychisch Kranken und Behinderten. VIP-Verlag Integrative Psychiatrie, Innsbruck Wien, 1995 (b)

Hinterhuber H.: Die Erweiterung des bio-psycho-sozialen Ansatzes um die kulturelle Dimension. Vortrag, gehalten an der 7. Arbeitstagung „Psychiatrie und Seelsorge". St. Gabriel, Wien, 1998

Hinterhuber H.: Der ethische Hintergrund ärztlicher Begegnungen. In: Bochnik H. J., Oehl W. (Hrsg.): Begegnungen mit psychisch Kranken – Gelingen und Verfehlen der Personenorientierung. Verlag Wissenschaft & Praxis, Dr. Brauner GmbH, Sternenfels Berlin, 2000

Hinterhuber H.: Die Seele und ihre Geschichte. In: Heuser M., Schoch B., Hinterhuber H. (Hrsg.): Seelen. VIP-Verlag Integrative Psychiatrie, Innsbruck Wien, 2000

Hinterhuber H.: Der Wunsch und das Streben des Menschen nach Überhöhung und Unvergänglichkeit. In: Müller-Spahn F. et al. (Hrsg.): Die ewige Jugend. Graf-Lehmann AG, Bern, S. 111–117, 2000

Hinterhuber H., Fleischhacker W. W.: Lehrbuch der Psychiatrie. Thieme-Verlag, Stuttgart New York, 1997

Hinterhuber H., Hinterhuber I. S., Innerhofer E. M.: Vom Heilschlaf zur Schlaftherapie. In: Pöldinger W., Heuser M. P., Hinterhuber H., van Husen B. (Hrsg.): Paracelsus: Heilkunde und Heilkunst. VIP-Verlag, Innsbruck Wien, S. 82–93, 1998

Hinterhuber Hans H.: Mut zum Selbstsein. Verlag Rombach, Freiburg, 1984. Ital.: Strategia dello sviluppo interiore. Il corraggio di essere se stessi. Ed. Mediterranee, Roma, 1988

Hinterhuber I. S.: Seelengeleiter und Himmelfahrten in der Antike. In: Heuser M., Schoch B., Hinterhuber H. (Hrsg.): Seelen. VIP-Verlag Integrative Psychiatrie, Innsbruck Wien, 2000

Hippokrates: De morbo sacro, gr. u. dt., Die hippokratische Schrift „Über die heilige Krankheit". Hrsg., übers. u. erl. v. H. Grensemann. De Gruyter, Stuttgart, 1968

Hoffmann-Richter U.: Freuds Seelenapparat. Edition Das Narrenschiff. Psychiatrie-Verlag, Bonn, 1994

Horgan J.: Der menschliche Geist. Wie die Wissenschaften versuchen, die Psyche zu verstehen. Aus dem Amerikanischen von Th. Schmidt. Luchterhand-Verlag, München, 2000

Horney K.: Der neurotische Mensch unserer Zeit. Reihe „Geist und Psyche", Bd. 2002. Kindler, München, 1964

Horney K.: Neue Wege in der Psychoanalyse. Reihe „Geist und Psyche", Bd. 2090. Kindler, München, 1973

Homer: Gesammelte Werke. Übersetzt von R. A. Schröder. 1952

Hummel R.: Reinkarnation. Matthias-Grünewald, Mainz, 1988

Jacobi J.: Vom Bilderreich der Seele. Rascher-Verlag, Zürich, 1969

Jacobsohn H.: Das Gespräch eines Lebensmüden mit seinem Ba. Zeitlose Dokumente der Seele. Studien aus dem C.G. Jung-Institut Zürich III. Rascher Verlag, Zürich, 1952

Jahrreis W., zitiert bei U. W. Peters: Wörterbuch der Psychiatrie und Medizinischen Psychologie. 3. Aufl. Urban & Schwarzenberg, München Wien Baltimore, 1984

Jaspers K.: Nikolaus Cusanus. Piper, München Zürich, 1964

Jaspers K.: Allgemeine Psychopathologie. 8. Aufl. Springer, Berlin Heidelberg New York, 1965

Jetzler P. et al: Katalog der Ausstellung „Himmel Hölle Fegefeuer – Das Jenseits im Mittelalter". Schweizerisches Landesmuseum, Zürich, 1994

Johannes Paul II: Enzyclica „fides et ratio". Vatikanstadt, 1998

Jonas H.: Gnosis. Die Botschaft des fremden Gottes. Inselverlag, Frankfurt Leipzig, 1999

Jüttemann G., Sonntag M., Wulf C. (Hrsg.): Die Seele. Ihre Geschichte im Abendland. Psychologie-Verlags-Union, Weinheim, 1991

Jung C. G.: Wirklichkeit der Seele. Rascher Verlag, Zürich, 1947

Jung C. G.: Gesammelte Werke. Walter-Verlag, Olten, 1982

Jung C. G.: Das Grundproblem der gegenwärtigen Psychologie: Vortrag, Wien 1931; Ges. Werk 8. Walter-Verlag, Olten, 1982

Das C. G. Jung Lesebuch: Ausgewählt von Franz Alt. Walter-Verlag, Olten Freiburg, 1984

Kant I.: Kants gesammelte Schriften. Preußischen Akademie der Wissenschaften, Berlin 1908–1913, unveränderter Nachdruck. Berlin, 1968

Kant I.: Träume eines Geistersehers erläutert durch Träume der Metaphysik. In: Werke, hrsgg. von W. Weischedel. Bd. 2. Wiss. Buchgesellschaft, Darmstadt, S. 921–989, 1983

Kant I.: Kritik der reinen Vernunft. In: Werke, hrsgg. von W. Weischedel. Bd. 3 u. 4. Wiss. Buchgesellschaft, Darmstadt, 1983

Katschnig H.: Hundert Jahre wissenschaftliche Psychiatrie. Sigmund Freud, Emil Kraepelin, Émile Durkheim und die moderne Psychiatrie. Wien Klin Wochenschr 110/6: 212–219, 1998

Kaus M.: Das frühurnenfelderzeitliche Steinkistengrab von Sommerein-Stockäcker. Archäologie Österreich II, 1, 27, 1991

Kehl M.: Und was kommt nach dem Ende? Verlag Herder, Freiburg/Breisgau, 1999

Kersting W.: Noli foras ire, in teipsum redi. Augustinus über die Seele. In: Jüttemann G., Sonntag M., Wulf Ch. (Hrsg.): Die Seele. Psychologie-Verlags-Union, Weinheim, 1991

Kim J.: Supervenience and mind. Cambridge University Press, Cambridge, 1993

Kim J.: Philosophie des Geistes. Aus dem Amerikanischen von Georg Günther. Springer, Wien New York, S. 285, 1998

König F.: Der Glaube der Menschen. Herder, Wien, 1985

Kraus F.: Die allgemeine und spezielle Pathologie der Person. Thieme, Leipzig, 1919

Kreß H.: Probleme um den Lebensbeginn. In: Handbuch der Christlichen Ethik, Bd. II. Herder, Freiburg Basel Wien, 1993

Kryspin-Exner J.: Von Leib und Seele zu Body & Soul?! WUV, Wien, 1999

Kutzer M.: Anatomie zwischen Leib und Seele. Gehirn und Geisteskrankheit in der frühen Neuzeit. Fundamenta Psychiatrica 14, 3, 98–105, 2000

Lack D.: Evolutionary theory and christian belief. The unresolved conflict. Methuen, London, 1961

Lanz P.: Das phänomenale Bewusstsein. Eine Verteidigung. Verlag Vittorio Klostermann, Frankfurt/Main, 1996

Lecomte du Noüy P.: Die Bestimmung des Menschen. Stuttgart, 1948

Leibniz G.W.: Die philosophischen Schriften von G. W. Leibniz, 7 Bände. Hrsgg. von C. J. Gerhardt. Berlin, 1875–90

Leibbrand W.: Die spekulative Medizin der Romantik. Claassen Verlag, Hamburg, 1956

Leisegang H.: Die Gnosis. Alfred Kröner Verlag, Stuttgart, 1985

Léon-Dufour X. (Hrsg.): Wörterbuch zur biblischen Botschaft. Herder-Verlag, Freiburg Basel Wien, 1967

Lersch Ph.: Gesicht und Seele. Reinhardt, München, 1932

Lersch Ph.: Aufbau der Person. Barth, München, 1953

Lewis D.: Die Identität von Körper und Geist. Frankfurt, 1989

Lexikon für Theologie und Kirche. Herder Verlag, Freiburg/Breisgau, 1960

Lichtenberg G. Ch.: Sudelbücher I. Insel-Verlag, Frankfurt, 1984

Logothetis N. K.: Das Sehen – ein Fenster zum Bewusstsein. Spektrum der Wissenschaft 1: 37–43, 2000

Lohmann H.-M.: Sigmund Freud. Rowohlt-Taschenbuchverlag, Reinbek, 1998

Lorenz K.: Die Rückseite des Spiegels. Versuch einer Naturgeschichte menschlichen Erkennens. Piper Verlag, München, 1973

Lunz R.: Vor- und Urgeschichte Südtirols. Manfrini, Calliano, 1986

MacDonald C.: Mind-body identity theory. Routledge, London, 1989

Maier J.: Die Kabbalah. Verlag C. H. Beck, München, 1995

Mainzer K.: Aufgaben, Ziele und Grenzen der Neurophilosophie. In: Fedrowitz J. et al. (Hrsg.): Neuroworlds. Campus, Frankfurt, 1994

Martini M., Eco U.: Woran glaubt, der nicht glaubt? Mit einem Vorwort von Kardinal F. König. Zsolnay-Verlag, Wien, 1998

Maturana H. R.: Erkennen: Die Organisation und Verkörperung von Wirklichkeit. Vieweg, Braunschweig Wiesbaden, 1982

Mayr E.: Artbegriff und Evolution. Parey, Hamburg Berlin, 1967

Meister Eckehart: Vom Wunder der Seele. Eine Auswahl aus den Traktaten und Predigten. Eingl., durchges. und hrsgg. v. Friedrich Alfred Schmid Noerr. Reklam, Stuttgart, 1951

Mettler H.: Theorie der Sozialisierung. Buchdruckerei L. Schönberger, Wien, 1922

Metzinger Ch.: Subjekt und Selbstmodell. F. Schöningh, Paderborn, 1993

Meyer-Drawe K.: Das Gehirn – die Wohnstätte des Geistes? Irrwege des Leib-Seele-Dualismus. Neuropsychiatrie und Neurophilosophie. In: Northoff G. (Hrsg.). F. Schöningh, Paderborn München Wien Zürich, 155–167, 1997

M'Hamed Hassine Fantar: Kerkouane, una „Pompei" punica. Archeo XIV, 8, 22–31, 1998
Monod J.: Zufall und Notwendigkeit. Piper-Verlag, München, 1971
Müller-Spahn F.: Biologische Psychiatrie und Seele. In: Heuser M. P., Hinterhuber H., Schoch A. (Hrsg.): Seelen. VIP-Verlag, Innsbruck, 2000
Musil R.: Der Mann ohne Eigenschaften. Rowohlt, Reinbek/Hamburg, 1981
Nietzsche F.: Sämtliche Werke. Kritische Studienausgabe in 15 Bänden. Hrsgg. von G. Colli und M. Montinari. München, 1980
Nikolaus von Kues: Textauswahl in deutscher Übersetzung. Cusanus-Institut, Trier, 1982 ff
Nørretranders T.: Spüre die Welt. Die Wissenschaft des Bewusstseins. Rororo sachbuch, Reinbek/Hamburg, 1997
Northoff G. (Hrsg.): Neuropsychiatrie und Neurophilosophie. Verlag Ferdinand Schöningh, Paderborn, 1997
Obermayer H.: Der Mensch der Vorzeit. Urgeschichte der Menschheit. Freiburg/Breisgau, 1931
Oehl W.: Zur medizinischen Philosophie der Begegnung. In: Bochnik H.J., Oehl W. (Hrsg.): Begegnungen mit psychisch Kranken – Gelingen und Verfehlen der Personenorientierung. Verlag Wissenschaft & Praxis, Dr. Brauner GmbH, Sternenfels Berlin, S. 243–246, 2000
Pauen M.: Das Rätsel des Bewusstseins. Eine Erklärungsstrategie. Mentis-Verlag, Paderborn, 1999
Pauleikoff B.: Das Menschenbild im Wandel der Zeit. Band 4: Ideengeschichte der Psychiatrie und der klinischen Psychologie. Pressler, Hürtgenwald, 1987
Peters U. W.: Wörterbuch der Psychiatrie und Medizinischen Psychologie, 3. Aufl. Urban & Schwarzenberg, München Wien Baltimore, 1984
Petrinovich L.: Darwinian Dominion. Animal Welfare and Human Interests. MIT Press, Cambridge, S. 431, 1999
Pfeiffer W. M.: Transkulturelle Psychiatrie – Ergebnisse und Probleme. Thieme, Stuttgart New York, 1994
Pircher W.: Beseelte Maschinen. Über ein mögliches Wechselspiel von Technik und Seele. In: Jüttemann G., Sonntag M., Wulf Ch. (Hrsg.): Die Seele. Psychologie-Verlags-Union, Weinheim, 1991
Platner E., zit. bei Weber B.: Vorstellungen vom „Organ der Seele". Fundamenta Psychiatrica 12: 158–166, 1998
Platon: Sämtliche Werke. Hrsgg. von E. Loewenthal, übersetzt von F. Schleiermacher. 1968
Plato: Hauptwerke. Ausgewählt und eingeleitet von Wilhelm Nestle. Leipzig, 1931
Poggi S., Röd W.: Die Philosophie der Neuzeit, 4. Positivismus, Sozialismus und Spiritualismus im 19. Jahrhundert. Verlag C. H. Beck, München, 1998
Pöldinger W.: Probleme der Religiosität und Konfessionalität bei depressiven Patienten. Vortrag beim 7. Symposium „Psychiatrie und Seelsorge". St. Gabriel, Wien, 1998
Pöppel E.: Grenzen des Bewusstseins. Inselverlag, Frankfurt, 1997
Pöppel E.: Drei Welten des Wissens – Koordinaten einer Wissenswelt. In: Maar C., Obrist H. U., Pöppel E. (Hrsg.): Weltwissen Wissenswelt, 1. Aufl. DuMont Buchverlag, Köln, S. 21–39, 2000
Popper K. R.: The self and its brain. Springer, Berlin Heidelberg New York, 1977
Popper K. R., Eccles J. C.: Das Ich und sein Gehirn, 8. Aufl. Piper, München Zürich, 1989
Portmann A.: Die Evolution des Menschen im Werk von Teilhard de Chardin. In: Benz E. (Hrsg.): Der Übermensch. Rhein-Verlag, Zürich Stuttgart, 1961
Quitterer J.: Lebensprinzip des Organismus. Ergebnisse der Hirnforschung im Licht von Philosophie und Theologie. Herder Korrespondenz 54, 8, 404–407, 2000
Quitterer J., Runggaldier E. (Hrsg.): Der neue Naturalismus – eine Herausforderung an das christliche Menschenbild. Kohlhammer, Stuttgart Berlin Köln, 1999
Rahner K.: Das kleine Kirchenjahr: Verlag Ars Sacra, München o.J.
Rahner K.: Zur Theologie des Todes. Herder, Freiburg, 1958
Rahner K.: Das Problem der Hominisation. Overhage – Rahner, Quaest. Disput. 12/13. Herder-Verlag, Freiburg, 1961
Rahner K.: Geist in Welt. Zur Metaphysik der endlichen Erkenntnis bei Thomas von Aquin. Herder, Freiburg, 1964

Rahner K.: Die Einheit von Geist und Materie im christlichen Glaubensverständnis. In: Rahner K. (Hrsg.): Schriften zur Theologie VI. Rahner, Zürich, 185–214, 1965
Ratzinger J.: Eschatologie – Tod und ewiges Leben. Pustet, Regensburg, 1977
Rehmann-Sutter C.: Die Seele von Gen-Maschinen. In: Huber J., Heller M. (Hrsg.): Konstruktionen Sichtbarkeiten. Springer, Wien New York, 1999
Restak R.: Mysteries of the mind. National Geographic, Washington D.C., 2000
Révész B.: Geschichte des Seelenbegriffes und der Seelenlokalisation. Stuttgart, 1917
Rickenbach J.: Orakel – Der Blick in die Zukunft. Katalog, Museum, Rietberg Zürich, 2000
Röd W. et al.: Kant. Analysen Probleme Kritik. Verlag Königshausen und Neumann, 1988
Röd W.: Erfahrungen und Reflexion. Theorien der Erfahrung in transzendentalphilosophischer Sicht. Verlag C. H. Beck, München, 1991
Röd W.: Descartes. Die Genese des Cartesianischen Rationalismus. Verlag C. H. Beck, München, 1995
Röd W.: Der Weg der Philosophie. Von den Anfängen bis ins 20. Jahrhundert. Verlag C. H. Beck, München, 1996
Röd W.: Kleine Geschichte der antiken Philosophie. Verlag C. H. Beck, München, 1998
Roloff D.: Gottähnlichkeit, Vergöttlichung und Erhöhung zu seligem Leben. Walter de Gruyter, Berlin, 1970
Rorty R.: Kontingenz, Ironie und Solidarität. Suhrkamp, Frankfurt/Main, 1989
Rothacker E.: Die Schichten der Persönlichkeit. Bouvier, Bonn, 1965
Roth G., Prinz W.: Kopf-Arbeit. Gehirnfunktionen und kognitive Leistungen. Spektrum-Verlag, Heidelberg, S. 320, 1996
Rudolph K.: Die Gnosis 3. A. Vandenhoeck & Ruprecht, Göttingen, 1994
Runggaldier E.: Philosophie der Esoterik. Verlag W. Kohlhammer, Stuttgart, 1996
Sachau R.: Westliche Reinkarnationsvorstellungen. Kaiser, Gütersloh, 1996
Salomon R. C.: Gefühle und der Sinn des Lebens. Zweitausendeins, Frankfurt/Main, 2000
Saramago J.: Wir müssen jeden Tag um unsere Seele ringen. Neue Zürcher Zeitung Nr. 75, 33, 31.3.1999
Scharfetter C.: Allgemeine Psychopathologie. Thieme, Stuttgart, 1985
Scharfetter C.: Schizophrene Menschen: Diagnostik; Psychopathologie; Forschungsansätze. 4., überarbeitete Aufl. Beltz, Psychologie Verlags Union, Weinheim, 1995
Scharfetter C.: Dissoziation Split Fragmentation: Nachdenken über ein Modell, 1. Aufl. Verlag Hans Huber, Bern Göttingen Toronto Seattle, 1999
Scharfetter C.: Was weiß der Psychiater vom Menschen. Verlag Hans Huber, Bern, Göttingen Toronto Seattle, 2000
Scharfetter C.: Ein Bewusstsein – viele Welten. Transpersonale Psychologie und Psychotherapie 1: 4–10, 2000
Schipkowensky N.: Die Antipsychiatrie in Vergangenheit und Gegenwart. Fortschr Neurol Psychiatry 42: 291–311, 1974
Schipperges H.: Hildegard von Bingen, 1. Aufl. Verlag Josef Knecht, Frankfurt/Main, 1981
Schönborn Chr.: Reinkarnation und christlicher Glaube. In: Keller C. A. u. a. (Hrsg.): Reinkarnation – Wiedergeburt aus christlicher Sicht. Paulusverlag, Freiburg i. Ue., S. 127–146, 1987
Schrödinger E.: Was ist Leben?, übers. v. L. Mazurczak, überarb. 2. Aufl. In: Schneider E. (Hrsg.). München, 1951
Schrödinger E.: Geist und Materie. Vieweg, Braunschweig, 1959
Schulz R.: Ba-Vogel. In: Eggebrecht A. (Hrsg.): Suche nach Unsterblichkeit. Roemer- und Pelizaeus-Museum Hildesheim und Verlag Philipp von Zabern, Mainz, 1990
Schulz R., Seidel M.: Ägypten: Die Welt der Pharaonen. Koenemann-Verlag GmbH, Köln, 1997
Schwager R.: Zur Problematik der Seele in einer evolutionären Welt. In: Quitterer J., Runggaldier E. (Hrsg.): Der neue Naturalismus – eine Herausforderung an das christliche Menschenbild. Kohlhammer, Stuttgart Berlin Köln, S. 204–220, 199
Schweizer E. in Bauer's Bibeltheologisches Wörterbuch, 4. Aufl. Verlag Styria, Graz Wien Köln, 1994

Seipel W.: Gott – Mensch – Pharao. Viertausend Jahre Menschenbild in der Skulptur des alten Ägypten. Ausstellungskatalog des Kunsthistorischen Museums im Künstlerhaus, Wien, 1992

Seneca: De ira / Über den Zorn. In: Seneca, Philosophische Schriften, Latein – Deutsch, hrsgg. v. M. Rosenbach. Wissenschaftliche Buchgesellschaft, Darmstadt, 1999

Sims A.: „Psyche" – Spirit as well as mind? British Journal of Psychiatry 165, 441–446, 1994

Singer W.: Seach for coherence: a basic principle of cortical self-organization. Concepts of neuroscience, first issue, vol. 1, 1989

Singer W.: Wissensquellen – Wie kommt das Wissen in den Kopf? In: Maar C., Obrist H.U., Pöppel E. (Hrsg.): Weltwissen Wissenswelt, 1. Aufl. DuMont Buchverlag, Köln, S. 137–145, 2000

Snell B.: Die Entdeckung des Geistes, 7. Aufl. Vandenhoeck Ruprecht, Göttingen, 1993

Söling C.: Das Gehirn-Seele-Problem. Neurobiologie und theologische Anthropologie. F. Schöningh-Verlag, Paderborn, 1995

Söling C.: Neuere Literatur zum Gehirn-Seele-Problem. Theologische Revue 92: 381–402, 1996

Soemmering St.: Über das Organ der Seele. Reprint E.J. Bonset. Amsterdam, 1966

Solschenizyn A.: Russland, zur Unkenntlichkeit entstellt. NZZ 290, 1998

Sonnemanns H.: Seele – Unsterblichkeit – Auferstehung. Herder, Freiburg, 1984

Spatz H.: Gedanken über die Zukunft des Menschenhirns und die Idee vom Übermenschen. In: Benz E. (Hrsg.): Der Übermensch. Rhein-Verlag, Zürich Stuttgart, 1961

Spinoza B. de: Ethik. Reclam, 1942

Spitzer M.: Geist im Netz. Modelle für Lernen, Denken und Handeln, Spektrum. Akademischer Verlag, Heidelberg Berlin, 2000

Sprandel R.: Die Seele der Analphabeten im Mittelalter. In: Jüttemann G., Sonntag M., Wulf Ch. (Hrsg.): Die Seele. Ihre Geschichte im Abendland. Psychologie Verlags-Union, Weinheim, 1991

Stadler M.: Renaissance: Weltseele und Kosmos, Seele und Körper. In: Jüttemann G., Sonntag M., Wulf Ch. (Hrsg.): Die Seele. Psychologie-Verlags-Union, Weinheim, 1991

Stein E.: Zum Problem der Einfühlung. Reprint der Originalausgabe von 1917. Verlagsgesellschaft Gerhard Kaffke mbH, München

Steiner R.: Reinkarnation und Karma. Dornach, 1984

Stephan A., Beckmann A.: Emergenz. Information Philosophie 3: 46–51, 1994

Stephan A.: Wie unplausibel ist der nichtreduktive Materialismus? In: Pape H. (Hrsg.): Kreativität und Logik. Suhrkamp, Frankfurt, S. 308–339, 1994

Störig H.J.: Kleine Weltgeschichte der Philosophie, 6. Aufl. W. Kohlhammer-Verlag, Stuttgart, 1958

Stowassers Lateinisch-Deutsches Schul- und Handwörterbuch, 3. Aufl. Verlag von F. Tempsky und G. Freytag, Wien Leipzig, 1910

Sulloway F.J.: Freud. Biologie der Seele. Jenseits der psychoanalytischen Legende. Hohenheim Verlag, Köln Lövenich, 1982

Szasz Th.S.: Geisteskrankheit – Ein moderner Mythos? Walter Verlag, Olten Freiburg, 1972

Teilhard de Chardin P.: Der Mensch im Kosmos. München

Teilhard de Chardin P.: Wissenschaft und Christus (Ges. Werke Bd. 9). Walter Verlag, Olten

Teresa von Avila: Sämtliche Schriften der Hl. Teresia von Jesu. Übersetzt und herausgegeben von A. Alkofer. 6 Bände. München, 1931–1941

Thiele R.: Die klassische Hirnlokalisationslehre und der schichtentheoretische Aspekt vom Aufbau der Person in der empirischen Behandlung des Leib-Seele-Problems. Reihe: Erkenntnis und Glaube, Heft Nr. 8. Wichern-Verlag, Berlin Spandau, 1951

Tipler F.: Die Physik der Unsterblichkeit. München, 1994

Torwesten H.: Sind wir nur einmal auf Erden? Verlag Herder, Freiburg, 1983

Uexküll Th., Wesiack W.: Theorie der Humanmedizin. Urban & Schwarzenberg, München Wien Baltimore, 1988

Uslar D. v.: Kunst als Zugang zum Wesen des Menschen. In: Condrau G. (Hrsg.): Imagination. Kunst und Kreativität. Kindlers Psychologie des 20. Jahrhunderts. Beltz Verlag, Weinheim Basel, 1982

Varela F. J.: Die biologischen Wurzeln des Wissens – Vier Leitprinzipien für die Zukunft der Kognitionswissenschaft. In: Maar C., Obrist H.U., Pöppel E. (Hrsg.): Weltwissen Wissenswelt, 1. Aufl. DuMont Buchverlag, Köln, S. 146–160, 2000

Vaziri M.: The emergence of Islam: Prophecy, imamate & messianism in perspective. Paragon House, New York, 1991

Vaziri M.: Beyond sainthood and Sufism: A selection of Rumi's poetry. Jenseits von Heiligkeit und Sufismus: Eine Auswahl aus Rumis Gedichten. Dream & Reality Pub, Innsbruck, 1998

Walter H.: Minimale Neurophilosophie. Cognitio humana. Dynamik des Wissens und der Werte. XVII. Deutscher Kongress für Philosophie, Berlin, 1996a

Walter H.: Neuroimaging und Philosophy of Mind. In: Northoff G. (Hrsg.): Neuropsychiatrie und Neurophilosophie. Verlag Ferdinand Schöningh, Paderborn, S. 192–222, 1997

Weber B.: Vorstellungen vom „Organ der Seele" – Samuel Thomas von Soemmering. Fundamenta Psychiatrica 12: 158–166, 1998

Weber M.: Wirtschaft und Gesellschaft. Tübingen, S. 318 f, 1980

Weizsäcker C. F. v.: Victor von Weizsäcker zwischen Physik und Philosophie. In: Hahn P., Jacob W. (Hrsg.): Victor von Weizsäcker zum 100. Geburtstag. Springer, Berlin Heidelberg New York Tokyo, 1987

Wellek A.: Das Problem seelischen Seins. Meisenheim Glan, Hain, 1953

Welsch W.: Vernunft. Suhrkamp-Verlag, Frankfurt/Main, 1995

Willi J.: Die patientenzentrierte Tradition der Schweizer Psychiatrie. Abschiedsvorlesung, Universität Zürich, 13.4.1999. NZZ 127, 57, 1999

Wilson E. O.: Biologie als Schicksal. Ullstein, Frankfurt/Main Berlin Wien, 1980

Windisch E.: Über den Sitz der denkenden Seele, bes. bei Indern und Griechen. – Ber. d. Verhandl. d. K. Sächs. Ged. d. Wissensch., Leipzig, S. 155–203, 1891

Winnicott D. W.: Ego distortion in terms of true and false self. The maturational processes and the facilitating environment. In: Winnicott D. W. (Ed.). Hogarth Press, London, 1965

Woldering I.: Kunst der Welt. Ägypten, Kunst der Pharaonen. Holle Verlag, Baden-Baden, 1962

Woldering I.: Götter und Pharaonen. Pawlak-Verlag, Herrsching, 1975

Wolff H. W.: Anthropologie des Alten Testaments. Chr. Kaiser, München, 1973

Wulf Ch.: Präsenz und Absenz. Prozess und Struktur in der Geschichte der Seele. In: Jüttemann G., Sonntag M., Wulf Ch. (Hrsg.): Die Seele. Psychologie-Verlags-Union, Weinheim, 1991

Wundt W.: Grundriss der Psychologie, 2. Aufl. Verlag von Wilhelm Engelmann, Leipzig, S. 363–384, 1897

Zander H.: Geschichte der Seelenwanderung in Europa. Wissenschaftliche Buchgemeinschaft, Darmstadt, 1999

Zeki S.: Farbe. Form. Bewegung – Zur Verarbeitung des visuellen Wissens im menschlichen Gehirn. In: Maar C., Obrist H. U., Pöppel E. (Hrsg.): Weltwissen Wissenswelt, 1. Aufl. DuMont Buchverlag, Köln, 170–174, 2000

Zeller E: Grundriss der Geschichte der griechischen Philosophie, 12. Aufl., bearbeitet von Wilhelm Nestle. Leipzig, 1920

Zintzen C.: Bemerkungen zur neuplatonischen Seelenlehre. In: Jüttemann G., Sonntag M., Wulf Ch. (Hrsg.): Die Seele. Psychologie-Verlags-Union, Weinheim, 1991

Namenverzeichnis

Ackerknecht, E. H. 135
Albertus Magnus 51, 96
Alkmaion von Kroton 36, 47 f, 53
Allaj 112
Alt, F. 110
Anati, E. 9 f
Anaxagoras 35, 63
Anaximenes 35
Apuleius 56
Aristoteles 36, 41 f, 48, 63, 95, 121 ff
Armstrong, D. M. 149
Athanasius 91
Athenagoras 91
Augustinus 36, 45, 51, 92 ff, 121, 147, 176

Bach, O. 210, 224
Barth, K. 103
Basilides 85
Basilius 91
Bayazid 112 f
Bergson, H. 167
Bettelheim, B. 212
Binswanger, L. 133, 215
Bleuler, E. 136
Bleuler, M. 224
Bøgeskov, J. 189, 192, 194
Boss, M. 212
Brugger, W. 69
Bruno, G. 45, 63, 119
Byron, G. G. N. 63

Caesar 56, 72
Calvin, J. 102
Carus, C. G. 135, 147
Chalmers, D. 190
Churchland, P. 156, 161
Cicero 56 f, 59, 72, 91, 176
Ciompi, L. 184
Cyrill von Alexandrien 91

Damasio, A. 191 ff
Danielczyk, R. 101
Dante Alighieri 59
Davidson, D. 158
De la Forge 124
Deleuze, G. 125 f
Demokrit 37, 60, 63
Dennet, D. 171
Descartes, R. 36, 52, 116, 121 ff, 198, 212, 219 f, 225
Detre, Th. 224

Deussen, P. 44, 68
Dilthey, W. 177, 220
Diogenes von Apollonia 35
Dörner, D. 199
Drews, A. 139
Dubois-Reimond, E. 155
Dürer, A. 51 f

Ebertz, M. N. 104
Eccles, J. C. 2 f, 149 ff, 166, 227
Eckhart (Meister Eckehart) 116 f, 226
Eco, U. 99
Economo, C. von 166
Eichendorff, J. von 135
Empedokles 70 f
Engel, A. 196
Engel, G. L. 215
Ennemoser, J. 135, 138 f
Epiktet 60
Epikur 37, 43
Erasistratos 48
Eschenmeyer, K. K. 137

Fechner, G. Th. 64, 142, 182
Federn, P. 172
Feigl, H. 157
Feuchtersleben, E. von 138
Feyerabend, P. 156
Fichte, J. G. 130, 135, 169
Ficino, M. 45
Firmicus Maternus 91
Fischer, J. M. 64
Flanagan, O. 171
Flasch, K. 117 f
Fleischhacker, W. W. 202
Foldes-Papp, K. 8
Fontani, G. 47
Foucault, M. 220
Franke, K. 221
Frankl, V. E. 134, 215, 221
Freud, S. 3, 39, 110, 141 ff, 179, 207, 212, 215
Furger, A. 2, 6, 7, 57

Galenus von Pergamon 48, 60, 138
Gall, F. J. 49
Gesner, C. 50
Goethe, J. W. von 45, 73, 127, 131, 135, 161, 177, 227
Golemann, D. 191
Goller, H. 158

Gottschalk, H. 73
Grand-Chastell, P. M. 11
Gregor von Nyssa 91
Griesinger, W. 136, 137, 212
Groddeck, G. W. 141

Habermas, J. 145
Hadot, P. 40, 60
Hadrian 55
Haeckel, E. 3
Hafiz 113
Hartmann, H. 171
Hartmann, N. 132 f
Hegel, G. W. F. 45, 130
Heidegger, M. 133
Heidler, F. 102 f
Heim, N. 212 ff
Heinrich, K. 207
Heinroth, J. Ch. A. 135 f
Hell, D. 190, 220
Heraklit 31, 34 f, 94
Herbart, J. F. 136
Herodot 19, 28, 67
Herophilus 137
Hildegard von Bingen 115 f
Hinterhuber, H. 202, 213, 224
Hippokrates 36, 47, 219
Hippolyt 83
Hoffmann-Richter, U. 144
Homer 31 ff, 35
Horney, K. 170
Hufeland, Ch. W. 135
Humboldt, W. von 135, 177
Huxley, J. 167

Ideler, K. 137
Irenäus von Lyon 72, 91

Jahrreis, W. 180
Jamblichos 85, 91
Jaspers, K. 53, 133 f, 173, 183, 219
Jonas, H. 59, 83 ff
Josephus Flavius 91
Jung, C. G. 1 f, 136, 147 f, 169 f, 172, 177, 215
Jüttemann, G. 96

Kant, I. 129 ff, 172, 176 f
Katschnig, H. 221
Kehl, M. 69, 74, 90, 95, 100, 105, 110
Kernberg, O. 169, 171
Kerner, J. 137
Kersting, W. 93 f
Keyserling, H. 133
Kim, J. 158
Klages, L. 133
Klein, M. 169

Koberger, A. 52
Kohut, K. 169, 171
Kraepelin, E. 212
Kryspin-Exner, I. 162
Kugelmann, R. 225
Kutzer, M. 49 f, 123

Lack, D. 165
Lagerlöf, S. 89
Lange, F. A. 220
Lecomte du Noüy, P. 166
Leibniz, G. W. 63 f, 127
Leonardo da Vinci 51
Lersch, P. 179
Lewis, D. 157
Libet, B. 194, 199
Lichtenberg, G. Ch. 130
Livius 56
Logothetis, N. 199
Lohmann, H. M. 144 f
Lukrez 37
Luther, M. 89, 97, 101 f

Mac Donald, C. 157
Mach, M. 132
Macrobius 85, 91
Maddox, J. 188
Mahavira 67
Mahler, G. 64
Maier, J. 80 f
Malebranche, N. 124
Mani 70
Marc Aurel 60 f
Marquard, O. 219
Martini, C. M. 99
Maturana, H. 161, 216
Mayr, E. 165
Mettler, H. 141
Metzinger, Ch. 171
Meynert, Th. 142
M'Hammed Hassine Fantar 15
Monod, J. 165
Mose ben Jacob ibn Ezra 80, 82
Müller-Spahn, F. 200, 223
Musil, R. 219, 222

Nemesius 51, 93
Nepos 55 f
Newton, I. 75, 122
Nietzsche, F. 132, 169, 177, 203, 212, 215
Nikolaus von Kues (Cusanus) 63, 117 ff
Nørretranders, T. 203
Novalis 45, 169

Obermayer, H. 7
Origenes 87, 91

Pacher, F. 108
Pacher, M. 106
Paracelsus 207
Pauleikhoff, B. 212
Peters, U. W. 178
Pfeiffer, W. M. 208
Philo von Alexandrien 86, 91
Philolaos 35
Piette, E. 7
Pindar 33, 70
Pircher, W. 43
Platner, E. 138
Platon 31, 36, 38 ff, 44, 48, 58, 63, 70, 72, 94 f, 116, 121, 147, 176, 207, 216, 219
Plotin 44 f, 86, 92
Plutarch 91
Pöldinger, W. 15
Pöppel, E. 182
Popper, K. R. 5, 33, 35, 42, 64, 121, 124, 149 f, 152, 156, 165, 216
Porphyrios 45
Poseidonios 43, 51, 91
Proklos 45
Prussia, L. de 52
Pythagoras 35 f, 47, 58

Quine, W. V. O. 156
Quitterer, J. 109, 162, 171

Rahner, K. 99, 168
Rehmann-Sutter, C. 226
Reil, J. Ch. 135 f
Rizzolatti, G. 204
Roloff, D. 34, 35, 71
Rorty, R. 156
Roth, G. 109
Rothacker, E. 178
Rousseau, J. J. 131
Rumi (Maulana Jalal al-Din Rumi) 111 ff

Sachau, G. 74 f
Saramago, J. 225
Scharfetter, C. 159, 169 f, 172 ff, 181, 184
Schelling, F. 45, 130 f, 135
Schiller, F. 131, 177
Schipkowensky, N. 208
Schipperges, H. 116, 219
Schönborn, Ch. 76, 91
Schopenhauer, A. 131 f, 170
Schulz, R. 25, 27
Schwager, R. 107
Seidel, M. 25
Seneca 56, 60
Serenos 60
Servius 84
Sextius 60
Shaftesbury, A. 131

Sherrington, C. S. 144
Siddharta (Der Buddha) 69, 169
Simmias 35
Singer, W. 201
Smith-Churchland, P. 155
Snell, B. 31 ff, 59
Soemmering, Th. von 52, 137
Sokrates 36 ff, 58, 63
Söling, C. 109
Solomon, R. C. 192
Solschenizyn, A. 89
Sonntag, M. 96
Sophokles 37
Spatz, H. 49, 53, 165 f, 227
Spinoza, B. de 63 f, 125 f, 131, 144 f
Spitzer, M. 199
Stadler, M. 119
Stahl, G. E. 124 f
Steiner, R. 75
Stephan, A. 158
Störig, H. J. 44, 117, 134
Sulloway, F. J. 143
Swedenborg, E. I. 49

Tacitus 56
Teilhard de Chardin, P. 64, 120, 165, 167 f
Teresa von Avila 98
Tertullian 92
Thales 63
Theophrast 36
Thiele, R. 178
Thomas von Aquin 95 f
Tipler, F. 104
Torwesten, H. 73

Uslar, D. von 1

Valentinus 86
Varela, F. J. 183 f, 196, 216
Varoli, C. 52
Vaziri, M. 112 f
Vergil 55 f, 59
Vogt, C. 3

Walter, H. 156, 159, 161 f
Weber, M. 74, 137, 220
Weizsäcker, V. von 212
Welsch, W. 40
Wepfer, J. J. 52
Wieland, W. M. 131
Wilder, Th. 73
Willi, J. 212, 216
Willis, Th. 52
Wilson, E. O. 165
Winnicott, D. W. 169 f
Wittgenstein, L. 129
Woldering, I. 23

Wolff, Ch. 78, 176
Wulf, Ch. 96, 130, 220, 222 f
Wundt, W. 177, 221

Xenophon 58

Yagnavalkya 68

Zeki, S. 179, 195 f
Zenon von Ketion 43
Zintzen, C. 44

SpringerPsychologie

Christina Maslach,
Michael P. Leiter

**Die Wahrheit
über Burnout**

Stress am Arbeitsplatz und was
Sie dagegen tun können

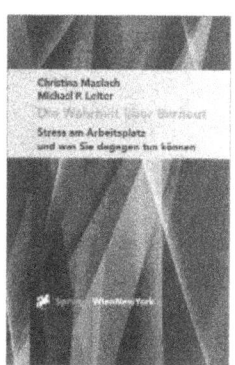

Aus dem Englischen übersetzt von
Barbara Lidauer.
2001. XIII, 185 Seiten. 4 Abbildungen.
Broschiert DM 59,90, öS 419,–, EUR 30,40
ISBN 3-211-83572-5

Heutzutage nimmt Burnout in der Arbeitswelt immer größere Ausmaße an. Der heutige Arbeitsplatz wird sowohl in wirtschaftlicher als auch psychologischer Hinsicht oft als ein kaltes, abweisendes, forderndes Umfeld empfunden. Die Menschen fühlen sich emotionell, physisch und geistig erschöpft, unsicher, unverstanden, unterbewertet und ihrer Arbeit fremd.

Das Buch räumt mit dem Mythos auf, daß die Arbeitnehmer allein schuld sind an ihrer Erschöpfung, ihrem Ärger und ihrer „Pfeif drauf"-Haltung, und zeigt, daß die Verantwortung dafür meist beim Unternehmen liegt. Burnout ist ein Zeichen für eine bedrohliche Fehlfunktion innerhalb eines Unternehmens und sagt mehr über den Arbeitsplatz als über die Arbeitskräfte aus.
Die Autoren – Pioniere in der Erforschung von Burnout – stellen die gängigen Meinungen zu diesem Thema in Frage und konzentrieren sich auf die Beschreibung, Vorhersage und Lösung des Problems. Sie zeigen den Arbeitern, Angestellten, Führungskräften und Unternehmensleitern, wie die versteckten Probleme im Unternehmen, die Burnout verursachen, rechtzeitig erkannt und vermieden werden können, schlagen Maßnahmen zur Krisen-intervention vor und bieten neue Zielsetzungen an.

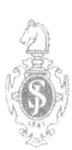

Springer Wien New York

A-1201 Wien, Sachsenplatz 4–6, P.O. Box 89, Fax +43.1.330 24 26, e-mail: books@springer.at, Internet: www.springer.at
D-69126 Heidelberg, Haberstraße 7, Fax +49.6221.345-229, e-mail: orders@springer.de
USA, Secaucus, NJ 07096-2485, P.O. Box 2485, Fax +1.201.348-4505, e-mail: orders@springer-ny.com
Eastern Book Service, Japan, Tokyo 113, 3–13, Hongo 3-chome, Bunkyo-ku, Fax +81.3.38 18 08 64, e-mail: orders@svt-ebs.co.jp

Springer-Verlag
und Umwelt

ALS INTERNATIONALER WISSENSCHAFTLICHER VERLAG sind wir uns unserer besonderen Verpflichtung der Umwelt gegenüber bewußt und beziehen umweltorientierte Grundsätze in Unternehmensentscheidungen mit ein.

VON UNSEREN GESCHÄFTSPARTNERN (DRUCKEREIEN, Papierfabriken, Verpackungsherstellern usw.) verlangen wir, daß sie sowohl beim Herstellungsprozeß selbst als auch beim Einsatz der zur Verwendung kommenden Materialien ökologische Gesichtspunkte berücksichtigen.

DAS FÜR DIESES BUCH VERWENDETE PAPIER IST AUS chlorfrei hergestelltem Zellstoff gefertigt und im pH-Wert neutral.

GPSR Compliance

The European Union's (EU) General Product Safety Regulation (GPSR) is a set of rules that requires consumer products to be safe and our obligations to ensure this.

If you have any concerns about our products, you can contact us on

ProductSafety@springernature.com

In case Publisher is established outside the EU, the EU authorized representative is:

Springer Nature Customer Service Center GmbH
Europaplatz 3
69115 Heidelberg, Germany

www.ingramcontent.com/pod-product-compliance
Lightning Source LLC
LaVergne TN
LVHW060137080526
838202LV00049B/4009

9 783709 137031